Gluten Fr

第一本專為國人體質
與飲食習慣設計的無麩質飲食指南專書

逆轉慢性發炎
無麩質飲食

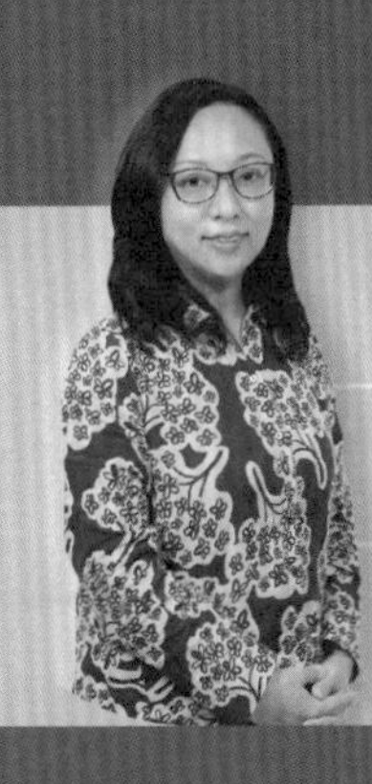

功能醫學權威醫師聯手
無麩飲食達人＋47道食譜，
教你吃出抗炎免疫力

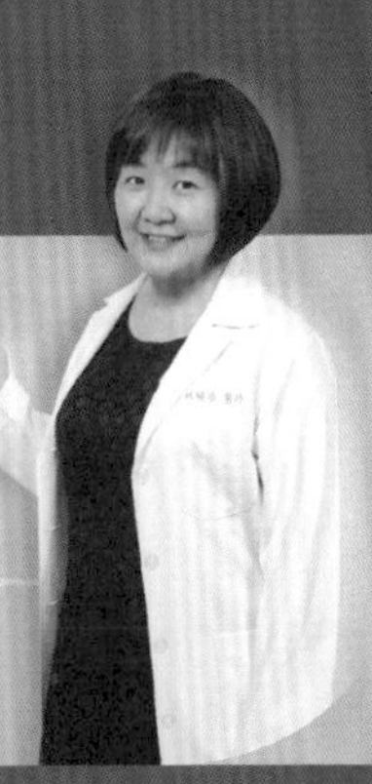

林曉凌
鍾憶明
著

用健康飲食抗慢性發炎和過敏

身一位家庭醫學科醫師，在臨床執業的前幾年，我遵循著現代西方醫學所教導的，運用所學習的藥理學幫助自己的病人。但在長期照顧慢性疾病病人，糖尿病、高血壓、心血管疾病、中風這樣的臨床經驗累積下，卻發現藥物的治療是有所侷限的，只能控制病情，延緩併發症的發生，但是卻沒有使得病人的健康狀態更有效的往前促進。

於是一頭栽進預防醫學及抗衰老功能性醫學的進修中，學習到細胞免疫營養學才真正是現代人健康之基礎。而細胞營養，除了個人化的營養處方外，更重要的是我們每天每餐送進口腔內的食物。

現今，各式各樣的發炎問題反覆困擾身邊家人與朋友們。功能醫學檢測發現許多亞健康的朋友，有慢性食物過敏原的比例很高，其中引發過敏的前三項常見食物是：牛奶、雞蛋、麩質。但很多病人卻不知道如何可以輕鬆愉快地避開這些對自己有害的食物。尤其在忙碌的生活步調中，大街小巷林立的烘焙坊架上琳瑯滿目的麵包，或小吃店內方便快速的麵食，可能就是在無知中不斷讓身體發炎的原因。

我與健康飲食教練團隊十年來持續推廣抗發炎飲食，許多學員在4-12 週健康飲食實踐過程中，長期困擾的各式症狀獲得明顯改善。但還是有些學員希望能更輕鬆快速地做好料理，或是偶爾仍會渴望吃到一些烘焙點心。

很感恩能認識鍾憶明老師，她從對家人健康的關愛中出發，長期致力研發米穀粉與各種米穀粉烘培。這次她更希望能讓大家正確詳細認識無麩飲食，避開常見含麩質的調味料與食材，還提供了數十道容易上手的無麩質料理食譜。

期待這本書可以帶領更多朋友們，輕鬆準備，快樂料理，吃出健康免疫力！

感謝在這本書的推出過程中，所有人的付出與支持，我愛您們！

林曉凌

我用無麩質飲食照顧家人的健康

因著女兒們的氣喘、鼻子過敏、異位性皮膚炎，曾花了三、四年讓她們用遍小兒過敏專科開立的各種藥物，同時我也配合衛教，天天忙著洗曬收折，將家裡打掃得如同無塵室一般，甚至在定期舉辦的家長常識測驗裡，我每次都拿一百分，我已經盡了全力，但女兒們的藥卻是越用越重。

當年將上小一的大女兒已經吃藥吃出月亮臉，甚至被主治醫師警告支氣管擴張劑必須隨身攜帶，不然她可能會有生命危險。正當我感到非常絕望之際，好朋友介紹我研讀陳俊旭博士的第一本著作《吃錯了，當然會生病》，我才明白飲食選擇對身體健康影響甚鉅，我遂改用飲食控制加上長期中藥調理，又花了幾年，讓女兒們慢慢脫離對過敏氣喘藥物的依賴。

我們家三餐幾乎自煮、不碰人工添加物、戒除乳製品、使用有機或友善生產的食材，只希望將吃進去的毒素極小化，好對免疫系統的干擾降到最低。正當我自認一切都很好時，時年五年級的小女兒突然又犯了嚴重的異位性皮膚炎，找熟識的中醫處理，中醫師也很納悶，明明我家吃東西如此節制，怎會突然又發作？而且這次用藥改善的速度很慢，望著她抓得血肉模糊的皮膚，身為阿母真是有說不出的心疼。

先說明一下我家當時的主食選擇，掌杓人我自小熱愛米飯，不愛麵食，所以只有偶爾煮煮義大利麵或自家包點水餃鍋貼。鬆鬆軟軟的包子、饅頭、台式麵包我不愛，很少吃。因著年輕時在五星級飯店工作的關係，我偏好耐嚼又樸素的歐式麵包，但在我居住的城市買不到喜歡的，也沒吃。後來我家巷口開了一間出國比賽得冠軍的歐式麵包店，用的材料都是上上之選，口感正是我喜歡的那一種，這下我家天天吃麵包，早餐吃、下午當點心也吃。

這時我已有創業做米穀粉的打算，但當時台灣市面上找不到專講稻米或米穀粉的書，本著想更了解小麥與稻米的想法，我買了威廉戴維斯博士的《小麥的完全真相》、大衛博馬特醫生的《無麩質飲食，讓你不生病》，我才意識到有可能是短期內攝取大量麩質才導致了小女兒的異位性皮膚炎，所以全家商量過後，決定做個實驗，觀察禁食麵粉製品後的身體變化。

說來也神奇，大約一周後，刻意停藥的小女兒皮膚發炎的地方開始退紅收口長新肉。又過了幾天，我赫然發現長期困擾我的小腹脹痛、舊傷痛麻的症狀消失了。而先生長年來的腹瀉、手腳脫皮長水泡的情況也改善了。大女兒當時頭好壯壯，倒沒有什麼特別的感覺，但她在離家讀書後，比較常吃含麩食品，長了很多痘痘。在禁食麩質一個月後，我們全家特地去吃了頓日本拉麵，那次的身體反應非常快，幾乎是當晚就很有感，該發作的症狀都回來了。跟吃藥比起來，我們決定節制口腹之慾，自此開始，我家餐點便開始轉變成無麩質飲食。

創業初期，我並未聚焦在麩質過敏這個問題上，即便我跟家人的確受惠於無麩質的飲食方式，但我不是醫療或營養相關出身，擔心無法準確的傳達醫學相關知識，所以很少公開談論這個議題。只是希望告訴消費者，透過如實製粉的氣流粉碎技術，可以將好吃新鮮的國產稻米變成美味的米穀粉，再做出各種無麩質的替代產品，畢竟國人飲食習慣已西化，總不能喝下午茶時配個紅龜粿，但可以改配米蛋糕或米鬆餅，早餐時則吃個米貝果配咖啡。我只希望大家多吃米，好幫台灣保有更多的水稻田。

但我確實接觸到許多有麩質過敏體質的客戶，迫切地需要有符合在地條件的資料來做為日常飲食的參考，因翻譯書籍裡的飲食建議對我們來說不接地氣，有些食材取得也不容易，更不是天天想做來吃的菜餚。另外，目前在台灣，不論是政府或民間都沒有專責單位來驗證無麩質食品 (GF、Gluten Free)，可以發出有公信力的標章，消費者必須學習相關知識，才有可能靠著包裝袋上的標語或成分表做自行判斷。但同時我也發現，在以追求無麩質飲食為目標的過程中，更容易攝取到其他有礙健康的食品添加物，所以才想用自家無麩質飲食的經驗，設計出快速簡便的美味食譜，提供給讀者作為參考，好減短摸索的時間。

本書食譜設計的出發點是把原本含有麩質的配方改成無麩的版本，教的多是基礎理論，而非發想出包山包海的新食譜，想要傳達的訊息是 - 即便捨棄了致敏的食材，也能吃得開開心心，幸福地享受每一餐。

謝辭

謝謝曉凌醫師，很榮幸能與您合作。

謝謝常常，又陪我冒險了一次。

謝謝我親愛的同事們，有你們的各種承擔和支援，我才能完成這本書。

謝謝老公跟孩子們，你們一直是我最大的精神支柱。

謝謝文增、細蘭、三郎、桂英、春珠，你們的疼愛讓我不餘匱乏，我也愛你們。

鍾憶明

CHAPTER 3

營養免疫：營養療法才能標本兼治

飲食篇：

PART 2 吃對無麩質食物，是平衡免疫力的關鍵

PART 3

無麩質美味食譜，維持健康自煮好習慣

CHAPTER 7

無麩質主菜：不過敏、吃得安心舒服 132

CHAPTER 8

點心：不用麵粉，簡單美味 166

PART 1

知識篇：

慢性發炎、麩質過敏，與營養免疫

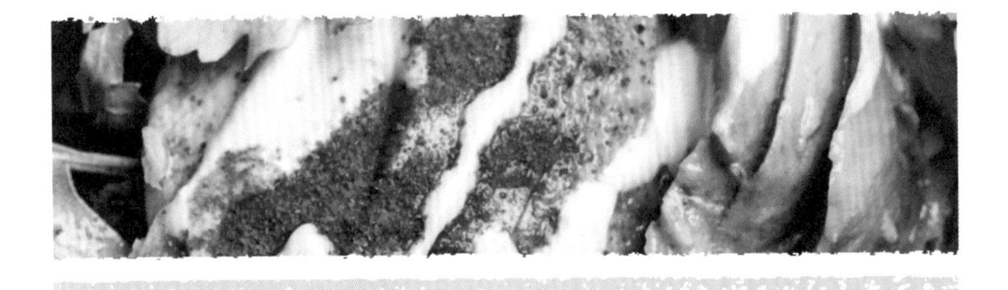

CHAPTER 1

慢性發炎
如何影響身體健康

文／林曉凌

俗話說：「腸道好，人不老！」

功能醫學中近年強調「腸——腦軸線（gut–brain axis）」，指出大腦和腸消化道兩個器官間的溝通密切，相互影響並調控著全身各種生理作用，從腦部早期發育到晚期的神經疾病，皆與此連結軸線有著密切的關係。

慢性發炎觸發身心疾病

慢性發炎與多種健康狀況有關，包括代謝症候群、非酒精性脂肪肝疾病、二型糖尿病、癌症、阿茲海默症（Alzheimer's disease）和心臟病。

許多自體免疫疾病也和慢性炎症有關。患有自體免疫疾病時，人體的免疫系統會觸發對自身組織的炎症反應，例如橋本氏甲狀腺炎（Hashimoto's thyroidosis）和類風濕關節炎（rheumatoid arthritis）。

根據醫界研究和臨床上顯示，非常多的現代人其實都已經處在持續發炎的生理狀態了，只是我們往往不自知。

主要是由於我們生活的環境人工化程度愈來愈高，離原始的生態太遠。空氣、飲水、食物，甚至居住的環境……都被人類自己搞得烏煙瘴氣。還有生活作息不正常、過大的生存競爭、過度精緻加工的飲食，種種作為都會促使身體持續產生發炎現象。

慢性發炎可能產生以下現象：晚上經常睡不好或睡醒後依舊很疲

倦、偶爾覺得皮膚發癢、口腔經常有乾澀感、很容易出現潰瘍，甚至坐著坐著就容易感到肌肉痠痛或僵硬，也有些人只是坐著休息也能感覺到心臟噗通噗通地跳著……這些症狀太多了，不勝枚舉。

這種種情形都在告訴我們，身上許多的器官、組織，甚至系統都已經出現持續性發炎的問題了。如果輕忽不管，就會導致許多長期慢性病的問題，對健康危害非常大。

發炎是什麼？

當身體受到病毒、細菌、有毒化學物質侵害或有外傷時，會啟動免疫反應，送出發炎細胞與細胞激素，引發一連串「發炎反應」。它是一種免疫系統為了移除有害刺激或病源體，並促進修復的保護措施。

生物組織受到傷害等刺激時，免疫細胞分泌細胞發炎因子使血管擴張，以號召更多免疫細胞聚集，血管通透性增加讓白血球可以接近病灶，這一系列生理反應形成局部組織的發紅、水腫、溫熱現象，也會有疼痛感。所以典型的發炎反應會有紅腫熱痛等症狀。

通常情況下，發炎是人體自動的防禦反應，對人體是有幫助的，而且通常都能很快復元。如輕微的上呼吸道感染，或是輕微的喉嚨發炎，只要休息個幾天，補充一些好的營養成分，兩、三天就能改善。有些發炎並不一定是感染，如一個淺層割傷的乾淨傷口，仍須經過發炎反應使傷口癒合。

發炎相關的反應機制

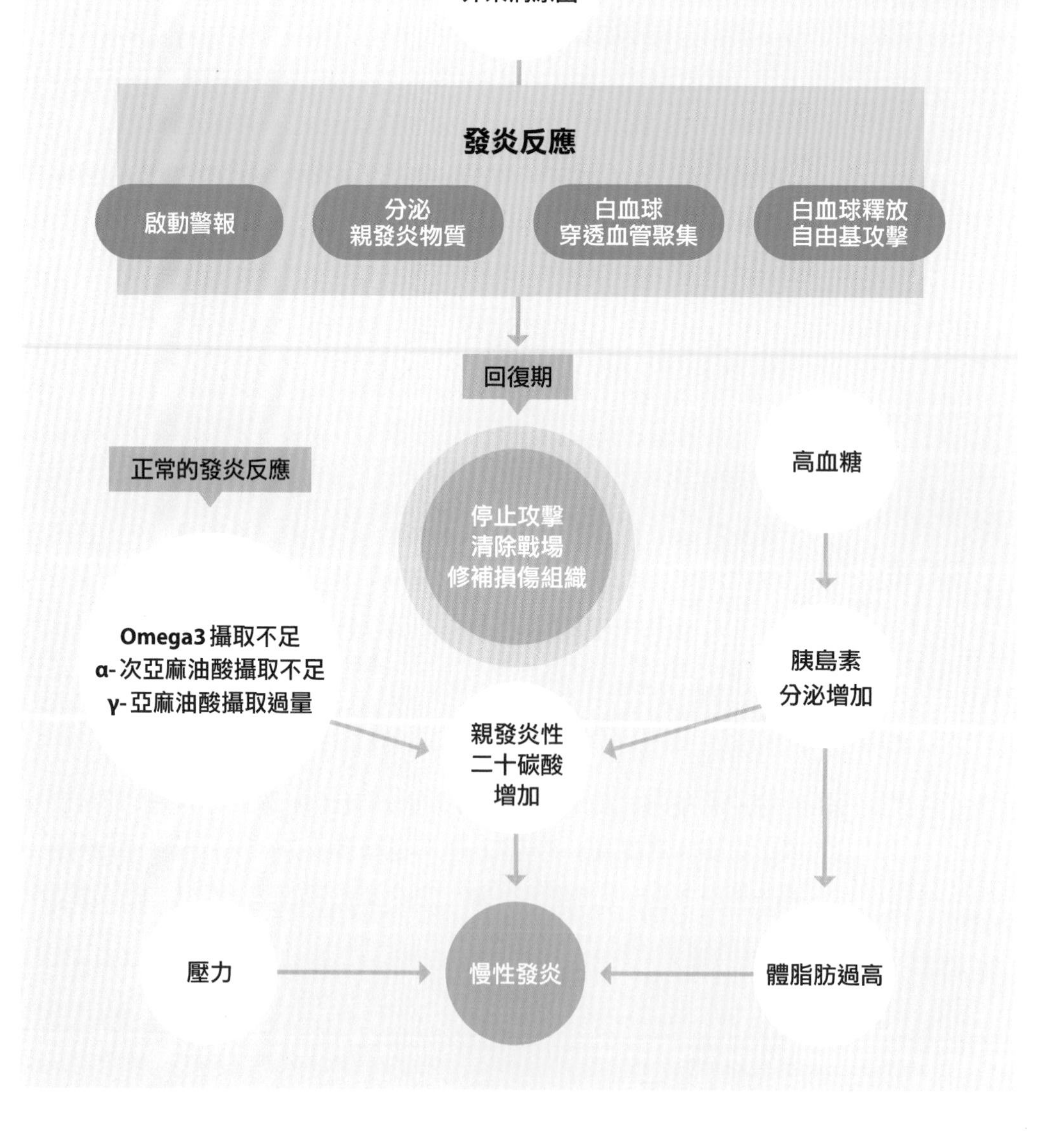
食物過敏原
外來病原菌
發炎反應
啟動警報
分泌
親發炎物質
白血球
穿透血管聚集
白血球釋放
自由基攻擊
回復期
正常的發炎反應
停止攻擊
清除戰場
修補損傷組織
高血糖
胰島素
分泌增加
Omega3攝取不足
α-次亞麻油酸攝取不足
γ-亞麻油酸攝取過量
親發炎性
二十碳酸
增加
壓力
慢性發炎
體脂肪過高

另外，身體為了避免身體的能量的不當耗損，會接續啟動抗發炎的機制，讓發炎情況消退，然後這個修復程序基本上就完成了。因此，基本上發炎的情形應該是屬於短暫性的，過一陣子就會消退才正常，是人體遇到傷害時進行修復的一個必要過程。

急性發炎與慢性發炎

人體的發炎反應分為兩種，一種是急性發炎，一種是慢性發炎。急性的發炎反應屬於正常的生理反應打擊入侵者的行動，但是慢性發炎就是對健康會造成危害的重大警訊了。

以牙周病來說，就是口腔內持續發炎的狀況，進而會長期破壞牙周的齒槽，導致牙齒根部的骨頭沒辦法穩定地支撐在牙齦上。而動脈粥狀硬化則是因為動脈內皮先受了傷引起發炎反應，使免疫細胞吞噬了膽固醇，而被破壞的脂蛋白留下了脂肪斑塊，在持續堆積以後才會形成動脈粥狀硬化，這自然也是慢性發炎的結果。

頭痛、腰痠背痛、過敏等任何長期性或突發性的疼痛，也都是各種的發炎現象。面對這類的不適情況，不少人會吃消炎止痛藥、抗組織胺劑來解決。但是，這類藥物雖能有效抑制疼痛，卻也會傷害腸胃及腎臟，長期服用的話，更會破壞腸胃道的黏膜健康。

腸胃道的黏膜組織其實就是所謂「營養免疫」的第一道防線，因此，如果黏膜組織受損也就等於破壞身體防衛系統，疾病自然容易發

急性發炎與慢性發炎的差別		
	急性	**慢性**
引發因素	病原體、刺激物、 切割傷	無法清除的病原、 持續存在的異物、特定食物
主要反應細胞	嗜中性白血球、 嗜酸性白血球	淋巴球、纖維母細胞
發病	即時	延遲
期間	數天	可達數月，甚至數年
結果	修復後發炎消退， 組織恢復功能	組織受破壞，纖維化

生了。因為腸胃道的營養免疫系統就有如城牆一樣，是象徵一個國家的國防能力，如果城牆非常穩固、滴水不漏，外來的入侵者就不容易得逞。

對人體來說，腸胃道黏膜的健康正猶如這座城牆，雖是基礎，但萬分重要的人體第一道防禦系統，當然需要好好防衛才行。而其中能夠強固這道防線的很重要因素，就和飲食及生活方式有關，透過了解與修正，就可以減少身體發炎的情形，恢復健康。

你所認識的病症，九成都來自慢性發炎

如果是急性發炎，症狀幾日內就會消除，也就是解除緊急警報，恢復正常。但若是慢性發炎，表示免疫系統會持續維持在作戰的狀態，也就是處在一種「異常的情形」，身體長期處於這種情況，就好比一個國家總是在打仗、一直在做各種軍事動員，將其他國民生計拋諸腦後，國家內部的運作怎能好好維持？到最後肯定是民不聊生，也就是身體受不了，可能會垮下去。

與慢性發炎相關的疾病大致統整如下：

- 三高、心血管疾病
- 糖尿病、肥胖
- 癌症

- 腸胃道問題：腸漏症、胃食道逆流、腸胃道菌叢紊亂
- 過敏與自體免疫疾病：過敏、氣喘、類風濕性關節炎、牛皮癬、異位性皮膚炎、紅斑性狼瘡
- 肝、腎、肺等內臟疾病
- 失智症
- 自律神經失調
- 視力模糊
- 關節退化

心血管疾病

研究顯示，人們年輕時的不良習慣所造成的長期慢性發炎，就是導致血管硬化的主因之一，經過長達二、三十年的時間，在血管內持續性產生發炎連鎖反應。

發炎現象也可能是吃下容易導致發炎的食物所引發的。因為這些發炎食物會讓免疫系統接收到錯誤訊號，以為外敵入侵，導致發炎細胞和領軍的身體抵禦大隊開始攻擊身體內的細胞。這樣的攻擊現象持續久了，就會開始損傷血管、引發心臟病。

許多人從年輕時期開始，因為喜愛高脂、高糖、高鹽的美式食物，以及缺乏運動的不良習慣，導致容易出現高血脂、高血壓、高血糖等「三高」現象。如此一來就容易讓血管管壁內皮細胞功能失調，免疫細胞由血液穿過內皮細胞進入管壁，引起發炎反應讓管壁增厚，慢慢

的血管就開始硬化。

在此同時，脂肪被巨噬細胞吞噬而呈現粥樣變化，在失控情況下，逐漸惡化到管壁上形成粥狀硬化斑塊，這些斑塊破裂後，就導致血小板凝聚和血栓因子凝固，形成血栓，堵塞冠狀動脈，形成心肌梗塞，甚至在腦部造成缺氧性中風。

自體免疫疾病

相信不少人都有這個經驗，去看病時常常醫師診斷了半天，無法歸出疾病成因時，就會說一句「你的免疫力失調、免疫系統出問題了」來帶過，往往聽得我們一愣一愣的，也不知道這話的真假！

事實上，這類疾病的型態及發生率確實已經持續增加中。比如類風濕性關節炎、紅斑性狼瘡、僵直性脊椎炎和牛皮癬（就是俗稱的乾癬）等問題，都是身體免疫系統失調，認不清敵我，失去辨識能力，免疫細胞攻擊自己的器官、組織，而使組織長期處於發炎狀態導致的問題。

癌症是終極發炎

2011 年諾貝爾醫學獎得主是三位免疫學專家，他們研究的結論就是「失控的發炎反應會導致癌症發生」。這也是為什麼我們會說「癌症就是終極等級的發炎現象」。

當正常細胞發炎而產生變異時，這些本該發揮正常功能的異常細

正常細胞和癌細胞的發展

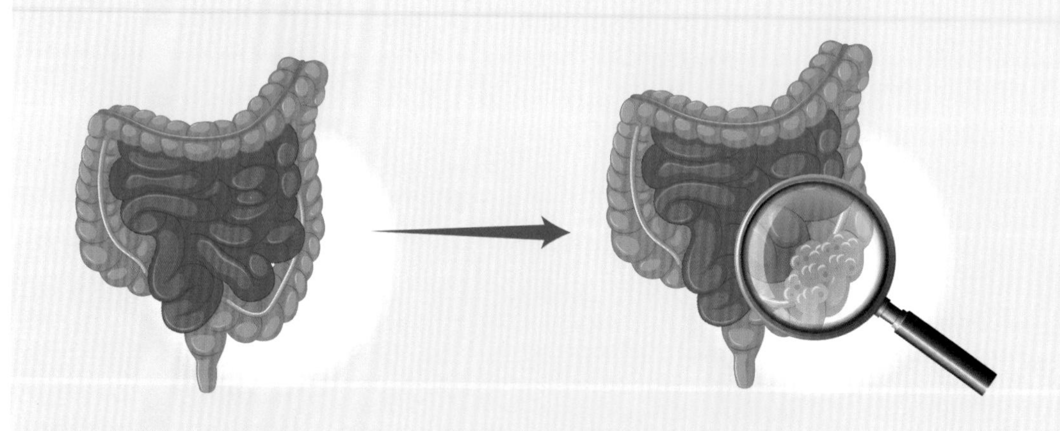

腫瘤中的細胞具有地域性作用，產生的物質可以吸收營養並支持結構，從而提高其存活率。在這些分子中能將一般細胞吸引到腫瘤上。藉由反過來劫持有助於推動細胞運動的粘附分子，癌細胞可以更輕鬆地在體內傳播。

正常細胞發展

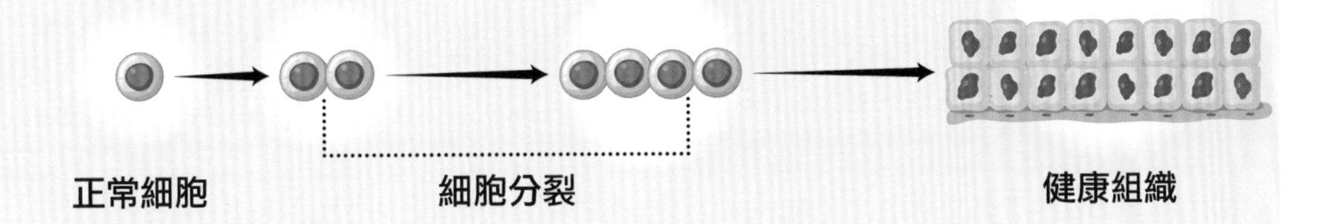

不正常細胞成長

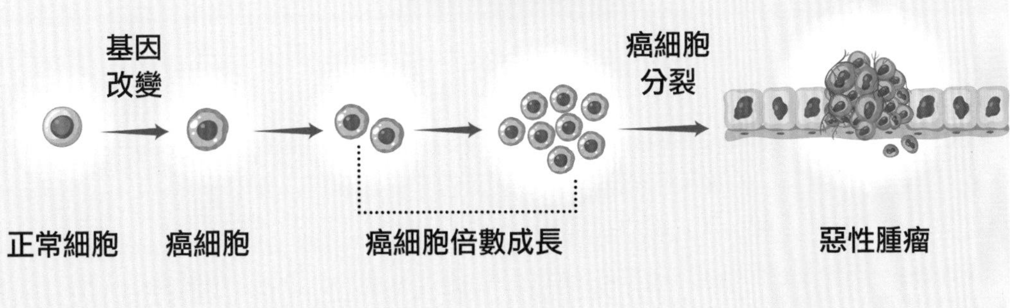

胞，會以不受控制的方式分裂並嘗試擴散到其他組織，一旦開啟了這個流程，就會形成癌細胞，最終導致癌症。

這些癌細胞不斷分裂並產生更多異常細胞，在形成小腫瘤時，會利用分泌出來的生長因子和發炎因子繼續助長腫瘤成長，並且吸引發炎細胞到周圍形成一個自我群聚的「腫瘤微環境」，將更多內皮細胞和纖維母細胞拉進來，導致這些本來有助健康的「正義大軍」叛變，轉而釋放發炎因子，成為助長癌細胞成長和轉移的幫凶。

為什麼同屬身體一部分的癌細胞會傷害身體，就是因為在腫熱的發炎環境下，這些對身體造成危害的癌細胞，會生長得更快並且比一般正常細胞具有強大的活力，因而讓正常細胞失去應有的功能。

發炎現象與癌症的產生，有極密切的關連性。就像治安出現警訊沒多在意，日後必然會危害到整體居家環境。對於身體出現的各種發炎現象如果不當成警訊而輕忽不在意，也沒想要設法改善的話，可能就會提高癌症發生的可能性。

發炎與現代文明病

我們可以看到，這些慢性疾病其實以前幾乎是沒有見過、或是發生率較少的病，但都是因為現代生活環境及生活型態大幅度改變才變得盛行的，所以我們才稱為「文明病」或是「生活習慣病」，其中癌症更是近幾十年高居台灣十大死因的第一位。

我們從流行病學的研究與調查上發現，這些生活習慣病都跟運動減少、體重增加、吃過量肉類和乳製品，以及酒精與飲料的消耗等息息相關。從先進國家的調查可知，有些國家的人民因為習慣攝取大量動物性脂肪、蛋白質及糖，所以腸癌、乳癌及前列腺癌的發生率相對很高；而發展中國家的人民，日常飲食沒有吃那麼多高糖及高油脂的東西，這類疾病的發生率相對偏低。

可以說由於運動量愈來愈少，且飲食習慣愈來愈西化，還有整體環境的惡化，這些大的改變讓人們的身體受到的壓迫愈來愈嚴重，也就愈來愈容易產生慢性發炎的情形，進而讓這些生活習慣病盛行率愈來愈高。

CHAPTER 2

麩質與慢性發炎

免疫力的維持是追求健康最重要的關鍵之一。但在平衡免疫力的眾多因素當中，身體的發炎與否和程度大小，其實才是幫助免疫系統維持身體防衛功能的重要指標。而飲食中的麩質更是其中的關鍵因素，某一部份人對麩質的耐受度很低，常常因為吃了含麩質食物，造成身體始終處於反覆發炎的狀態。

什麼是麩質

「麩質（gluten）」其實是麥類營養成分中天然蛋白質的統稱，它也稱為麩質蛋白或穀蛋白，分布在小麥、裸麥、大麥等穀類胚乳當中，還能夠再分成麥穀蛋白（Glutenin）、麥膠蛋白（Gliadin）等細項成分。

以小麥來說，其主要成分雖然是碳水化合物，但卻因為含有A型支鏈澱粉和麩質蛋白而使它成為獨特的食物。麵糰含有麩質，才能夠拉長、滾壓、延展或搓揉，提供成品各種外觀及富有嚼勁的口感。麥類麵糰發酵膨脹後，需要麩質及水所產成的膠合物提供支撐力，才能維持烘焙後的形狀。正因為這樣的特性，才使它超越米粉、玉米粉或其他穀物，成為烘焙糕點不可或缺的原料。

麥穀蛋白是一種讓麵糰更有彈性的關鍵成分，但對健康的妨害較小，因此在本書略過不提；而麥膠蛋白相對討論度較高，是研究及臨床上最常被討論其是否為造成乳糜瀉或麩質不耐的關鍵因素之一。

這是因為麩質進入腸胃道以後，無法完全被消化，腸道內殘留的麩

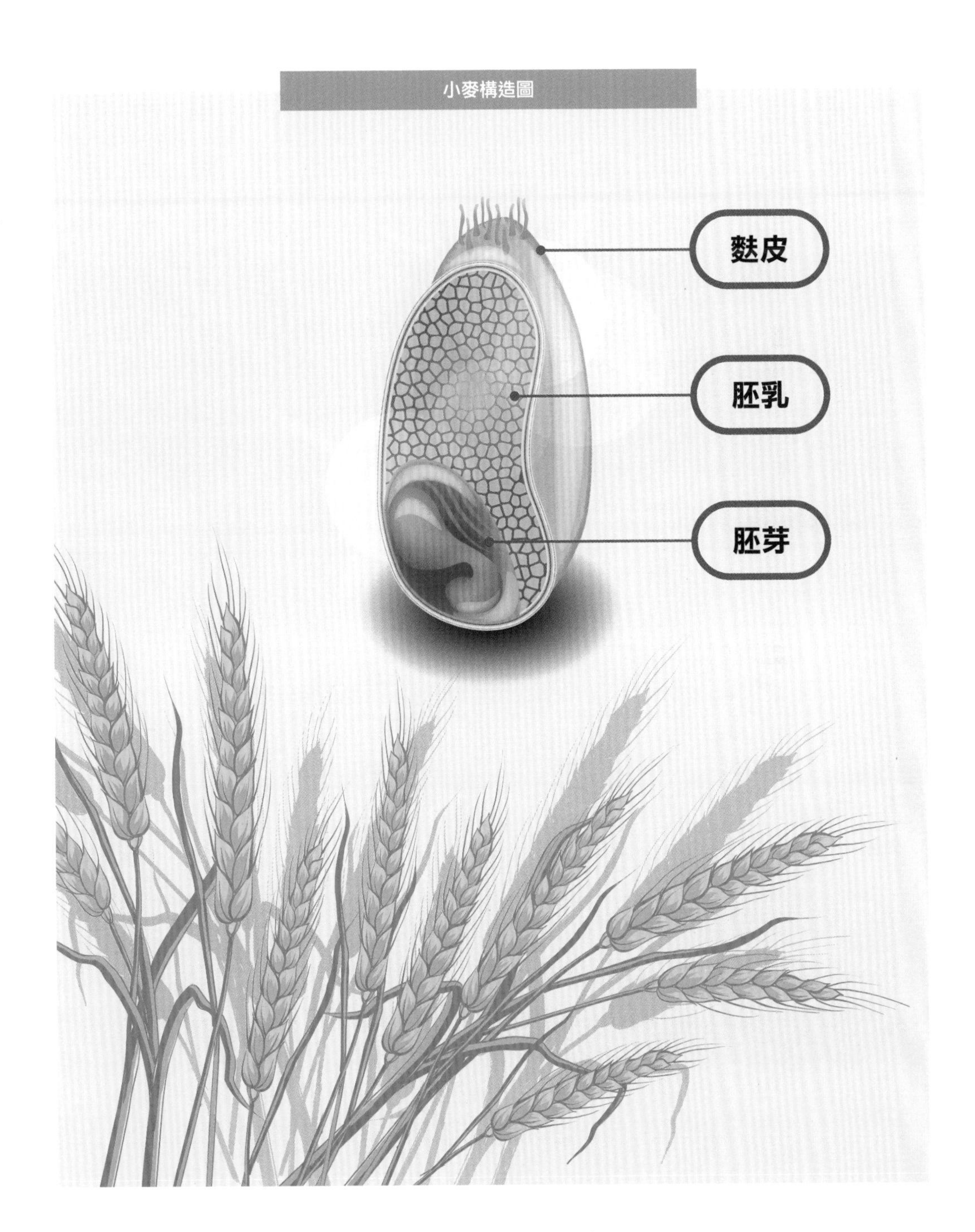
小麥構造圖
麩皮
胚乳
胚芽

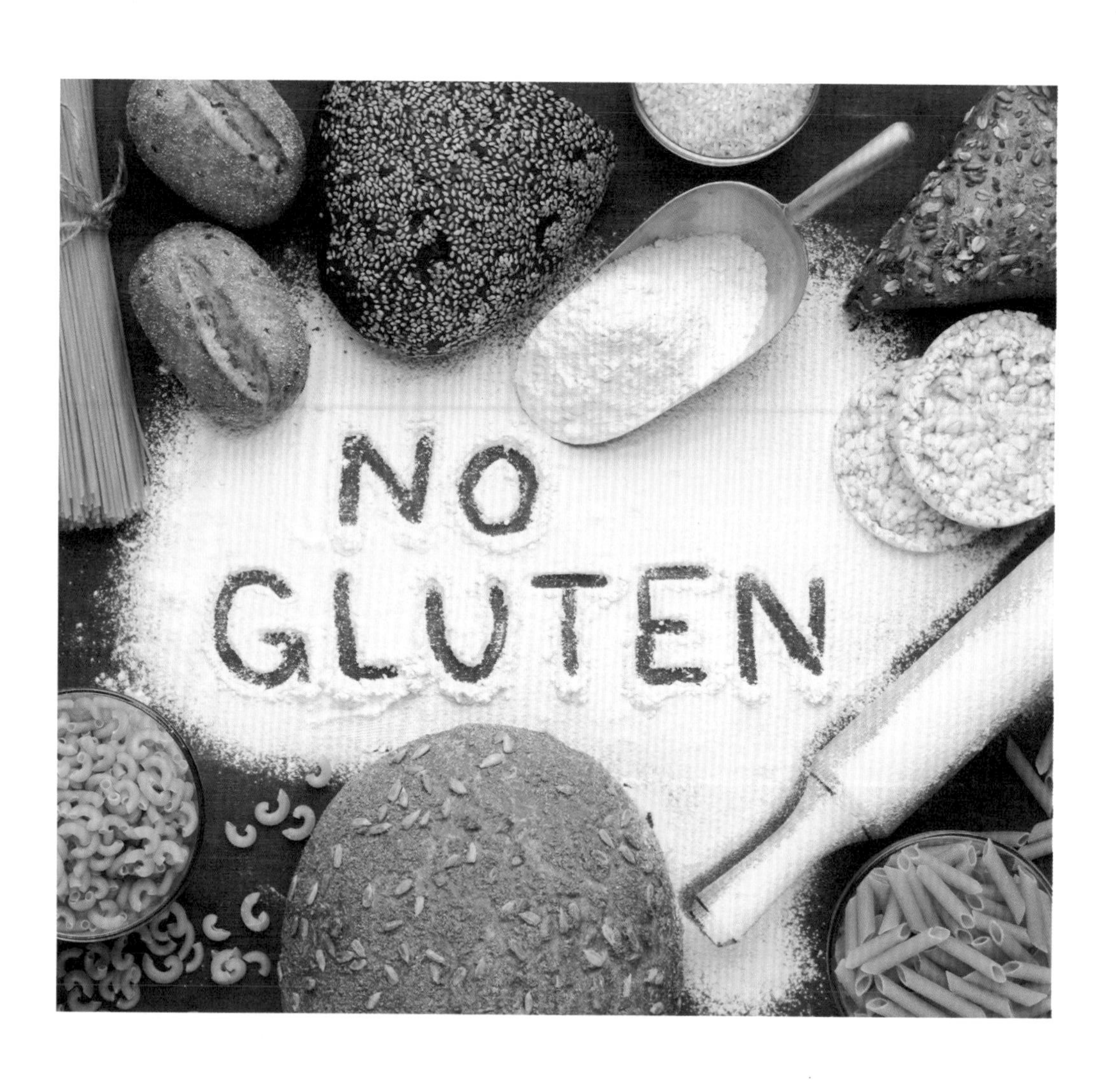
NO
GLUTEN

質碎片，讓身體產生不適當的免疫反應，出現令人不舒服的狀況。

麩質對健康的影響

臨床上來看，含麩食物對健康的妨礙多集中在脹氣、消化不良、胃食道逆流等消化道症狀，甚至會外擴如足底筋膜炎、背痛、頭痛等等症狀。但是這些反應有很高的個人差異性。也就是說，含麩質的食物雖然容易引發不適，每個人卻不會產生完全相同的症狀，還需要更多的實證蒐集和研究，以便醫界做出更準確的判斷。

另外一方面，既然麩質會對人身體產生不良反應，最簡單的解方就是不再攝取就可以。但麩質不單單存在於一看就知道是麥類產品之中，如麵條、麵包、蛋糕、餅乾等，醬料、佐料類產品也所在多有，本書的任務之一就是要告訴讀者哪些加工食品中也會意想不到地含有麩質，讓大家能知所趨避。

麥類育種及食品加工的影響

除了麩質本身會誘發症狀外，食用了經過品種培育改良的小麥和後製加工的食品，也會造成各種身體不適和過敏現象。

現代小麥在經過育種之後，內含超過一千多種的各類蛋白質，源頭的古代小麥僅僅含有四百多種蛋白質，包括白蛋白、醇溶蛋白和球蛋白等等，會隨著小麥被培育出的新品種而產生差異，原本這些蛋白質能夠保護小麥不受病菌侵害，並具有防水及生殖等功能，但產生差異的蛋白質卻讓人體腸胃道無法辨認是敵是友。

現代食品製造產業為了促進發酵、強化混合效果、改善口感、追求成品美觀，也會額外添加真菌酶或大豆粉，而這些食品加工過程再讓小麥混入更多的酶類和蛋白質，而添加的蛋白質所誘發的抗體有可能引發了對小麥製品不耐，甚至過敏的現象。

常見因麩質而產生的症狀

乳糜瀉（celiac disease）

乳糜瀉是一種與麩質有關的自體免疫疾病。統計顯示，全球大約有 0.7-1.4% 的人患有這個疾病，而在美國約有 1%，也就是差不多三百萬的人被診斷出有乳糜瀉。不過這問題在台灣較為少見，比較多的是麩質不耐的問題。

乳糜瀉是目前公認的一種嚴重疾病，可能發生於任何年齡。每 130 位美國人就有 1 位受此疾病折磨。此疾病起源於消化系統誤認小麥、黑麥和大麥中的麩質是一種非常危險的毒素，於是免疫系統就開始像防禦侵入有害細菌、病毒般，發動攻擊以摧毀麩質。

但不幸的是，免疫系統摧毀麩質的同時也會嚴重損害小腸黏膜。被破壞的小腸黏膜無法吸收必需脂肪酸、色胺酸、其他必需胺基酸，也

CHAPTER
2

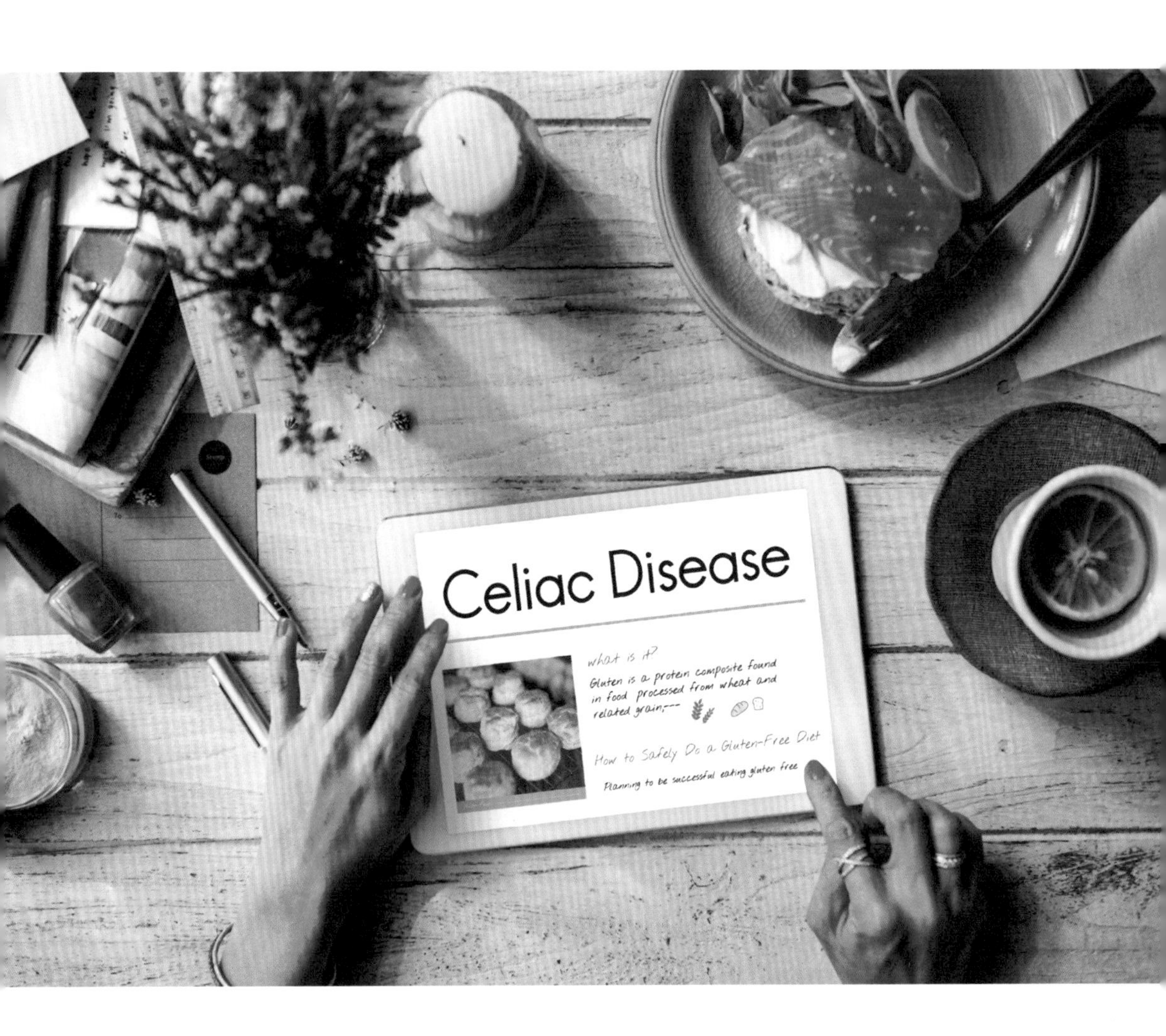

Celiac Disease
what is it?
Gluten is a protein composite found in food processed from wheat and related grain,---
How to Safely Do a Gluten-Free Diet
Planning to be successful eating gluten free

無法將維生素 A、B6、B12、D、E、K、葉酸、礦物質（如鐵、鋅、鎂、鈣）等營養素吸收進入血液，因而直接進入大腸後排出體外。

腸道損傷會導致進食後不久出現腹部絞痛、腹脹、疼痛、脹氣和嘔吐，進而出現腹瀉和便秘症狀，而這些症狀通常會導致嚴重的營養不良和體重減輕。

乳糜瀉並非單純的腹瀉，而是屬於慢性消化功能異常。研究顯示，除了因食物誘發之外，罹患乳糜瀉的人也可能是遺傳到乳糜瀉的敏感基因，且小腸壁的通透性也較高於一般人。

小麥過敏

不論是兒童或成人在吃到含有小麥成分的食物，或是吸入小麥麵粉後，在幾分鐘內馬上出現明顯的嘴部紅腫、喉嚨腫痛、鼻塞、急性蕁麻疹等過敏症狀。更有少數人因此產生嚴重反應，症狀包括呼吸困難、暈眩、面部腫脹和嘔吐。如不及時送醫治療，全身性過敏反應可能引發休克，進而危及生命。小麥過敏除了急性的過敏反應外，也可能引發腸道症狀，不僅進食後會導致腹部脹氣、絞痛，甚至還會產生嘔吐、腹瀉和便秘等症狀，進一步還會讓患者不想進食，因為症狀明顯，一般比較容易發現，日常生活仔細避免小麥製品就會非常重要。

麩質不耐

通常這類人在吃到含麩食物的幾個小時內並不會有特別的感覺，但可能會持續兩三天有些不適的症狀，可能是脹氣、腹痛、便祕、腹瀉、腸胃道不舒服、疲勞、頭痛、腦霧、關節痠痛、皮膚起疹、異位性皮膚炎、脫皮、情緒障礙等等。

麩質不耐症十分惱人，常讓人分不清到底是食物有問題、還是自己的身體出狀況。而且麩質不耐的症狀非常多樣化，導致診斷很不容易。也可能被誤診為憩室炎、慢性疲勞綜合症，甚至缺鐵性貧血等問題。

以兩者的關係來看，麩質不耐是需要透過過敏原累積，等到身體無法承受時才會產生症狀，屬於延遲（慢）性過敏的一種，症狀不見得會馬上發作。但就是因為不容易確認，導致我們長期暴露在過敏原與慢性發炎中而不自覺，長久下來，不同器官系統就可能因此產生各式各樣的症狀了。

如何確認自己的麩質耐受度

對於麩質不耐這件事情，只要知道自己有這個可能性的時候，停止攝取麩質很快就能獲得改善，方法非常簡單，難就難在如何確認自己的症狀是否為麩質所引起。以下就針對相關檢查的部分詳細說明。

身體可能會產生哪些症狀？

若從人體的各器官、組織和系統來區分的話，常見的因麩質所產生的過敏症狀，大致有下列幾種：

因麩質產生的過敏症狀	
腸胃道症狀	包括脹氣、噁心、腹部絞痛、便秘、腹瀉、 放屁和糞便惡臭、糞便呈現浮動的脂肪瀉狀態， 或是腸躁症。
頭部反應	頭痛或偏頭痛。
纖維肌痛症	因神經傳導物質失調， 造成大腦痛覺訊息被放大，疼痛感加劇。
心理症狀	煩躁、憂鬱、情緒化等等。
神經系統問題	與中樞神經相關的頭暈、平衡困難、 疼痛無力或四肢麻木等病變。
慢性疲勞綜合症	易累、肌肉無力，跟纖維肌痛症同樣只是一種症狀而非疾病。 這些症狀有時會在吃進麩質成分後立即顯現，但可能只是短暫的現象， 但有些症狀則會持續數星期甚至更久。

因為患者不見得會有腹脹、疼痛、排氣、腹瀉，或其他明顯的胃腸道症狀，反而可能會出現「偏頭痛」、「手部刺痛」、「受孕困難」、「關節炎」、「皮疹」等其他症狀，而被誤診後轉到其他科就診，然後使用該科的治療方式，如此一來，這些治療當然都是治標不治本，甚至根本不起作用，因為根本的問題是麩質引起的發炎反應。

如何 DIY 自我檢查

我們吃進肚子裡的麵包、麵食、蛋糕等等含麩食品，由於育種工程、人工添加物等等，導致麩質不耐受的情形愈來愈普遍。但一般來說，除非是急性發炎反應，否則並不易察覺自己是否有麩質不耐受的問題。可以利用自我檢測的方式來確認是否有麩質不耐的情形。

自我檢測方式非常簡單，只要在 72 個小時、也就是三天內，完全不吃麥類相關食品和含麩調味料等含麩食品，然後再開始少量攝取含有麩質的食物，同時觀察身體症狀的改變。如果在沒有吃麩質的那段時間身體感覺是比較好的，那可能有麩質敏感的問題。還可以進一步做醫學相關檢查，看看有沒有更進一步的「麩質過敏」的問題。

相關醫學檢查有哪些？

通常，在功能醫學上可以透過糞便或抽血檢查，來進行「慢性食物敏感分析」和「麩質敏感分析」兩種方式來確認有無麩質不耐，甚至麩質過敏的情形。

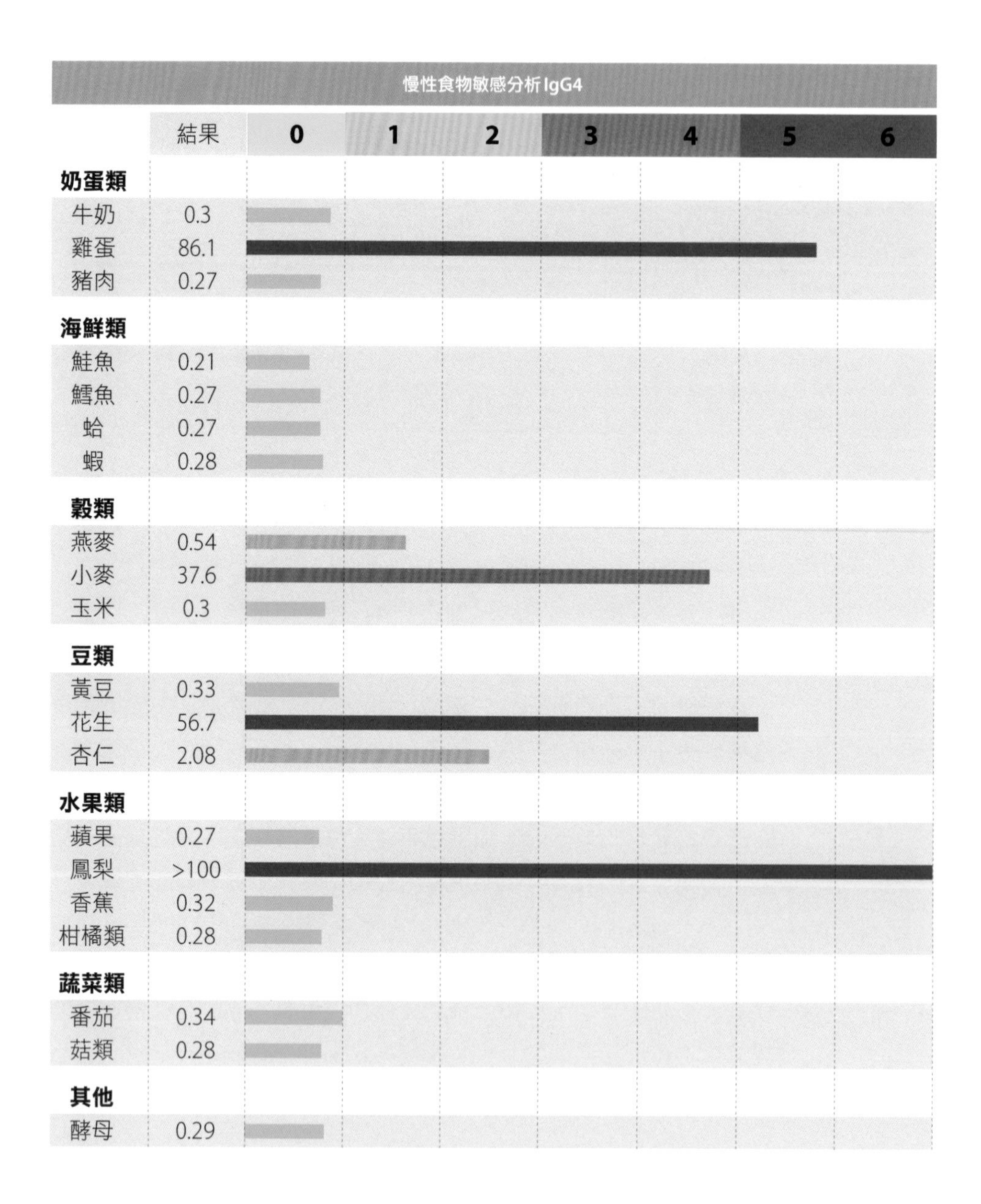
慢性食物敏感分析 IgG4
結果
0
1
2
3
4
5
6
奶蛋類
牛奶 0.3
雞蛋 86.1
豬肉 0.27
海鮮類
鮭魚 0.21
鱈魚 0.27
蛤 0.27
蝦 0.28
穀類
燕麥 0.54
小麥 37.6
玉米 0.3
豆類
黃豆 0.33
花生 56.7
杏仁 2.08
水果類
蘋果 0.27
鳳梨 >100
香蕉 0.32
柑橘類 0.28
蔬菜類
番茄 0.34
菇類 0.28
其他
酵母 0.29

慢性食物敏感分析

藉由抽血檢查，確定是否因免疫球蛋白 G 過度活化，所導致的食物過敏原。一般來說多數人對小麥敏感是因為對其麩質成分敏感，但後續也有一些研究發現，小麥中也有其他成分可能會造成敏感症狀。這項檢測除了能了解自己對麩質是否敏感外，也可知道是否對小麥所含的其他蛋白質敏感。

麩質敏感分析

麩質中的麥膠蛋白是造成麩質敏感的主因，會刺激腸道上皮細胞釋放解連蛋白（Zonulin），使得腸道通透性增加，可透過糞便檢測抗麥膠蛋白抗體（anti-gliadin sIgA），看是否有對麥膠蛋白過敏。也可檢測抗組織轉谷氨酰胺酶抗體（anti-tissue transglutaminase sIgA），這是免疫系統針對麩質所製造的特殊抗體，進而激活身體內部的防禦系統。

CHAPTER 3

營養免疫

營養療法才能標本兼治

皮膚、肺和腸胃道這些所謂的「第一道免疫系統」，每天每時每刻都在接觸由外進入體內的空氣、灰塵、飲水和食物等外來物，進行相關免疫防衛工作。

其中，腸胃道的免疫工作就由「腸黏膜」擔任，負責把關食物當中營養素的過濾、消化、吸收，讓這些營養素可以被各個器官、系統和組織充分運用，做為維持身體的重要基礎之一。

而腸黏膜如果發生問題時該怎麼辦？本章就說明調整方式，以及以米製品為主的無麩質飲食所扮演的角色，讓大家有所依據，並告訴大家如何正確攝取營養素，以建立完整的腸胃力。

腸胃力就是營養免疫力

或者應該說「免疫力就是腸胃力」，兩者是二合一的存在，這是毫無疑問的事情。由於腸胃道也擁有非常豐富的神經系統，還被稱為「第二腦」，和人體的情緒、心理問題產生深厚的連結。大家只要想想人一緊張、壓力大，就容易胃痛或是腸道不舒服，想上廁所，或是根本直接便秘，這樣就可以完全理解了。

因此我們才會說「腸道健康，人就有精神、不生病」，這顯示腸胃道的健康和人體的健康關係多密切。這當中，腸胃力——營養免疫的能力強弱，也就是腸黏膜運作的好壞就是其中的關鍵之一了。

而一般會對腸道的健康狀態產生影響的有腸漏症、胃食道逆流和腸道菌叢紊亂等三大問題。

CHAPTER

3

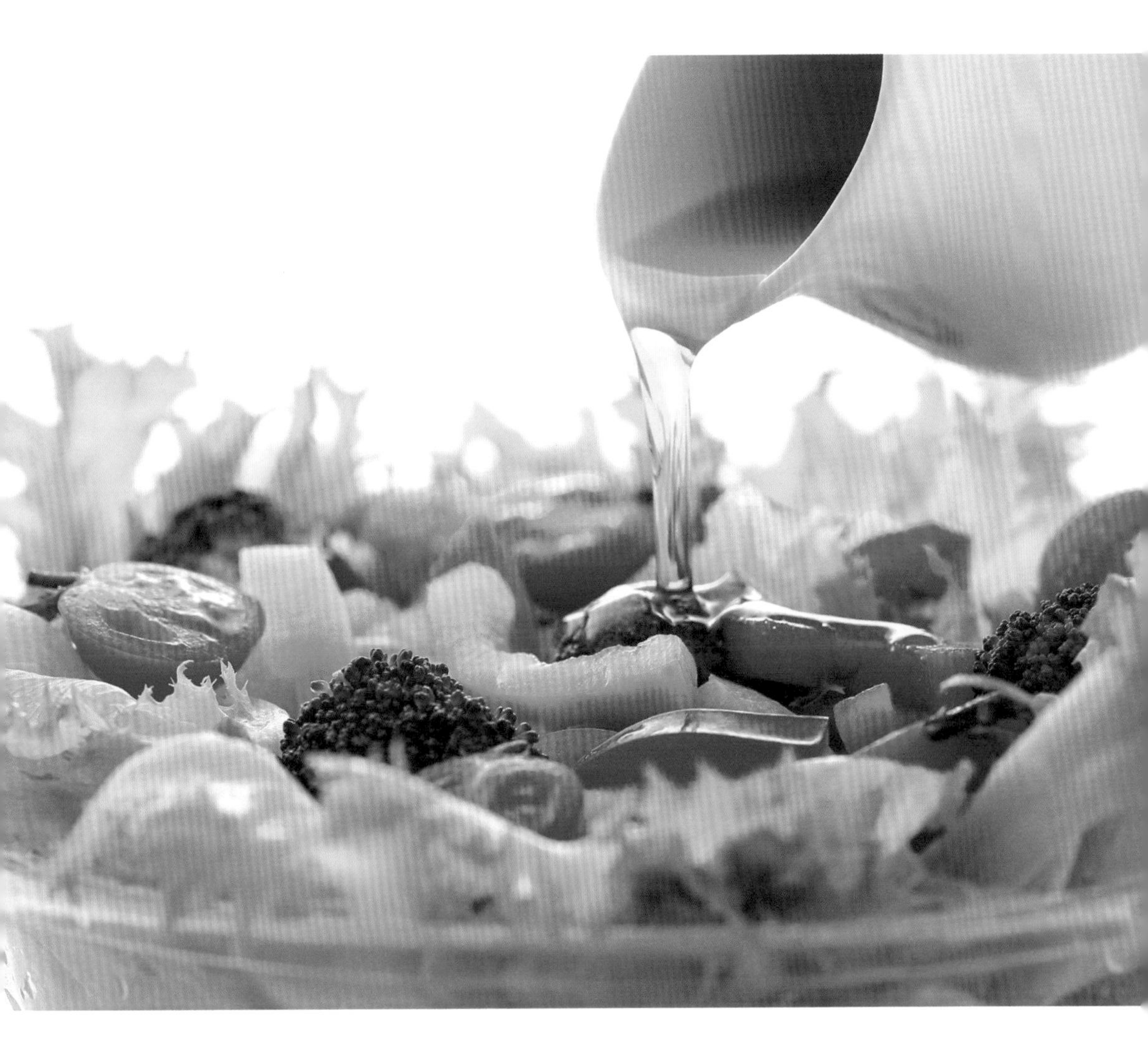

腸漏症

腸漏症不是腸子真的出現漏洞或是傷口，而是腸道黏膜因為吃錯東西或吃了太多化學添加成分，導致腸道發炎，使得小腸黏膜的細胞和細胞之間的緊密連結受到破壞，而出現縫隙。如此會讓沒有通關資格的大分子食物蛋白質趁隙而入，免疫系統於是把這些強行入侵的大分子蛋白當成敵人進行消滅，就會導致混亂，形成免疫失調的狀況。

造成腸漏症的原成因很多，較為常見的有食物過敏（麩質不耐或小麥過敏）、腸道菌叢失衡、腸道感染、吃阿斯匹靈等非類固醇消炎藥、吃制酸劑、消化不良、不良飲食習慣（酗酒、過量咖啡、喝浸泡過久的濃茶、吃檳榔）、進行放射治療或化學治療、攝取過多反式脂肪、沒有吃對油脂……等等。

另外，腸漏症會導致或引發的病症非常多，列表如下：

腸漏症引發病症	
身體部位	症狀
頭頸部（頭、耳朵、眼睛）	頭痛、偏頭痛、耳濕、中耳炎、聽力損傷、耳鳴、耳性眩暈、視力模糊、眼睛癢
胸部（心臟、肺）	氣喘、心律不整、心絞痛、心悸、心跳急促
肌肉骨骼系統（肌肉、骨頭、軟骨組織）	肌肉疼痛、關節發炎、下背疼痛、黏液囊炎、肌膜炎、肌肉緊繃、肌肉僵硬、疼痛
呼吸系統（鼻子、喉嚨、氣管、支氣管和肺部）	慢性鼻炎、鼻塞、反覆發生的鼻竇炎、鼻涕倒流、咳嗽、聲帶水腫、氣喘、反覆發作的支氣管炎、反覆發作的格魯布性喉頭炎
消化系統（口腔、食道、胃、胰臟、小腸、大腸、肝與膽囊）	消化不良、嘔吐、打嗝、口瘡潰瘍、腸躁症、便秘、放屁、腹脹、胃潰瘍、腸絞痛、胃炎、潰瘍性結腸炎、腸道出血、功能性腸阻塞、十二指腸潰瘍、腸道過敏症候群
泌尿生殖系統（腎臟、膀胱、陰道、子宮、卵巢、陰莖睪丸）	頻尿、灼痛、兒童尿床、經前症候群、陰道搔癢、陰道念珠菌感染、慢性膀胱感染
神經系統（腦部、腦幹、脊髓、神經組織）	焦慮、憂鬱、暴躁易怒、渴望吃東西或厭食、注意力不集中、疲勞、過動、頭痛、疲倦、失眠、人格改變、痙攣、偏頭痛、自閉
皮膚系統（皮膚、頭髮和指甲）	青春痘、粉刺、頭皮屑、黑眼圈、濕疹、乾癬、皮疹、蕁麻疹、毛囊發炎
自體免疫方面	類風濕性關節炎、紅斑性狼瘡
其他	體重增加、濕疹、蕁麻疹、低血糖症、貧血、發育遲緩、長期疲勞、水腫

胃食道逆流

胃食道逆流俗稱「火燒心」，顧名思義就是症狀發作時，整個人就感覺心在燃燒一般的痛苦與難受。再從「逆流」的字面上理解，就是指胃酸竟然逆向地從食道往上竄流，那感覺怎麼可能好受。

簡言之，下食道的括約肌、也就是用來間隔食道和胃部兩者的賁門鬆弛了，讓這一道猶如城門的裝置無法緊閉，才會讓胃裡的胃酸或氣體跑到食道裡造成損傷。

由於食道的抗酸能力並沒有像胃壁那麼強，使得它在胃液的強酸刺激下，引發多痰、咳嗽、胸悶（就是典型的「火燒心」的感覺）等症狀。如果反覆受到胃酸腐蝕下，很容易造成食道發炎，長期下來可能會有咽喉受損、聲音嘶啞的問題出現，甚至導致食道出血及收縮變窄的情形。如此一來，不只衍生更多消化系統的問題外，還容易發生食道癌的病變，不可輕忽。

有下列幾種情形的人，就要注意了，很可能就是胃食道逆流的高危險群：

- 經常飲食時間或分量不正常，或是暴飲暴食
- 有愛吃甜食、偏好辛辣和油炸類的高熱量飲食習慣
- 酒或菸不離手的貪杯癮君子
- 狂灌咖啡及熱愛冰品的重度上癮者
- 有習慣吃宵夜後就馬上躺平睡覺的惡習
- 經常心痛、胸痛或三不五時就咳嗽

- 忽視自己的久咳不癒，還不時失聲
- 努力清潔口腔卻依然口臭沖天

總之會發生胃食道逆流就表示胃食道黏膜受損的情形已經年久失修，絕對非一朝一夕導致的，因此首要的治療方向就是修復胃食道黏膜，採取無麩質飲食也是其中很重要的修復動作之一。

腸道菌叢紊亂

腸道菌叢的不平衡也是造成腸胃問題的原因之一。我們的大腸裡的腸道菌叢一般分為好菌、壞菌和伺機菌等三大類。

好菌和壞菌

好菌也稱有益菌、益生菌，是對人體健康有益的細菌。這類活性微生物有助腸道內的微生態保持恆定，最具代表性的就是乳酸菌，它是一種能夠利用碳水化合物進行發酵作用，進而生產出多量乳酸的細菌總稱。

其最顯著的功能之一是合成人體各種機能運作所需的離胺酸，可促進消化。離胺酸會跟益生菌做朋友，並與壞菌爭奪養分，減少先天就存在人體內的壞菌，並能留住人體所需的重要營養素、微生素及抗氧化物。

而壞菌就是是指大腸桿菌或葡萄球菌等，對人體健康有負面影響的有害菌。

益生菌的種類

常見的益生菌大致有：植物乳酸桿菌、雷曼氏乳酸桿菌、副乾酪乳酸桿菌、乾酪乳酸桿菌、代田菌、嗜酸乳酸桿菌、瑞士乳酸桿菌、比菲德氏菌、唾液乳酸桿菌、雙叉比菲德氏菌、唾液鏈球菌、比菲德氏龍根菌、短比菲德氏菌、嬰兒型比菲德氏菌、雷特氏菌、芽孢乳酸菌等。

伺機菌

還有一種叫「伺機菌」，常見的有肺炎球菌、嗜血桿菌，還有大腸菌、葡萄球菌、畸形菌、偽單胞菌和黴菌等等菌種，則既非好菌、也非壞菌，而是一種很投機的騎牆派菌種。

這種菌就和變色龍一樣，會因為腸道裡的好菌多，就乖乖地當個無害的好菌，比如大腸菌等少數的伺機菌種還能幫助維生素的合成。不過，當腸道裡壞菌增多，伺機菌就會搖身一變，仗著壞菌的勢，跟著作亂變成壞蛋。這是由於這些能引發人體產生疾病的病原性較弱，平常都在體內按兵不動，一遇到身體的抵抗力變弱、壞菌增多時，就會把握機會反撲，破壞身體健康。

如何選擇益生菌

為了保持腸道內的生態平衡，以免讓伺機菌有機會狐假虎威，在必要時多補充好菌準沒錯。而且，好菌需要好的腸道環境才能安心長大，適當的攝取纖維、果寡糖等益生素（益生菌的食物），會產生酸性的有機物質，有助於腸道維持酸鹼平衡，不僅促進益生菌的生長，同時也抑制壞菌的數量，維持免疫系統的正常運作。

然而我們的消化道裡有將近五百種不同的微生物，因此如何維持腸胃道健康、讓腸道菌群維持平衡，自然是長命百歲的重要因素之一。

同時在選擇益生菌產品時，則建議至少要提供大約一百億個菌落數的（活菌數）；至於內含的種類，可以參考常聽到對人體有益的菌，藉由各個菌種獨特的保護作用發揮合作後的綜效，以維持消化道的機能。

抗發炎飲食法

經過諸多研究和實際案例證實，正確的飲食可以藉由營養免疫，產生抗發炎的效果。

我們推廣抗發炎飲食的最大目的，是教導大家如何藉由飲食平衡免疫力、強化正常生理機能，並讓身體能在達到修復目標的急性發炎反應後，即減少並終結慢性發炎的情形。同時，確保每一個細胞都獲得均衡且充足的營養，建構與維護腸胃道這堅強的防禦屏障，使肝、

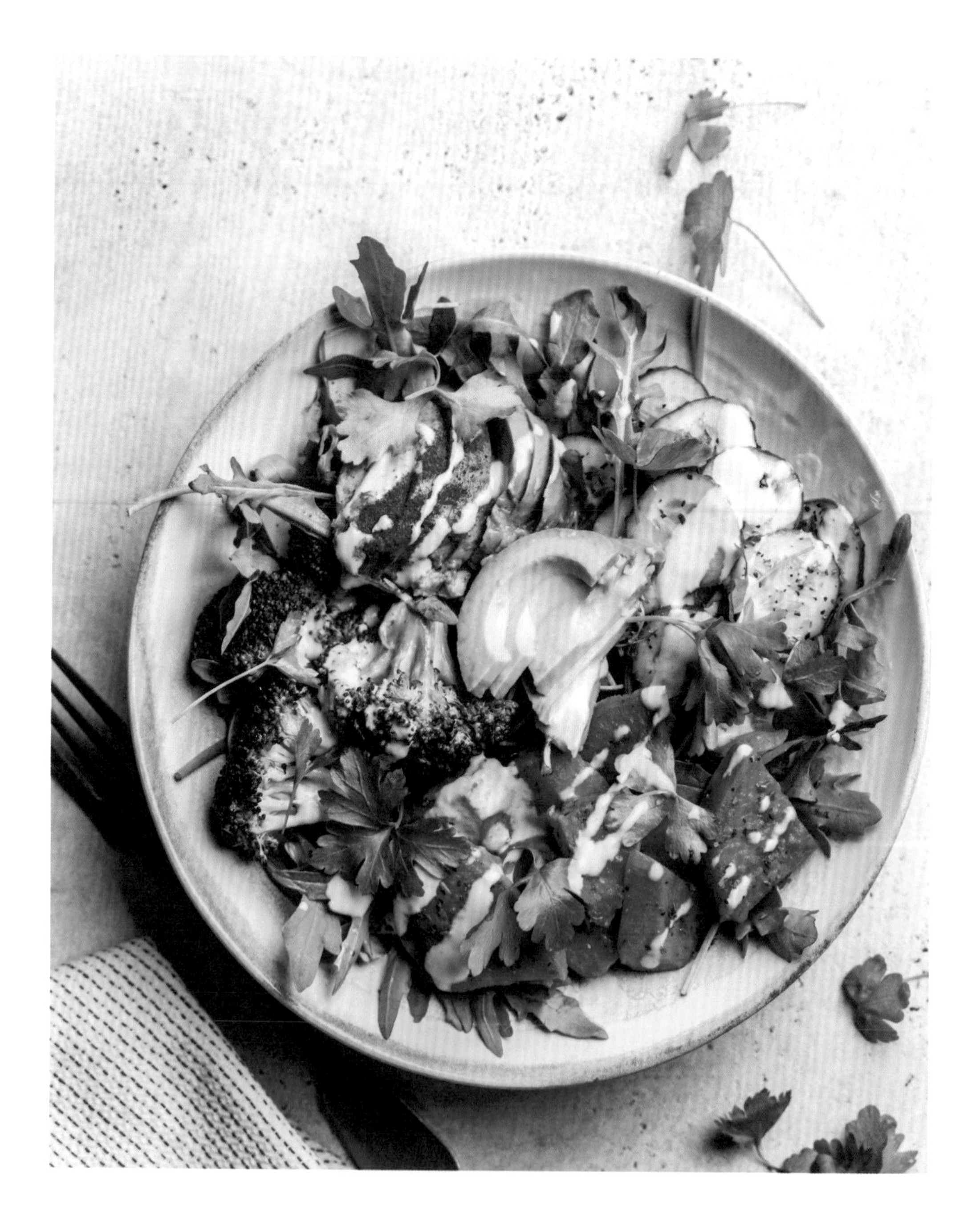

膽、腸、胃一整個消化系統的生理機能都能維持正常，遠離文明病與藥物充斥的生活，迎接活力滿點的健康人生。

發炎性食物

由於國人飲食日漸西化（美式），以精製糖、澱粉、加工食品為主，含有反式脂肪與非常多的糖化終產物（AGEs'advanced glycation end products ）或糖毒素（glycotoxins）等不良化合物，皆會導致發炎和氧化壓力（oxidative stress），進而損傷身體各部位的組織。

此外，缺乏水果和蔬菜中的抗氧化物和纖維，自然也沒有提供身體必需的維生素、礦物質和酵素，日積月累也就會引起發炎反應，進而導致心血管疾病、癌症、糖尿病和許多其他慢性疾病的發生。所以一定要改變這種飲食習慣，才能確保和恢復健康。

引起發炎的食物包括：糖、精緻碳水化合物、麩質食物、奶製品、加工肉品、反式脂肪酸（含氫化油）、味精和其他食品添加劑與防腐劑、高度加工的植物油和種籽油（芥花油、玉米油、花生油等）、人工甜味劑等。這些食物除了會導致發炎反應，還會在人體組織中產生額外的酸性物質。

原始人蔬食飲食

各種抗發炎飲食的方式當中，最推薦的飲食內容就是由馬克 · 海曼（Mark Hyman）博士所大力推廣的「原始人蔬食飲食（PEGAN Diet）」。PEGAN 這個英文字就是由英文 Paleo（原始）和 Vegan（蔬食）結合而成的新字，這種飲食新主張的本質就是一種平衡血糖和平衡胰島素的抗發炎飲食，非常適合大家。

以下是原始人蔬食飲食的內容和原則：

- 注意食物的升糖負荷：每餐要大量吃非澱粉類蔬菜，至少三杯，並且選擇酪梨油、椰子油、紫蘇籽油、橄欖油等正確且優良的好油脂。
- 每餐攝取優質蛋白質：來源最好是魚類或是吃自然食的放養家禽、家畜的肉。
- 完全不要乳製品：任何乳製品都不需要採用。
- 無麩質飲食：必須避免含麩質食物進入人體，適當地進行無麩質飲食。
- 少量吃澱粉質豆類。
- 少吃糖，各種糖都盡量少用，包括蜂蜜、龍舌蘭糖漿。

以米製品等無麩質食材抗發炎

麩質不耐和麩質過敏雖然無法治癒，但卻能夠被控制，方法也非常簡單，只要停止食用所有含有麩質的食物，施行以米製品為主的無麩質食物等替代性的無麩質飲食方式即可。

基本上日常飲食中包括小麥、黑麥、大麥，以及任何由麥類製成的常見加工品，或者作為增稠劑和穩定劑等，都屬於顯而易見的麩質食

馬克．海曼的原始人蔬食飲食金字塔

休閒食品
少量食用

香料與香草
無限量

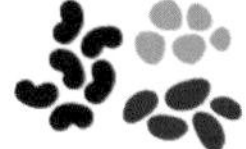

水果
澱粉類蔬菜
每天1杯低
GI水果、2份
澱粉類蔬菜

優質脂肪和蛋白質
每餐3-5份
脂肪、4-6
盎司蛋白質

無澱粉蔬菜
無限量

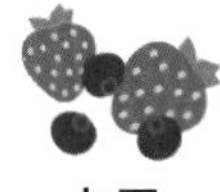

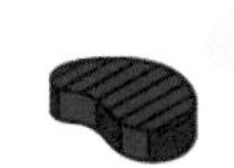

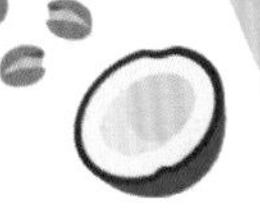

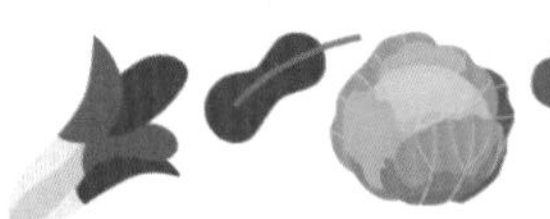

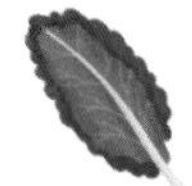

品，包括但不限於麵包、蛋糕和餡餅、脆餅、穀物、餅乾、啤酒、甜甜圈、鬆餅、麵條……等等。

但還有很多表面不像含有麩質成分的食品，卻也非常可能因為當中所含食品添加劑或調味料含有麩質，也被歸類於含麩質食品。如冰淇淋、番茄醬、醬油、麵粉勾芡過的醬料、沙拉醬、酸辣醬和泡菜、即溶可可粉、加工肉、肉類的替代品（如素食漢堡，雞塊等）、香料或防結塊劑……等等食品都是。

無毒無農藥的蔬菜、水果，還有肉類等不含麩質，所以可以自由地吃。同時包含大米、馬鈴薯、玉米、木薯等一些穀物和澱粉是可以接受的。

隨著人們愈來愈重視麩質對健康的影響，希望所有加工過的食品外包裝上都誠實載明是否有含麩原料，或是寫明生產加工場域是否也處理其他可能致敏的食材，讓消費者選購時可以有資訊參考，以免誤購。

小麥蛋白可能會以另一種形式出現在食品中，麩質有可能會在葡萄糖漿、麥芽調味料、植物蛋白、植物澱粉、調整食用澱粉等等出現，但標籤上只有標示成份，而沒有標示製造過程中使用小麥蛋白（麩質），這點亟需改進。

當然，如果患有乳糜瀉、麩質不耐、小麥過敏等等問題，停止食用含有麩質的飲食是唯一能夠停止小麥蛋白對腸黏膜的損害，讓腸道免疫有機會能修復。

4R療法

腸黏膜的受損絕對是日積月累造成的。醫師建議要做到所謂的「4R療法」——去除（Remove）、補充（Replace）、再接種（Reinoculate）、修復（Repair），可以修復腸黏膜，進而達到消炎、消腫和改變體質的目的。

去除（Remove）

如果知道是什麼原因造成腸道發炎了，當然就應該去除和避免這種原因的發生。比如避開過敏原、不碰含麩質食物，或是不吃基因改造食品，還有非必需的消炎止痛藥、過量的酒精與咖啡。反正就是盡可能避開任何能夠危害或誘發腸黏膜發炎的事情，就能完全杜絕對腸黏膜的傷害，這才是最重要的。

補充（Replace）

日常補充酵素等各種營養素，藉以幫助消化、吸收，並健全腸黏膜的構造，幫助維持良好的營養免疫力。

事實上有些過敏症狀的發生，是因為身體裡缺乏分解那種營養物質的酵素。比如對乳糖過敏，就補充乳糖酵素，可減少乳糖不耐的情形發生；補充消化酵素，則能夠協助吃進去的食物確實分解為更小的分子，不讓較大的分子有成為過敏原的機會，還能同時幫助將廢物排出體外，大幅度降低引發錯誤免疫反應（過敏）的機率，當然還能協助消化吸收優質的營養成分，進而提升免疫力。

再接種（Reinoculate）

就是把大腸所需的益生菌或益生素送進腸道，讓它們在腸道裡成長，以維持健康腸道生態的平衡。

腸道是一個非常重要、也非常重視生態平衡的內環境。不管是對人體有益的好菌，還是對健康有害的壞菌，以及看哪類菌種多就投靠哪一方的伺機菌等，都需在腸道內各維持一定比例，無法偏廢任何一類的菌叢，也就是保持各菌叢的種類及數量的平衡，才能真正長久且持續地維繫我們的腸胃道健康和營養免疫力，進而促進身體機能的正常發揮。

修復（Repair）

也就是補充麩醯胺酸、抗氧化劑及必須脂肪酸，以便進行修復並維護腸黏膜的完整性。

即使腸黏膜無法避免產生受損的情形，同時由於腸黏膜細胞具有再生能力，但是如果再生後的黏膜細胞仍然一直生存在惡劣的腸道環境，當然還是無法恢復健康。因此，如何讓再生的黏膜細胞活在一個健康的腸道環境，就很重要了。

簡而言之，黏膜細胞必須在一個擁有足夠的脂肪酸、胺基酸及維生素等優質環境下才能好好生存，才有辦法全力進行修復細胞的工作，所以我們必須提供這些完整營養素才能真正幫助黏膜細胞的重建工作。

吃對營養素，輕鬆排除發炎因素

有哪些營養是維持人體健康最為重要的成份呢？

必須包含優質蛋白質、深色蔬菜、全穀雜糧、季節水果，以及攝取好的油品。加入各類辛香類一起料理、多吃生薑，也記得補充好菌，甚至好好攝取保健食品，就可以達成完美營養攝取。

好油、好脂肪

食用正確的油脂，能夠抗發炎且不發胖。

嚴格來說，油脂可以分成植物性與動物性兩類，一般說的「油」是在常溫下會呈現液態的就稱為油，以魚油或植物油為主；而「脂」則常指動物性脂肪及椰子油，在常溫會呈現固態。

蔬果和正確的油脂是最佳的抗發炎食物，多吃才能夠避免體內各種慢性發炎現象。

常見的健康油品如橄欖油、南瓜籽油、亞麻仁油、玄米油、葵花油、酪梨油、苦茶油、葡萄籽油等等都可以適量攝取。另外，也可以多吃堅果、酪梨、芝麻和橄欖等富含不飽和脂肪酸的食物，可以改善身體已經出現的發炎現象。

奶類除外的優良蛋白質

豐富的蛋白質是構成細胞的主要成份，尤其能夠協助生成白血球和抗體，這兩者會肩負起人體內避免感染的重要責任，是維持身體健康必要的食物。動物性蛋白質的來源有豬肉、雞肉、魚肉、牛肉、羊肉等；而植物性蛋白主要來自於豆類和豆腐、豆漿、豆製品等。素食者、高齡者對於蛋白質的攝取需要特別注意。

建議每個人一天都需要吃3-4份蛋白質，而每一份量的計算方式，則是以自己手掌的大小和厚度來估計，如果沒有飲食限制的話，動植物兩種來源都必須要兼顧。

但是，奶類的攝取就不建議了。除了乳糖不耐的問題以外，通常奶類的碳足跡也比一般植物性蛋白質多6、7倍以

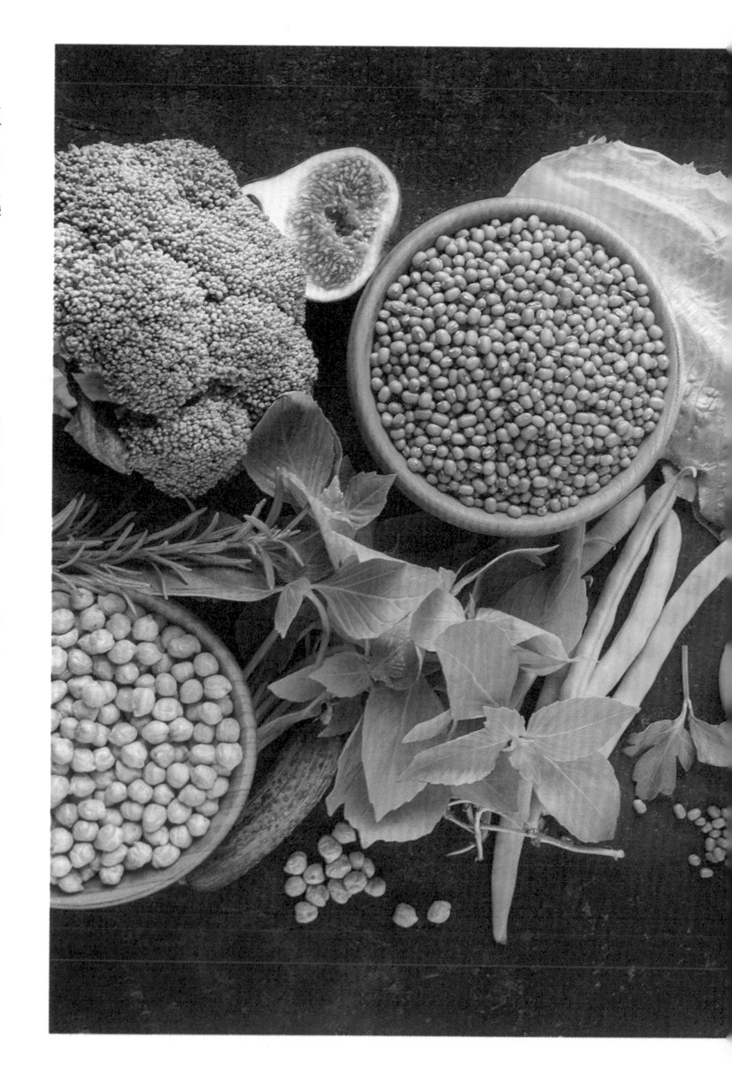

CHAPTER

3

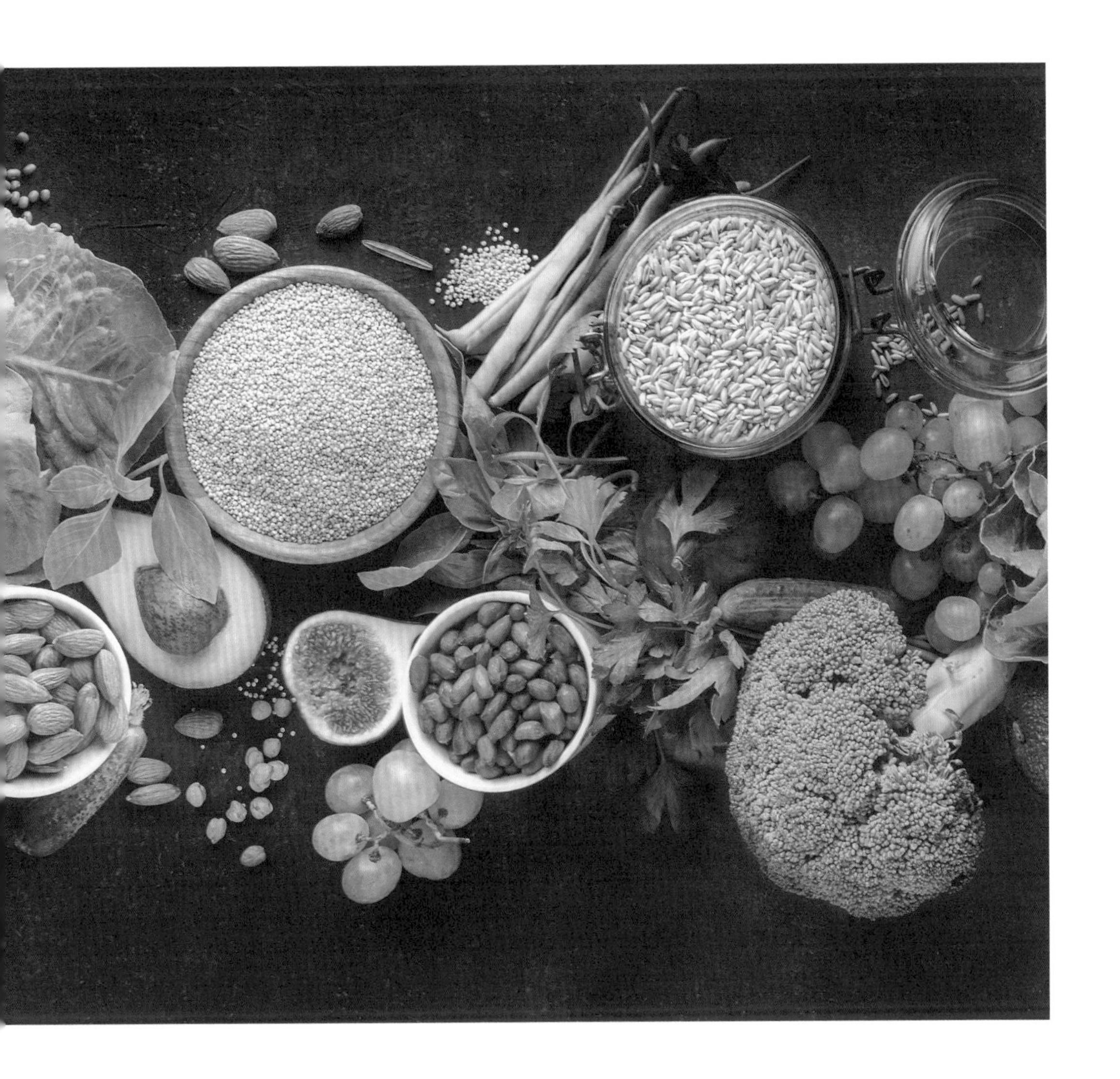

上，容易消耗地球資源；再者，牛奶的食物蛋白質中含有酪肽啡（casomorphin），常喝牛奶的人，發炎物質 substance P 會持續升高，因此建議盡量避免。

優良蔬果

植物為適應環境所產生的五顏六色的天然化合物，也就是簡稱為植化素的「植物生化素」，是不可多得的抗氧化物質，各色的蔬菜都有豐富的含量。每餐至少 2-3 杯的各色蔬菜，除了能夠攝取富含有益的植化素外，跟免疫調節息息相關的各式維生素、礦物質也都能夠一起吃進體內。

顏色鮮豔的生鮮蔬菜可以生吃，不同色彩的蔬菜可以採取彩虹搭配方式，如吃黑色菇類能利用多醣體調節免疫功能、利用橘紅色蔬果的維生素 A 維持鼻眼口健康，都是蔬果能帶給我們的好處。

其他如藍紫色食物的茄子，含有皂苷能降低膽固醇、血脂，提升代謝率，可以預防肥胖。茄子外皮富含植化素，是多酚類化合物，對抗體內自由基有相當功效。也被稱為「血管的清道夫」，這是因為含有豐富的維生素 P。

歸屬於紅、橘色系蔬菜的胡蘿蔔、甜椒、南瓜等，富含豐富的 β-胡蘿蔔素，有助於控制肺癌、胰腺癌。如果把胡蘿蔔和富含 β- 胡蘿蔔素的食物作為日常菜單之一，可以降低中風的危險性，增強抵抗力預防疾病。

白色食物包含洋蔥、白蘿蔔、冬瓜、苦瓜。其中的苦瓜含有豐富維生素C，對於保持血管彈性、預防高血壓有相當幫助。苦瓜也含有大量鉀離子可以有效平衡體內鹽份。

植化素的抗氧化成分能夠清除體內自由基，並阻斷細胞氧化的連鎖效應，中斷DNA的氧化變異，保護心血管、預防癌症及延緩老化。多樣蔬果的攝取加上橄欖油烹調或涼拌，是地中海地區人民鮮少罹患心血管疾病的祕密。

食用蔬菜時可以多考慮採用生食、水炒、清蒸、燉煮、涼拌等少油烹調方式，愈是接近自然風味的調理方式，愈能達到養生飲食的效果。

無麩質飲食和抗性澱粉

如果對麩質過敏，如何迅速有效的改善相關健康問題？釜底抽薪的方法就是不要吃任何含有麩質的食物，健康就能得到大幅度進展。

除了分辨含麩質食物之外，還可以參考由鍾憶明老師編寫的無麩質食譜，作為日常料理的參考，再補充本書所提到的各種健康保健食品，幫助修復因麩質而受損的組織，自然就能夠體會到無麩質生活在健康上的益處。

除了無麩質飲食之外，抗性澱粉（Resistant starch）則是澱粉當中的優良澱粉，較難被小腸吸收，直到大腸後才會被分解，成為益生菌的食物，對腸道健康非常有幫助，不僅能降血糖、幫助減重，甚至可以預防大腸癌。醫學界也正考慮將其列為膳食纖維的一種。

抗性澱粉另一個特性是和溫度有關：亦即抗性澱粉的出現會隨著溫度改變，像未熟成的青綠色香蕉會因為烹煮而流失抗性澱粉；隔夜飯雖然擁有較多抗性澱粉，但是重新加熱後也會流失。不過很重要的一點是，如果再加熱又重新再冷卻一次，抗性澱粉的含量會再提升。只是這樣一來會顧此失彼，反覆加熱導致維生素、礦物質流失，這要特別注意。

常見富含抗性澱粉的食物建議適量攝取，對健康幫助很大。

糙米飯

煮熟放涼之後的糙米飯，能提供大量的纖維和抗性澱粉。

豆子和豆莢類

豆類包括黑豆、黃豆、綠豆、紅豆等。豆莢類則有四季豆、豌豆、甜豆、粉豆、長豆、菜豆等。建議豆類應該先浸泡並完全加熱過後再食用，才能去除凝集素等因子，以免造成身體不適。

尚未成熟的香蕉

也就是顏色較綠的香蕉，就是還沒有看到香蕉皮有斑點的香蕉，此時抗性澱粉也較多；在香蕉成熟的過程中，抗性澱粉會轉換成果糖、葡萄糖和蔗糖等，吃下去反而弄巧成拙，變成吃下一堆糖分進身體了。

煮熟後冷卻的馬鈴薯

這時候再搭配其他材料做成馬鈴薯沙拉，就可以攝取到較多的抗性澱粉。

保健食品

我們建議以下的保健食品可以適當地和本文提到的食品多多搭配食用，就能發揮調節免疫力的健康功效，促進抗發炎體質的產生。

消化酵素

消化酵素由消化系統產生和分泌，根據其各自的功能主要有：蛋白酵素（proteases）、澱粉酵素（amylase）和脂肪酵素（lipase）。若我們時常有消化不良或食物過敏、麩質不耐的情況，建議應額外補充外援性的綜合消化酵素。

市面上銷售的消化酵素，有些是動物性的胰臟萃取物。

近年來也有非動物性來源的活性酵素，主要由麴黴和根黴發酵製成，特別針對脂肪、碳水化合物和蛋白質的消化有益，更能分別對不同功能的消化酶定性與定量。

高濃度的活性酵素（例如 DigeZyme®）對脂肪、蛋白質和碳水化合物之消化有加成的作用，還能促進醣份消化。含有 alpha 澱粉酶將澱粉分解成麥芽糖和麥芽糖的多醣，可進一步被黏膜細胞的雙醣酶水解為葡萄糖，然後被腸道吸收。含纖維酵素以幫助膳食纖維分解，避免因高纖食物造成脹氣及腹瀉等不適症狀。含脂肪酶可以把三酸甘油酯分裂成單甘油酯和游離脂肪酸，然後在上腸道吸收。

水果蔬菜中含有許多不同的天然酵素，市售的水果酵素也可以幫助消化代謝。

鳳梨酵素除了可以在腸胃道中協助蛋白質分消化分解之外，現在有許多研究指出其有纖維蛋白溶解、抗水腫、抗發炎和抗癌的功效。鳳梨酵素吸收率很高，而不會失去其蛋白水解活性，額外攝取也不會產生任何嚴重的副作用。

奇異果酵素特有的天然蛋白質分解酵素，有助於蛋白質消化。且奇異果酵素在很寬的酸鹼值範圍保有活性，增強了消化牛奶、大豆和肉類等蛋白質來源食物的能力。

木瓜酵素可以幫助分解蛋白質及胺基酸，有抗發炎的功效。但這種蛋白水解酵素不存在於成熟果實中，只存在於未成熟的木瓜果實中。

甜菜鹼鹽酸鹽

胃酸可以活化胃蛋白酶原，對蛋白質食物的消化分解很重要。但現今許多人因飲食不正常與壓力因素，而有胃潰瘍或胃食道逆流等症狀，因而服用制酸劑以控制症狀。制酸劑中和胃酸後，會使得胃裡的環境偏鹼，蛋白質的消化會變差，對細菌的防護力也不佳。

近年來功能醫學界使用甜菜鹼鹽酸鹽（Betaine HCl）作為補充胃酸的安全形式。甜菜鹼和鹽酸結合狀態可以將鹽酸直接送到胃中，能促進胃腔的適當酸度，輔助天然胃液成分，促進營養素的消化與吸收。

蘆薈汁

蘆薈是一種多年生旱地多肉植物，內含粘多醣體、維生素 B1、B2、B3 和 B12、膽鹼、葉酸、維生素 C 和 β- 胡蘿蔔素，以及礦物質、碳水化合物、胺基酸、酵素和水。專利技術榨取全葉的蘆薈汁，有效保留以上營養素，並去除會造成腹瀉的蘆薈素與大黃素。

建議使用族群：胃腸不好者，可以藉由蘆薈汁所含的酵素和粘多醣體保護胃食道黏膜，並改善小腸黏膜吸收力。

魚油

深海魚油富含植物少見的 omega 3 不飽和脂肪酸，有效成分為 DHA 與 EPA，抗發炎、保護血管的內皮細胞、支持神經系統健康、協助血脂肪代謝。建議使用族群：各年齡層都需要補充魚油。

維生素B群

維生素 B 群包括 B1、B2、B6、B12、葉酸、泛酸、菸鹼酸等，是維持細胞生化作用重要的輔助酵素。能幫助推動細胞成長、免疫力、神經細胞等正常運作，促進血液中同半胱胺酸 的代謝。建議使用族群：純素食者、精緻食物偏好者、慢性病患者。

松樹皮萃取物：碧容健

以法國西南海岸的松樹皮萃取物，具有高抗氧化功能能夠清除自由基，在學者的研究中，已經證實能夠促進血液循環、減少膽固醇、控制血壓，能改善心血管疾病。建議使用族群：成人都需要補充松樹皮萃取物。

PART 2

飲食篇：

吃對無麩質食物，是平衡免疫力的關鍵

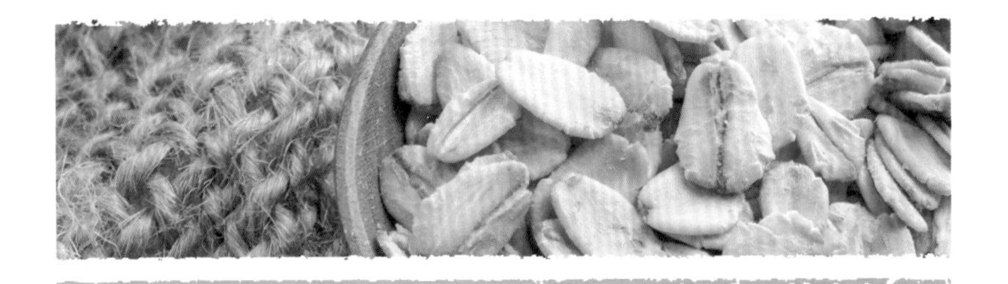

CHAPTER 4

認識食品中的 麩質及添加物

文／鍾憶明

目前台灣公部門或民間驗證機構沒有正式的無麩質產品的驗證標章，消費者一定要養成看產品成分標示的習慣，學著自己評估，如果對某樣成分不是很有把握，除了上網查閱外，也可致電或上網向生產（進口）商洽詢。

含麩質食品的主要地雷區是主食與醬料，其他食物如根莖類、蔬菜水果、魚肉蛋奶、各種油脂與堅果，只要是原型食物沒調味的，都是無麩質食材。

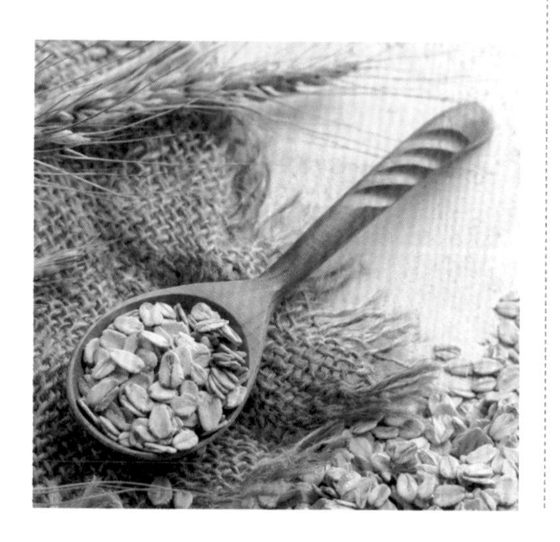

食品製造商在需調整產品口感或有成本考量的情況下，會運用添加物來達成想要的目的，在本書就順便說明無麩質加工食品常用的修飾澱粉跟膠類。

補充說明，國外對不含麩質的產品有兩種定義，我認為更精確，大家可以參考：

無麩質和零麩質的差別

無麩質 Gluten Free	指食材或環境有可能被麩質汙染，但因麩質含量低於20ppm，低於儀器的可檢測範圍，Free是指忽略不計之意。 例如：同時生產含麩跟無麩產品的食品廠，因為環境器具控管良好，無麩配方的產品送驗後並無驗出麩質。
零麩質 No gluten	從原料到環境完全沒有麩質的存在，No是指完全沒有的意思。 例如：專責製造米貝果的工廠，其原料產線、烘焙廠房並無處理其他穀類，原料（稻米）及產線皆無被麩質汙染的可能。

CHAPTER

4

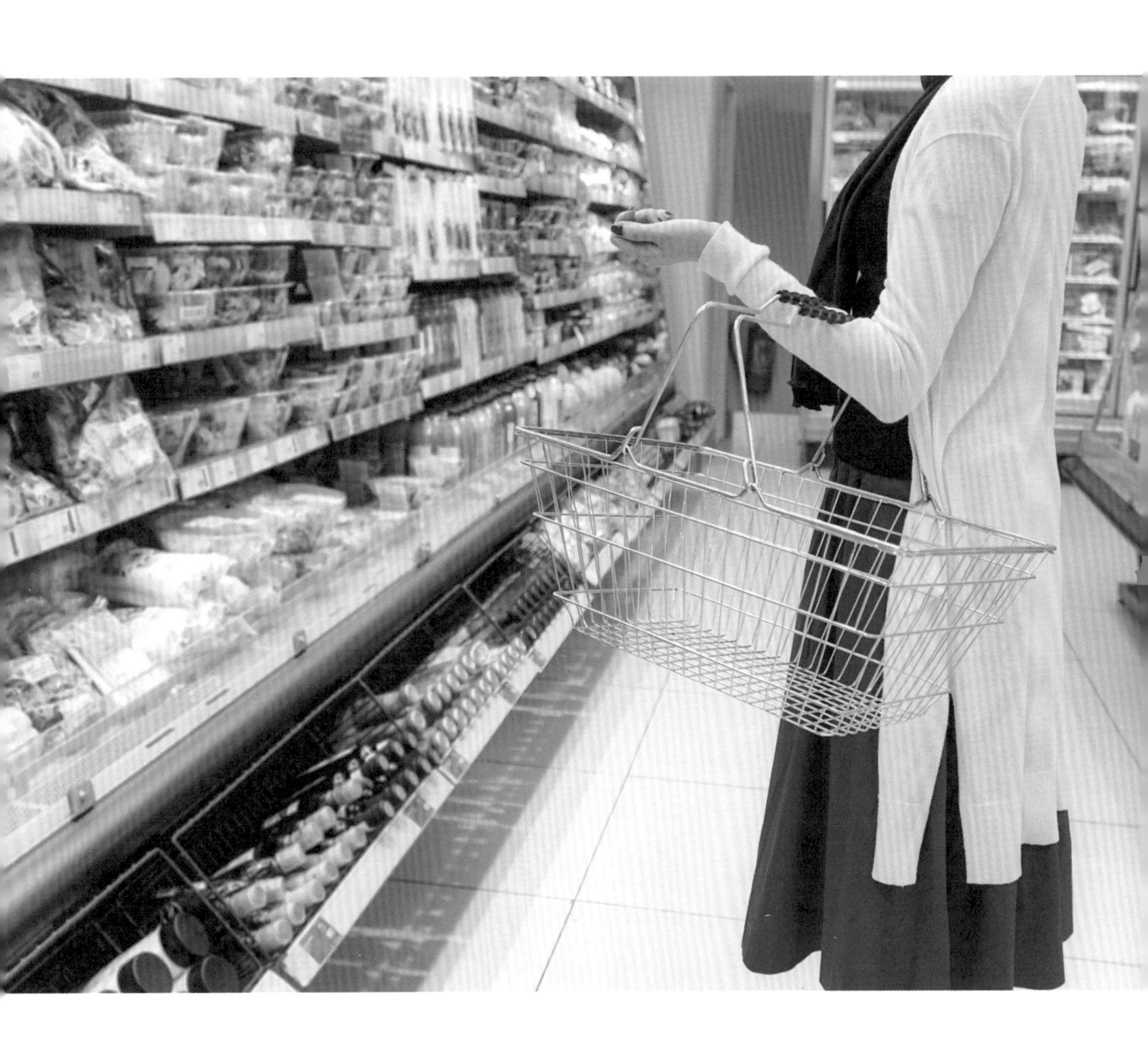

常見穀物與麩質含量

我們列出以下表格做為參考，分別是含麩質（小麥蛋白 / 麵筋 /gluten）穀物表、無麩質穀物表，以及台灣自產無麩質穀物表。大家在看產品成分標時就能夠清楚哪些成分是有問題的，輕鬆分辨出含麩質與無麩質食品。

某些進口食品會有「GF」、「gluten free」的標章，雖然達到無麩質食品的需求，但更要注意的是其他人工添加物的使用，比如修飾澱粉、化學色素、人工香料、防腐劑、各種膠類，這些人工添加物對已經因麩質而受損的腸胃消化道也會有影響，不可不慎。

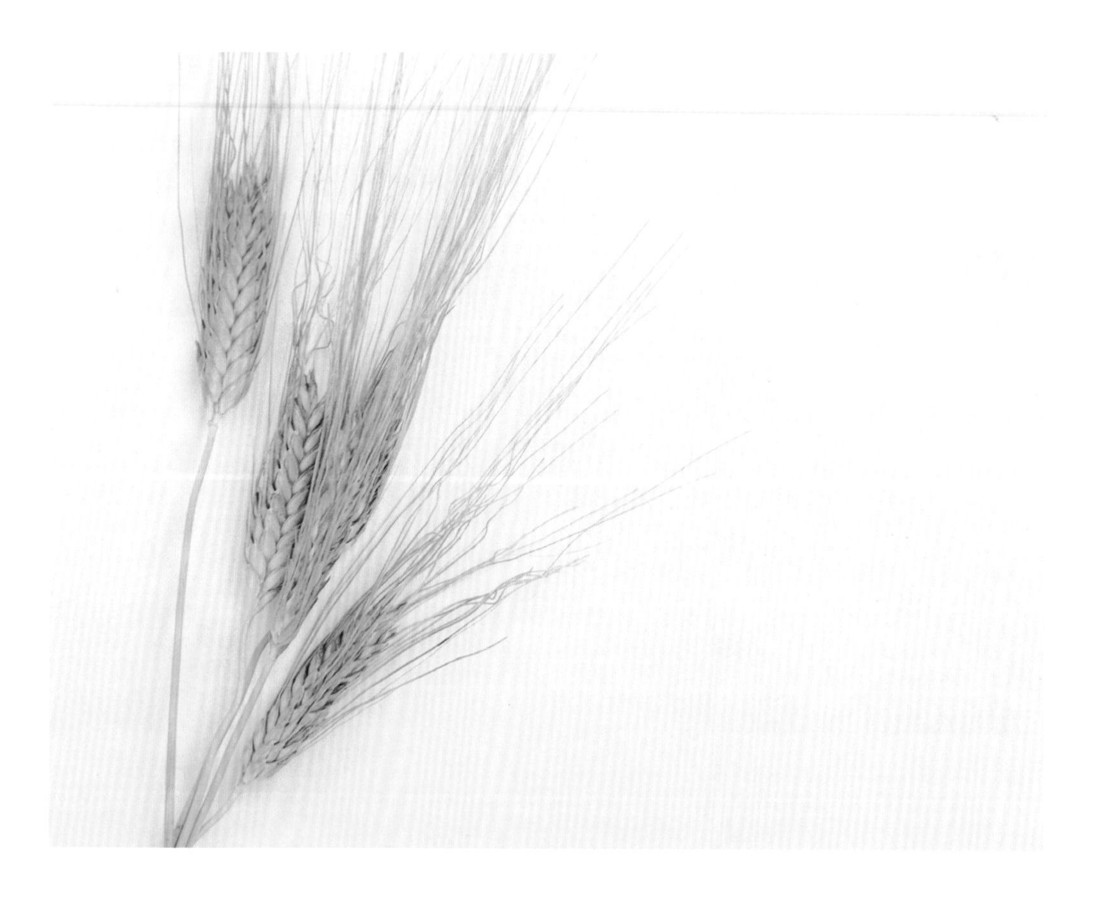

含麩質（小麥蛋白／麵筋／gluten）穀物		
中文名稱	英文名稱	說明及注意事項
現代小麥	wheat	現代小麥泛指1985年後出現的矮種小麥。其他三種則是自古流傳的古老品種。
古代小麥（斯貝爾特小麥）	spelt	
黑麥（裸麥）	rye	
大麥（小薏仁）	barley	

進口的無麩質穀物		
中文名稱	英文名稱	說明及注意事項
藜麥	quinoa	需要注意處理穀物的生產線是否有共線交叉汙染的情況。如果是完整的穀粒，料理前會清洗，汙染物也會被去除，但若已製成粉類或穀片，就要謹慎點。
蕎麥	buckwheat	
燕麥	oat	
苔麩（衣索比亞畫眉草）	teff	是近年國外新興的無麩質超級食材，磨粉後會運用在烘焙上，富含營養素跟膳食纖維，充滿大地的風味，賦予成品海綿狀的口感，但在台灣很難買到。

台灣自產無麩質穀物		
中文名稱	英文名稱	說明及注意事項
所有種類的稻米	rice	表中所列皆為富含營養又無麩質的穀物。除了稻米有大面積栽種，並有完整的加工處理廠，其它四種的穀物種籽細小，多為人工小面積栽培，產量不高。通常是農民自行加工烘乾脫粒，和大型食品設備加工的情況不同，可以安心食用，若真的擔心產線交叉汙染，可以詢問種植或販售的農民。
紅藜	red guinoa	
小米	millet	
糯小米	glutinous millet	
油芒	Formosan beard grass	

如何辨識含麩食品？

關於麵粉的筋性

不買含有小麥（麵粉）成分的產品——這是進行無麩質飲食時的首要條件。

麵粉筋性越高就是麩質含量越高的意思，所以等重的高筋麵粉的麩質含量高過低筋麵粉。若在烘焙配方中，高筋性的麵粉使用量越多，成品的麩質含量也越高，大概是吐司麵包（高筋麵粉＋配方內麵粉占比多）的麩質含量會高過戚風蛋糕（低筋麵粉＋配方內麵粉占比少）的意思。

關於澄粉（小麥澱粉、無麩質麵粉）

在亞洲的飲食文化中，會將麵糰裡的小麥蛋白水洗出來當成食材，例如麵腸、麵筋、豆輪，剩下的澱粉漿乾燥後就是澄粉，又名小麥澱粉，麩質含量極少，不具備筋性，通常會混著其他種澱粉一起使用。

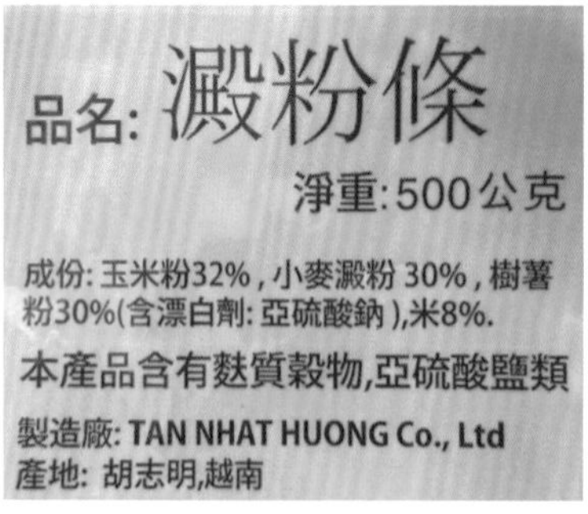

澄粉在中式點心裡很常見，如：河粉條、腸粉、蝦餃、水晶餃、冰皮月餅的外皮等，若擔心有微量麩質殘留，建議避開不吃。有些外國生產的預拌粉也會使用小麥澱粉，一般國際通用標準為麩質殘留量低於 20ppm 就算無麩質食品，讀者要自行決定是否安全。

品名: 澱粉條
淨重:500公克
成份: 玉米粉32%，小麥澱粉 30%，樹薯粉30%(含漂白劑: 亞硫酸鈉)，米8%.
本產品含有麩質穀物,亞硫酸鹽類
製造廠: TAN NHAT HUONG Co., Ltd
產地: 胡志明,越南

「澱粉條」裡標示的「小麥澱粉」，就是麩質含量極少的「澄粉」。

常見的加工食品

以麵粉為主原料的含麩食品

麵筋、豆輪、麵腸、麥芽糖、各種麵包、麵包粉、用麵粉糊裹漿的油炸食品、中西式烘焙糕點、中西式麵條、麵茶、蛋餅、蔥油餅、餡餅、水餃、煎餃、鍋貼、油條、包子、饅頭、西餐裡稠稠的醬汁或濃湯等等。

別被豆輪這個名稱給誤導了，它就是純小麥蛋白的製品，會跟其他食材用醬油一起滷過後食用，由裡到外飽含麩質，絕對是無麩質飲食的大地雷。我曾經誤判，以為豆輪是黃豆製品，把便當裡附的紅燒豆輪吃了，接著腸胃不舒服了好幾天，令我印象深刻。

另外一個常令人感到困惑的品項是麥芽

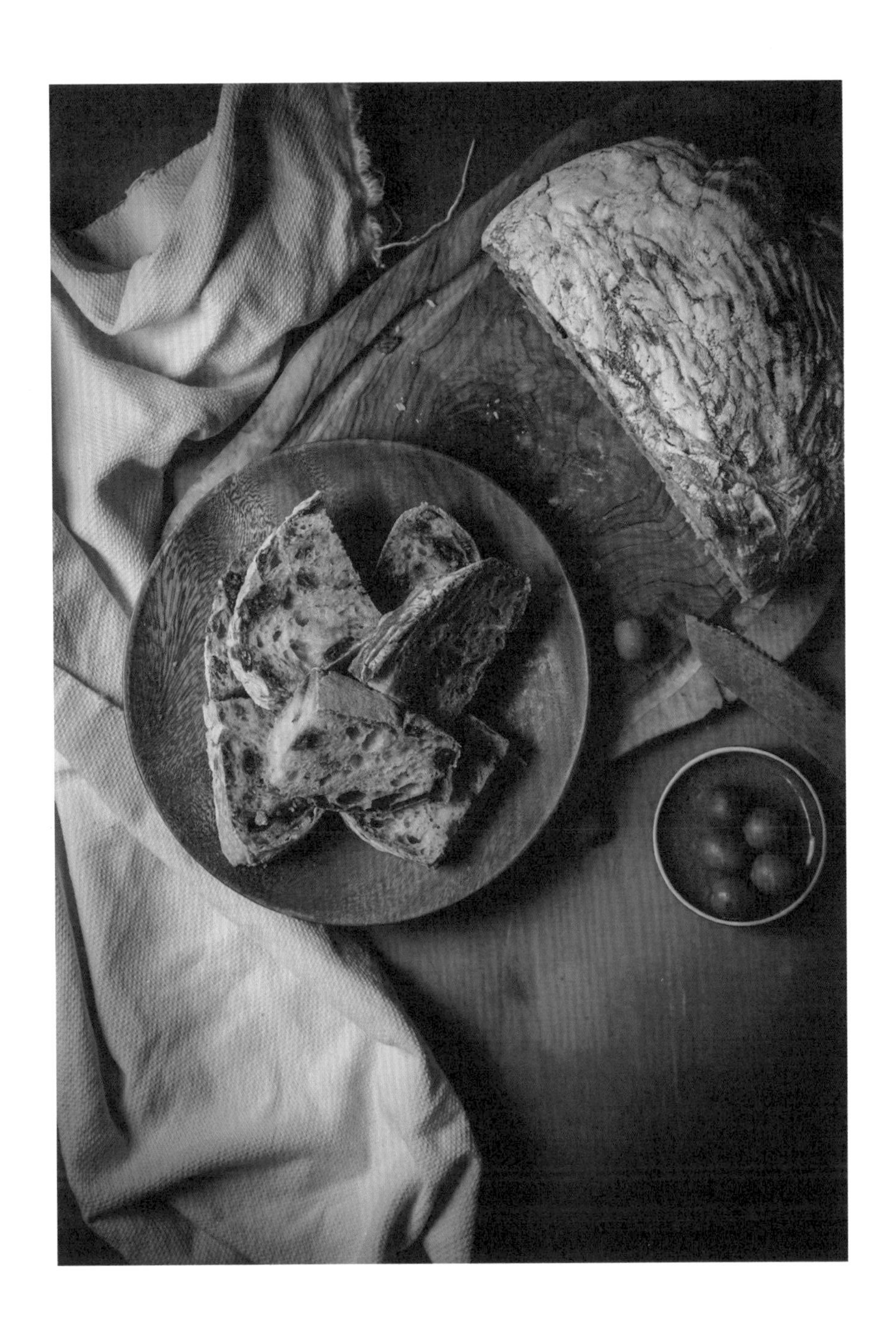

糖，有人說含麩質，也有人說不含麩質，雖然是麥芽糖，但其實有兩種截然不同的原料跟製程。

市售麥芽糖的原料及製程說明

種類	特性
傳統製程的麥芽糖（膏）	顏色深褐，富含穀物香氣，藉由絞碎的小麥芽汁內的酵素將糯米裡的澱粉水解後，再濾渣加熱濃縮而成，含有大量麩質。
食品廠生產的麥芽糖（水飴）	顏色透明，無特殊氣味，一樣是由澱粉轉化而來的醣，再經過脫色跟濃縮後而成，不含蛋白質，雖然有可能是以小麥澱粉為成分，但幾乎沒有麩質殘留，若是擔心，可先向生產商確認。

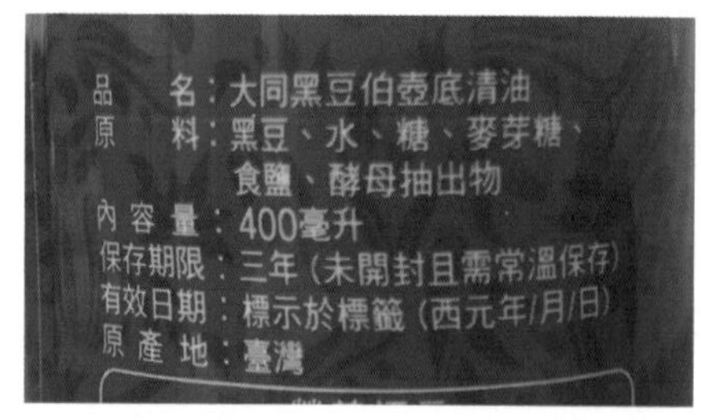
品　名：大同黑豆伯壺底清油
原　料：黑豆、水、糖、麥芽糖、食鹽、酵母抽出物
內容量：400毫升
保存期限：三年（未開封且需常溫保存）
有效日期：標示於標籤（西元年/月/日）
原產地：臺灣

以黑豆釀造的壺底油原則上為無麩質，但成分裡的麥芽糖和酵母抽出物則增添含麩疑慮。

非以麵粉為主原料的含麩食品

肉鬆、魚鬆、肉乾、調味過的肉類

肉類加工前多會使用醬油當醃料，醬油一定含麩。

肉鬆有時為了要增量或讓口感更酥脆，甚至在起鍋前會撒入少許麵粉一起高溫炒酥，是高端隱藏版本的含麩加工食品。

牛肉乾或豬肉乾也會用醬油預先醃製，所以也含有麩質。

已預先調味的各式生肉排，例如雞腿排、豬里肌排等。

酵母

烘焙產品使用的酵母粉可能含有麩質，端看餵養酵母的穀物而定，市面上已有販售無麩質酵母。購買標榜無麩質的麵包之前，最好先向生產商確認是否使用無麩質酵母。

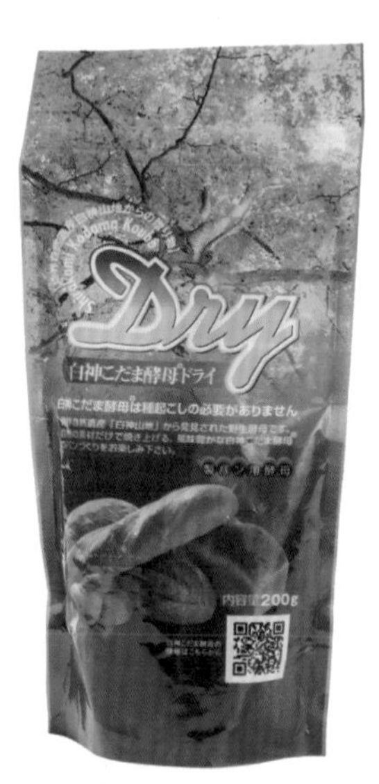

白神小玉酵母

台灣市面上已向製造商確認是無麩質酵母的品牌有二種，一是日本製的

白神小玉酵母，二是法國製的燕子牌低糖酵母（紅色包裝）可以自行選擇使用，其他品牌請自行確認。

含小麥成分的調味料

以黃豆及小麥為原料的醬油一定含有麩質，所以連帶的各種以醬油為基底的醬料也會有麩質，例如生抽、老抽、醬油膏、蠔油、素蠔油等。

麵粉或小麥澱粉是常見的增稠劑，會添加的產品如日式咖哩塊、濃湯塊、高湯塊，只要是口感濃稠的食品都可能含有麵粉，使用前都要確認成分。

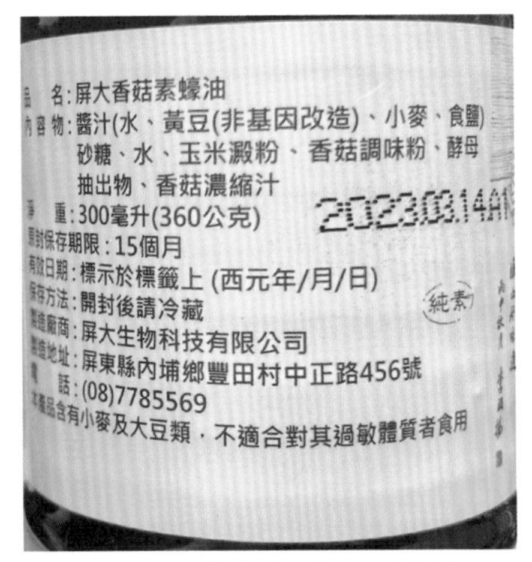

此款香菇素蠔油的基底醬汁為「豆麥醬油」，也是麩質地雷。

含小麥成分的釀造酒

常見的有啤酒、紹興酒、黃酒、紅露酒等等，用多穀類釀造的酒也會用到麥類。

經過高度蒸餾過的酒類的麩質殘留機會較低，例如以綜合穀物為原料的威士忌、伏特加或是無色透明狀的酒類。

只以純米、根莖類、果實發酵的酒類就是無麩質的，例如日本清酒、米酒、燒酒、紅白葡萄酒、水果氣泡酒等，但一樣要確認過成分。

含小麥成分的飲料

口感濃稠的飲料一定要先確認成分，如燕麥奶、麥芽飲品、各類即食沖泡飲料，就算原料不含麩質，也要確認產線是否有交叉汙染的疑慮。

燕麥雖不含麩質，但通常會跟小麥共用產線，非常有可能被交叉汙染。

麥芽就是小麥胚芽，雖說麩質多存在於胚乳上，但是在分離過程不免遭受汙染，我的建議是不要吃。

其他的常見的食品是否含麩質

麥芽糊精

飲品類常用的增稠劑麥芽糊精，原料有可能是馬鈴薯、玉米、米、小麥等，雖然經過酵素水解、濃縮、乾燥等製程，麩質幾乎被移除，添加在食品的份量也很少，但若身體對麩質極度敏感的話，還是避開不吃比較好。

有些食品製造商會標示麥芽糊精的原料，這樣是讓人比較安心的作法。

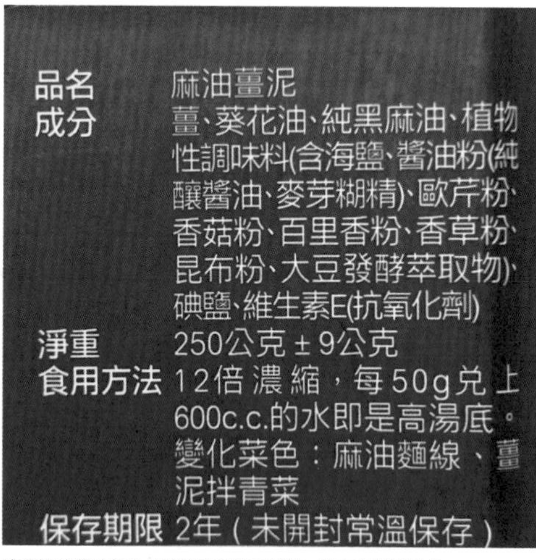
品名 麻油薑泥
成分 薑、葵花油、純黑麻油、植物性調味料(含海鹽、醬油粉(純釀醬油、麥芽糊精)、歐芹粉、香菇粉、百里香粉、香草粉、昆布粉、大豆發酵萃取物)、碘鹽、維生素E(抗氧化劑)
淨重 250公克±9公克
食用方法 12倍濃縮，每50g兌上600c.c.的水即是高湯底。變化菜色：麻油麵線、薑泥拌青菜
保存期限 2年（未開封常溫保存）

成分裡的醬油粉為純釀醬油和麥芽糊精，仍有含麩質疑慮。

藥物及營養補充品的賦形劑

藥物及營養補充品的賦形劑有可能會使用到小麥澱粉，據我的調查，台灣的藥廠為了避敏多用玉米澱粉，但使用前最好先確認，尤其是散裝無標示的藥品。

中藥裡會使用小麥當藥材，單方中藥有小麥、麥芽、浮小麥等，複方中藥有甘麥大棗湯等，可先告知中醫師，他們會改用其他方劑。

天然澱粉類

是指以小麥、玉米、高粱、米、馬鈴薯、甘薯、樹薯等作為原料的澱粉。

未經特殊處理的天然澱粉在應用特性上需要高溫長時間的烹煮，熱熱的時候會產生很高的黏稠度，冷卻後卻會變硬或沉澱或碎裂。

只要以根莖類做成的天然澱粉都是無麩質的，但已粉碎的根莖五穀類會更容易震盪血糖值，建議適度攝取。

烘焙用小蘇打的原料是天然鹼礦，泡打粉則是加了賦形劑的小蘇打粉，賦形劑多是玉米澱粉，將成份確認清楚就可以使用。

修飾澱粉

修飾澱粉是將天然澱粉用少量化學藥品處理，經過處理的修飾澱粉會降低其黏度、而質地及穩定性會提升，應用在食品加工上可改善產品的口感、降低保存的難度，故近年來食品加工業的使用量大幅上升。

這個部份很多很複雜，無法在此詳述，也無法一一確認無麩的品項，但就算只是為了身體健康，我也會建議避免食用。

目前可添加在食品的修飾澱粉有下列21種，特將其列出，提供給大家採買時當成參考。

經食藥署核可添加於食品中的修飾澱粉種類	
中文名稱	英文名稱
酸化製澱粉	Acid-Modified Starch
糊化澱粉	Gelatinized Starch (Alkaline Treated Starch)
羥丙基磷酸二澱粉	Hydroxypropyl Distarch Phosphate
氧化羥丙基澱粉	Oxidized Hydroxypropyl Starch
漂白澱粉	Bleached Starch
氧化澱粉	Oxidized Starch
醋酸澱粉	Starch Acetate
乙醯化己二酸二澱粉	Acetylated Distarch Adipate
磷酸澱粉	Starch Phosphate
辛烯基丁二酸鈉澱粉	Starch Sodium Octenyl Succinate
磷酸二澱粉	Distarch Phosphate
磷酸化磷酸二澱粉	Phosphated Distarch Phosphate
乙醯化磷酸二澱粉	Acetylated Distarch Phosphate
羥丙基澱粉	Hydroxypropyl Starch
乙醯化甘油二澱粉	Acetylated Distarch Glycerol
丁二醯甘油二澱粉	Succinyl Distarch Glycerol
辛烯基丁二酸鋁澱粉	Starch Aluminum Octenyl Succinate
丁二酸鈉澱粉	Starch Sodium Succinate
丙醇氧二澱粉	Distarchoxy Propanol
甘油二澱粉	Distarch Glycerol
甘油羥丙基二澱粉	Hydroxypropyl Distarch Glycerol

資料來源：衛生署食品藥物管理局（民國 102 年 5 月 12 日）

膠類食品

膠類食品添加物主要的用途是在較低成本的情況下，替產品增量、增稠、增加口感。

膠類的名稱看起來似乎是天然食物，也不含麩質，但本質上是加工食品，這些膠類不好消化，腸胃消化功能較差的人要注意攝取。

常見的膠類食品添加物	
種類	特性與用途
鹿角菜膠	由紅褐藻提煉，易溶於水，在室溫下能夠形成凝膠狀。常見食品用途為果醬、冰淇淋、奶酪、調味乳、奶粉及嬰兒配方食品等。
關華豆膠	為瓜爾（一種豆科植物）胚乳的提取物，黏度高、耐熱、耐鹽性優良，可作為食品增稠劑，並增加食品的可塑性。常見食品用途為果醬、冰淇淋、香腸及火腿、乾麵等。
卡德蘭膠	為菌類發酵後的醣類，可增加食品彈性。常見食品用途為素魚板、黑輪、甜不辣等。

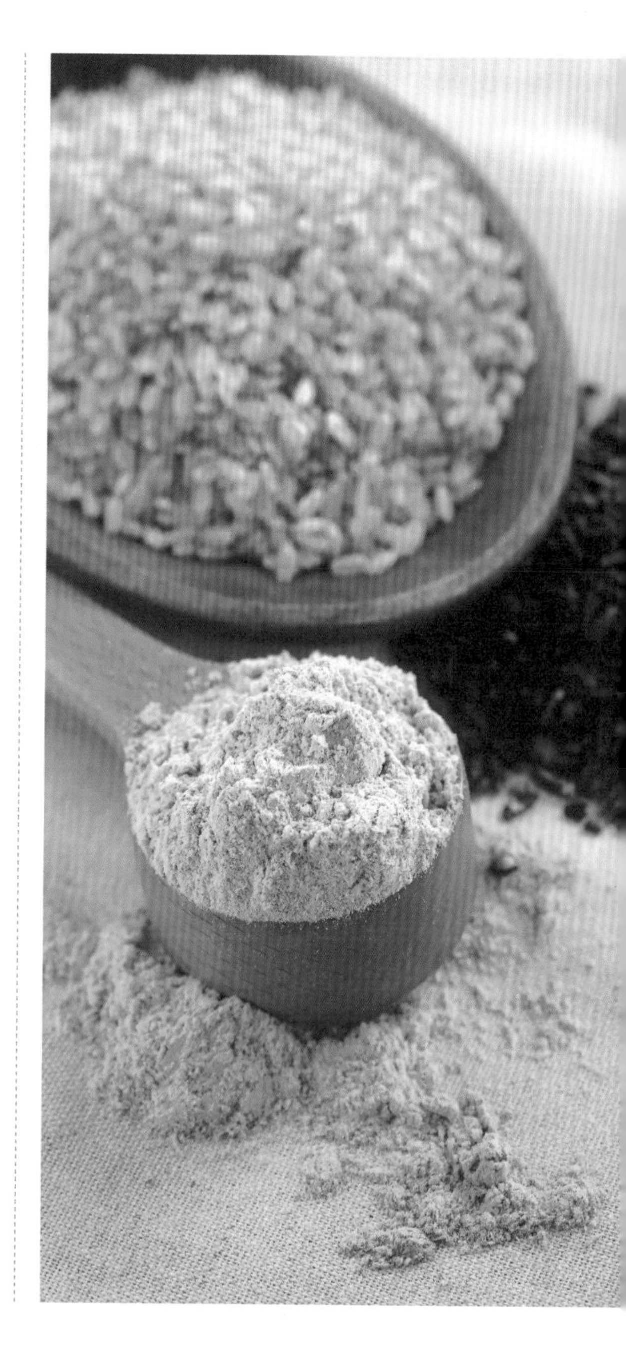

純米不等於無麩質

某些標榜「米」製的烘焙點心或是預拌粉類不一定是無麩質的。許多業者為了好操作及追求產品口感，會使用米麥混合的配方或額外添加「植物蛋白」，植物蛋白多是小麥蛋白，添加比例甚至高過天然高筋麵粉的小麥蛋白含量，更容易引發不適。

關於米烘焙

跟大家分享一些近年來我所觀察到的現象，充滿似是而非的概念，要提醒大家，業者的話不可盡信，自己學習判斷才行。

例一、某標榜純米烘焙及預拌粉業者告訴消費者要戒除小麥，避免過敏跟消化不良，改吃「無麵粉」的米製烘焙產品會比較安全，但他們家的產品卻添加了大量「植物蛋白」。老闆在鏡頭前拿出自家預拌粉製成的米糰，用力的在案板上搓揉塑形，以無麩質無添加的米麵包來說，米糰實在不可能是這種狀態。

例二、某日在購物中心看見店家販售以米穀粉做賣點的烘烤類點心，我想嚐鮮，但擔心是米麥混合的配方，就請教店員，若是有麩質過敏的人可不可以吃？他的回答是：「我們用的是無麩質麵粉，您不要選麻糬口味的就可以。」在這裡有兩個矛盾的答案，一是麵粉很難完全去除麩質，何來無麩質麵粉？二是麻糬應為糯米製成，糯米也是稻米，何來麩質？是用了甚麼樣添加物的麻糬才會有麩質呢？可見得即便是業者，也不一定明白何謂無麩食品，員工的教育訓練得再加強些，如果真遇到體質嚴重敏感的客人，是會有健康風險的。

例三、某品牌的米饅頭、米貝果，在我第一次看到的時候，外包裝成分表上並沒有寫出麵粉，但看到商品樣貌，就是有麵筋的組織，回來查了它們的官網，線上客服有回覆客戶提問的紀錄，說是麩質過敏的人不能吃，這就是典型的混合了米穀粉跟麵粉的烘焙商品。之後業者大概意識到會誤導消費者，遂在外包裝上寫出麵粉跟低麩質等字樣。

以上舉出的三個例子，是要告訴大家，不要以為有用「米」當成分的烘焙點心，就一定是無麩質的。就算配方內的確不含麩質原料，也要排除廠房交叉汙染的可能。

再跟大家分享一個經驗。有一家我常配合的教室，長期開設各種米穀粉的烘焙課程，但同時也教授小麥烘焙，某日負責人連絡我，說是有同學吃了課堂上實作的米蛋糕後身體不適，而這位同學恰巧有麩質嚴重過敏的體質，家中自備小型的進口快篩設備，她的米蛋糕被驗出了麩質，但我知道這家教室很重視環境清潔，課後總是打掃得非常徹底。

在討論過後，教室前一天有歐式麵包課程，推斷是空氣中的麵粉微粒落在了桌面跟器具上，造成少量的汙染，恰好又遇上體質特別敏感的人，所以產生了症狀。在這裡提醒想做無麩質的生產者們，若是共線生產，環境管理非常重要喔！必定要多注意桌面器具的清潔跟覆蓋。

關於傳統粿點

台灣市場上販售的傳統口味的粿食原則上是「純米製品」，但業者為了要調整口感，仍會添加麵粉或其他澱粉，購買前不能只詢問是否為純米製品，商販為了做生意，一定會回答是純米製品，關鍵是一定要詢問「是否有添加麵粉」。

傳統的製粿方法第一步就是把浸泡過的稻米磨漿後壓去水分，變成粿粹再加工，實務上很難精準掌握粿粹含水量，有時候粿粹會太濕軟，必須加點乾粉來調整。

以前我的外婆做粿時，就不喜歡用市售的粿粉，她覺得味道臭臭的、有蟑螂味，有次買到的粿粉非純米製造，添加了修飾澱粉，成品口感大走鐘，她做出了脆脆的菜頭粿，後來必須要調整濕度時，她就寧願用麵粉，麵粉起碼還能提供QQ的口感。我有次在無麩社團看到有人自訴吃完號稱純米製的紅龜粿後大過敏，才想到有這樣的可能性。

超市裡販售的傳統粿食預拌粉購買前也要確認成分，發糕粉、蘿蔔糕粉等也是有混了小麥澱粉的品牌喔！

這幾年市場上也開始有些東南亞口味的糕點，雖然多以糯米、在來米、樹薯粉為原料，但一樣要確認是否有添加麵粉。

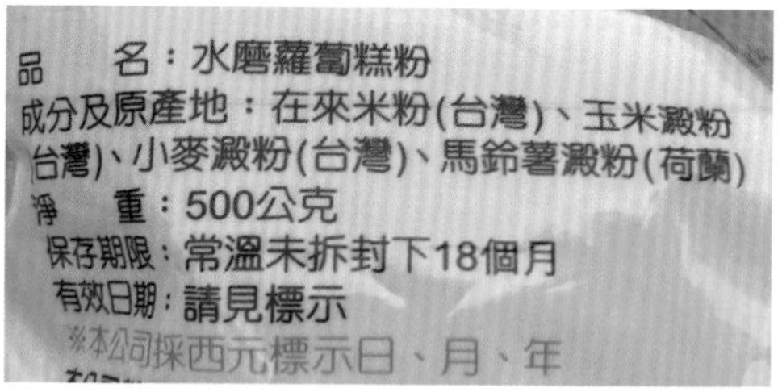

品　　名：水磨蘿蔔糕粉
成分及原產地：在來米粉(台灣)、玉米澱粉(台灣)、小麥澱粉(台灣)、馬鈴薯澱粉(荷蘭)
淨　　重：500公克
保存期限：常溫未拆封下18個月
有效日期：請見標示
※本公司採西元標示日、月、年

此水磨蘿蔔糕粉含了小麥澱粉。

無麩質飲食的好幫手：米穀粉

什麼是米穀粉？

泛指以稻米磨成的粉，而原料米的種類及製粉方式會影響米穀粉產出的規格，進而影響其性質及應用範圍。台灣因為歷史、人文跟地理環境特殊的關係，為少數粳、秈、糯三種稻米都有種植的國家，也因此哪個食品適合怎樣的米穀粉常常讓業者及消費者頭疼。在本書中，用的是生白米粉，可以選氣流粉碎製程的台灣國產米穀粉，若取得不易，可以改用日本進口的製菓用米粉。

為什麼推薦國產米穀粉？

因自然條件限制，國外無麩質食譜上常見的穀粉原料台灣並沒有種植，如玉米粉、高粱粉、馬鈴薯粉、樹薯粉等……皆

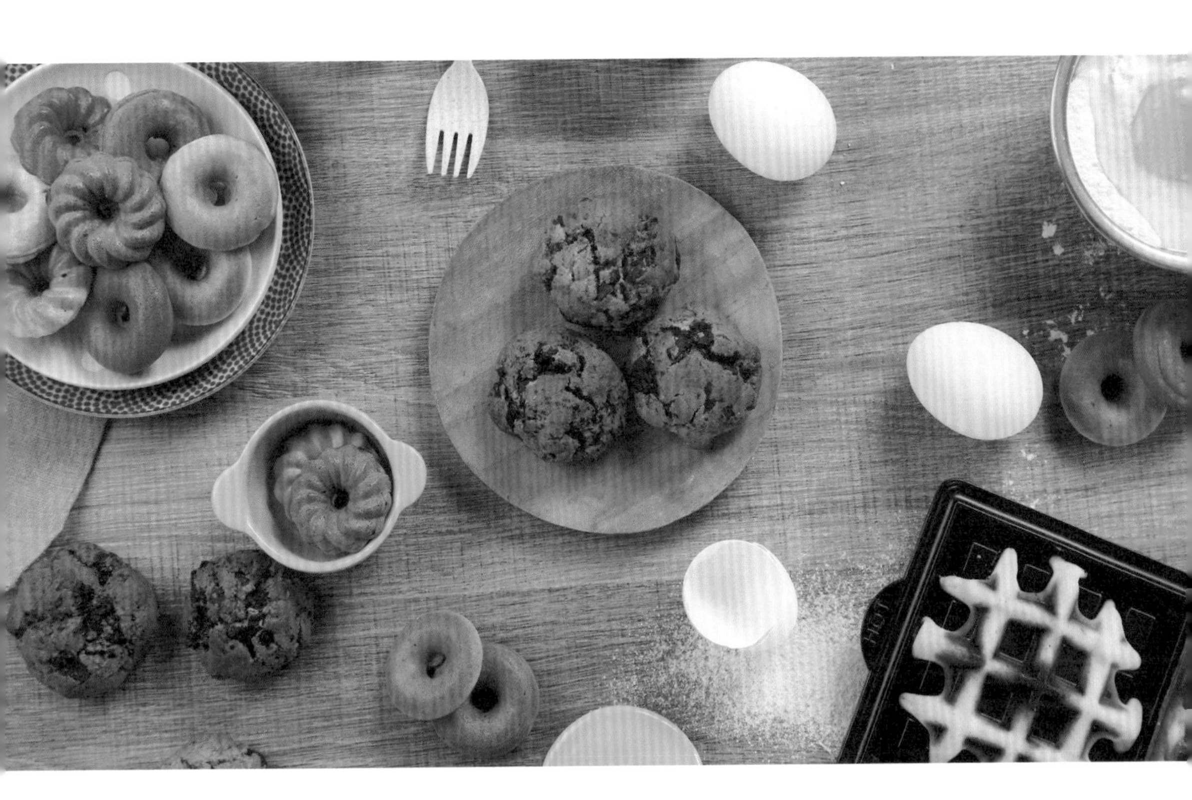

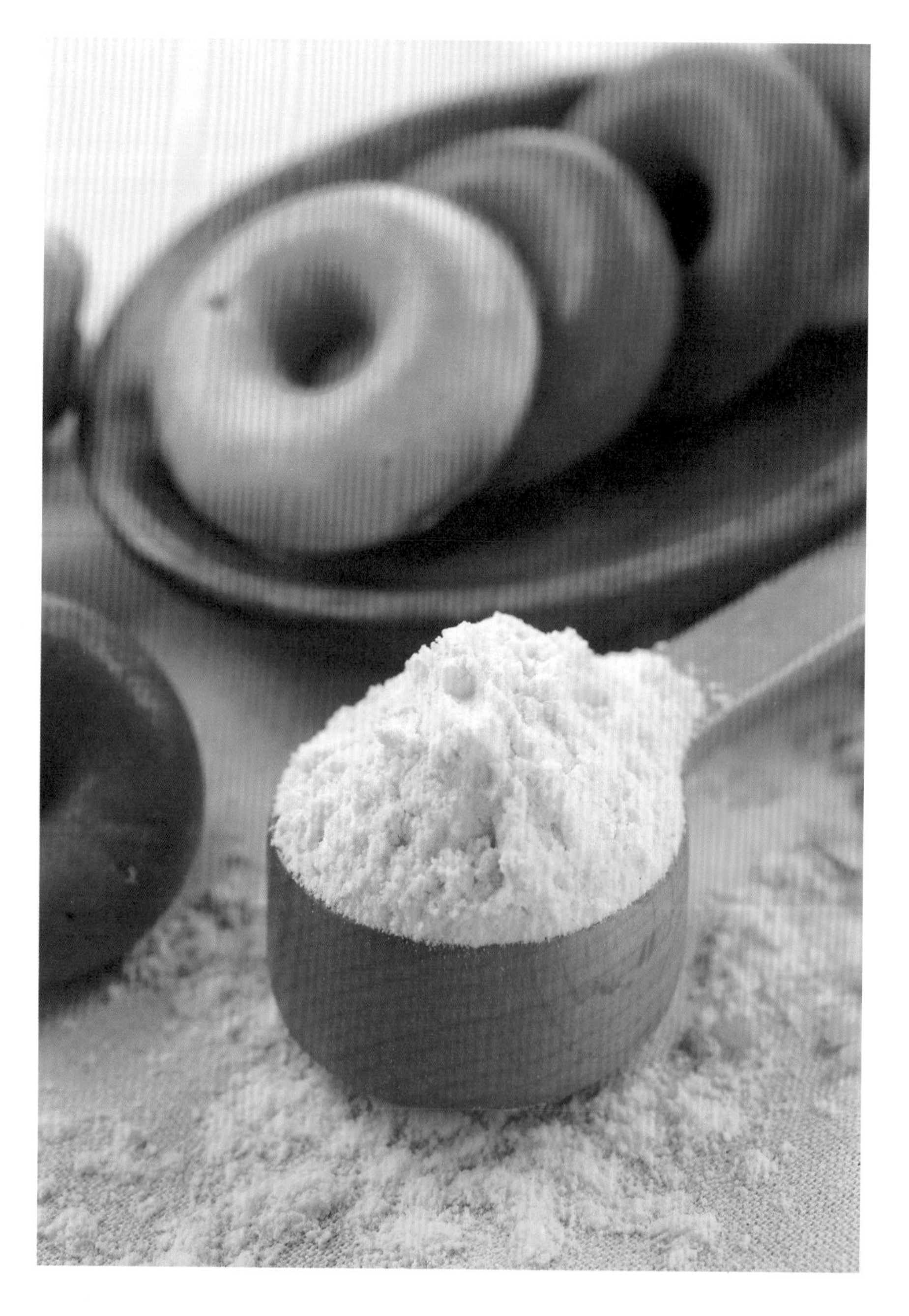

必須仰賴進口，徒增食物里程。而台灣盛產稻米，也有優良的製粉技術，以新鮮的國產稻米製成的米穀粉美味自然不在話下，只要多用幾次，熟悉之後，就能做出各種美食。

米穀粉適用範圍

米穀粉名稱	原料米種類	常見用途
• 白米米穀粉 • 糙米米穀粉 • 日本產製菓烘焙專用米粉	• 蓬萊白米 • 蓬萊糙米 • 泛指圓圓短短，外觀透明的米	軟硬適中，適合做中西式烘焙原料、傳統粿點、年糕條、年糕片、勾芡、增稠、油炸等……
• 在來米米穀粉 • 在來米粉	• 在來米	口感硬脆，作為傳統粿食的原料，如碗粿、米苔目、粄條、蘿蔔糕、炸物的粉糊。
• 圓糯米米穀粉 • 糯米粉	• 圓糯米	口感軟Q，做糕點的通常是用圓糯米粉，湯圓、麻糬、和菓子、紅龜粿及各種亞洲傳統粿食。
• 黑米米穀粉	• 黑秈米	口感介於蓬萊米跟在來米之間，色深味香，可以單獨用在烘焙上，或是跟其他種米粉混合使用，無特定用途。

米穀粉在配方中如何取代麵粉？

若是使用氣流粉碎製程的白米米穀粉或日本製菓用米粉，可先試用等重的分量替換麵粉，下次再微調。乾磨或水磨米穀粉吸水性差異頗大，很難有通則可推算，還是得試過了才知道。

生白米粉可改用生糙米粉，但糙米粉吸水量會多一點點，在本書的料理配方裡，兩種的粉量可以等比對換，在烘焙配方中，糙米粉少用 3-5g 即可。

另外就是米穀粉的味道比麵粉甜，成品嚐起來較甜是正常的。

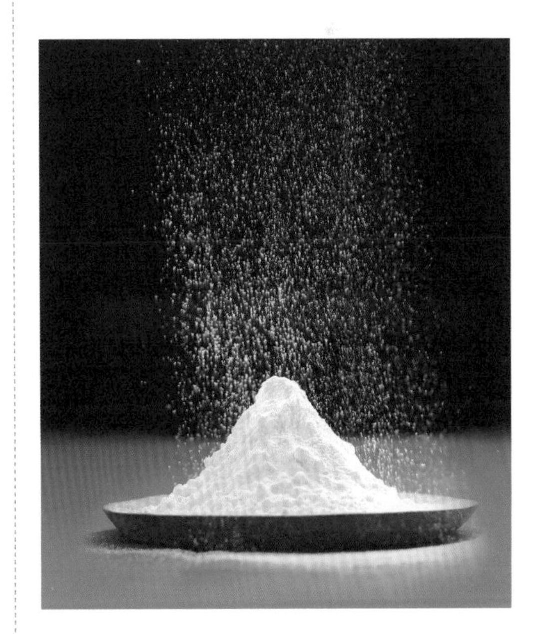

自煮無麩質料理原則

別把焦點放在「我不能吃麵粉的話，還剩下甚麼可以吃？」，要想成「只要拿掉麵粉，剩下的食物都能吃！」。但要注意的是，去除高度加工的含麩製品後，替代品得是健康的天然食物，這裡是指用友善環境的無農藥方法栽種、非基因改造、非高度加工、甚至不需要成分表的食物，才能真正得到健康的改善。若是找不含麩的人工食品來替代，也就是拿垃圾食物來取代垃圾食物而已。

無麩質料理的烹煮原則除了使用當季、在地、原型食物並仔細確認成分之外，本書還排除了容易致敏的乳製品。

盡量用鹽、糖、各式辛香料來調味，若要選用醬料的話，則以成份簡單、標示清楚為主。

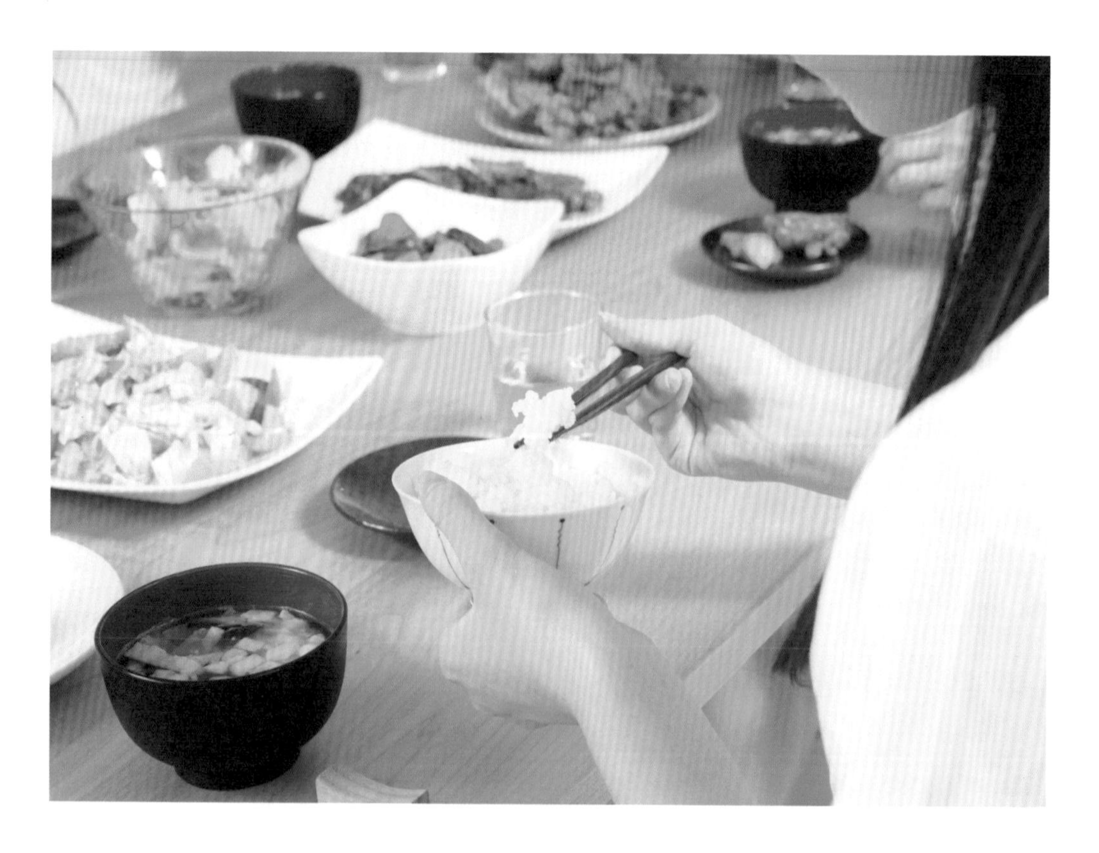

當季原型食物為主

以當季的原型食物為基礎，用不含麩質的醬料及天然辛香料調味就很安全，避免使用加工半成品。

健康來源的脂肪、葉菜類、根莖類、瓜果類、魚肉蛋奶類、天然香草及調味料、稻米、小米、紅藜、原味堅果、不含醬油的發酵食等等，都是無麩質的，可以安全的食用。

在以米食文化為傳統的地區，麵粉尚未普及之前，日常飲食就是無麩質的，就像農藥化肥還沒發明前，所有的農產品都是有機的。如果要尋找食譜當料理參考，這些地區的傳統食譜將會是很好的參考素材。

仔細確認成份

麩質多藏在主食類或醬料裡，請不要看到產品名稱就相信了，必須小心仔細地確認成份。小麥澱粉、小麥胚芽、麵粉無處不在，尤其是在經過高度加工的品項，只要是購買粉條類產品，一定要再三確認不含麩質相關成分才能安心購買。

品名	炊粉(調合澱粉絲)
成份	玉米澱粉、小麥澱粉、水、米
食品添加物	粘稠劑(羧甲基纖維素鈉、[illegible]酸鈉)品質改良劑(多磷酸鈉([illegible]磷酸鈉)、多磷酸鈉(三聚[illegible]鈉)、焦磷酸鈉、磷酸二氫鈉)

市售的炊粉成分並不單純，除了米，還包含玉米澱粉和小麥澱粉。

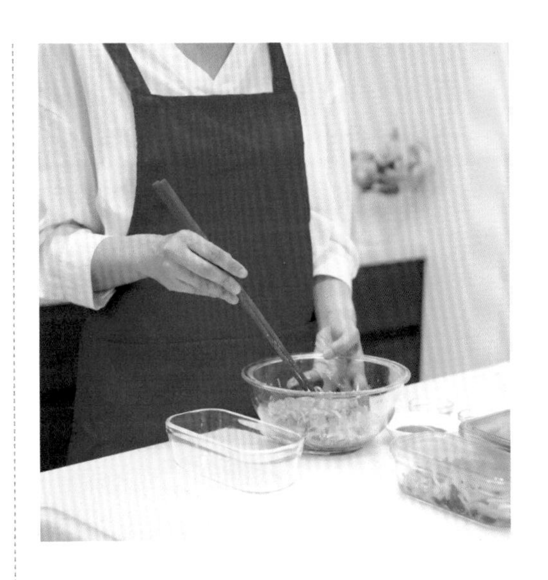

無麩主食類

首推米飯及各種根莖類，其他如 100% 純米麵、無麩質義大利麵、100% 純米米粉、100%純米粄條、無麩質純米麵包、100% 純米穀粉等等，可以替換著食用，一點也不單調。

無麩質調味料類

純黑豆蔭油、蔭油膏、黑豆蔭豉、傳統配方的潮汕沙茶醬、椒麻醬、辣椒醬、純米酒、純米醋、純米醂、酒釀、鹽麴、豆腐乳、客家傳統豆米醬、魚露、蝦醬、各種新鮮辛香料、咖哩粉、其他乾燥香料等等，只要確認成分不含小麥或小麥胚芽就可以。

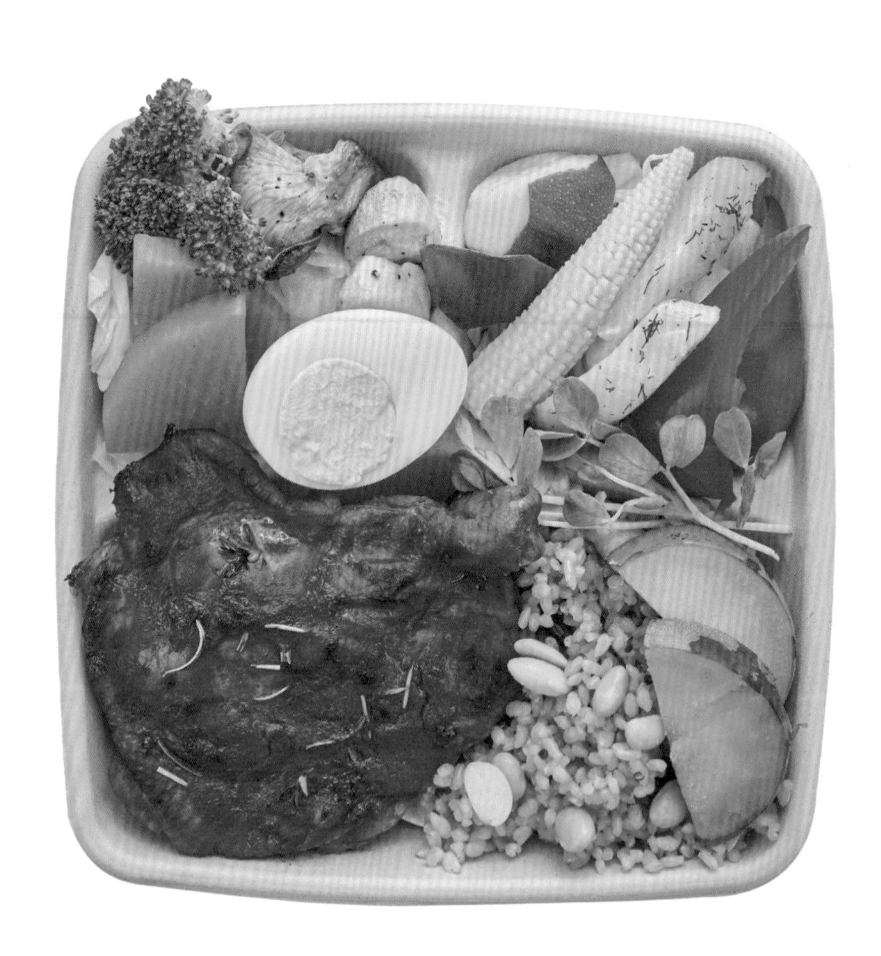

這份市售健康餐盒，主菜為香料與鹽醃製的雞腿，不含醬油，配菜均為原型食物，主食則是含豆子的糙米飯，是可以安心食用的無麩餐點。

外食的避雷原則

在外面用餐，若有標榜是無麩質的餐廳當然很好，但台灣餐飲業界的現況是僅有少少數家標榜餐點無麩質的餐廳，還集中在都會區裡，對有需求的人來說不是很方便。若要交代廚師另做無麩質餐點，廚師卻不一定有足夠的認知，還是要自己培養判斷力，從點菜開始就慎選品項，一樣能享用美食。

中式及亞洲菜

我若在外用餐，通常會選台式自助餐或快炒店，可以有較多安全的選擇，但有時候真的沒法挑用餐地點，我會努力挑選相對來說安全的品項，並且注意攝取的份量，以下是常用的準則：

品名:有機乾豆豉
成分:有機黑豆(中國)、鹽
內容量:100公克
產地:台灣
製造日期:如包裝上所示。(年/月/日)
有效日期:如包裝上所示。(年/月/日)
◎已投保參仟萬責任險
(投保金額不等同理賠金額)
◎本公司通過ISO22000&HACCP驗證
◎本產品含大豆成分
◎有機驗證機構:采園生態驗證有限公司
◎有機驗證字號:1-008-131106

內容只有黑豆和鹽，成分相當單純。

中式及亞洲菜式的餐廳避麩須知

重點提示	內容說明
避開有醬香味的菜色	紅燒、滷味、三杯、醬燒、漬物……只要顏色深且有醬香味者都要注意。
避開深色的沾醬	很多醬料會含有醬油、油膏、（素）蠔油等，例如台式蒜頭辣椒醬油、日式天婦羅沾醬、各種烤肉醬、五味醬、和風沙拉醬等等。改沾胡椒鹽或客家豆米醬、客家桔醬、蔥薑油等比較安全。
注意煮食用的水	例如：燙完麵的水再拿來燙青菜，青菜就會被交叉汙染了，但麩質的含量則取決於水的質地，如果很清澈就相對安全，但若是濃濁的乳白色就含有更多粉類。
注意隱形的醬料	例如：炒客家粄條或米苔目，會有廚師習慣嗆一點醬油增香，但看起來卻沒醬色，很容易忽略。
麵粉製品就是要避開	油條、銀絲卷、割包、饅頭、包子、麵條、水餃、鍋貼、餛飩、蔥油餅、餡餅、蔥抓餅、豆輪、麵筋、麵腸、素料……
有用酒當佐料的菜色也要注意	紹興酒、紅露酒、黃酒、高粱酒都有麩質，也有加雜糧一起釀造的含麩米酒。

另外補充，我也很喜歡印度餐廳，傳統印度咖哩是不用麵粉來增稠的，只要不點烤餅，改點米飯類主食，就能安心食用，

西式餐廳避麩須知	
重點提示	內容說明
麵粉製品就是要避開	各種麵包、蛋糕、派餅、義大利麵、義大利餃子等等，除非有標示無麩配方，不然絕對含有小麥。果凍類或蛋奶做的布丁相對安全。
清湯絕對比濃湯安全	西餐多用麵粉當增稠劑，比如奶油濃湯、玉米濃湯、酥皮濃湯等，當然也有不用麵粉增稠的配方，比如放馬鈴薯一起煮，好取代麵粉來增稠。 西式清湯應該不會用醬油調味，絕對比較安全，點餐前問清楚就好。
有些魚肉類會沾上麵粉再料理	例如紅酒燉牛肉的肉塊要沾麵粉煎香再燉煮，最好避開。 魚排有時會沾了蛋液再沾麵粉去煎，使魚排表面金黃香酥，要先確認。 像藍帶豬排等沾了麵包粉再油炸的菜色也要避開。
要注意其他含麩的穀類製品	含黑麥、裸麥、斯倍爾特小麥的製品跟飲料。例如:以含麩酒類為基底的雞尾酒、各種啤酒、黑麥麵包、裸麥麵包等。

特別有一種叫 Dosa 的烤米餅，是用米漿發酵後烤製的，如果不擔心酵母可能含有的微量麩質，不妨試試。

西式餐點

西餐源自以小麥為主食的歐美地區，餐點可能含麩質的比例更高，蔬果沙拉跟油醋醬的組合最安全了，但是絕對吃不飽。

主食、湯品、甜點如何選擇？左列原則可供參考：

航班餐點

如果搭乘航班，通常會有無麩質餐點可選擇，可在訂位時先預訂，但老實說，我還真的沒遇過滿意又好吃的。

最令我印象深刻的一次經驗是在國籍航空上吃到的，主菜是白白的飯配白白的鹽味蒸雞胸，再加上兩小碟沒有沙拉醬的生菜沙拉及兩小碟水果盤，整套餐點既冰冷又無聊，令人難以下嚥，讓我的胃陷入冰冷虛無的狀態。另外還有一次，餐點還行，但附贈的點心是國人熟悉的仙貝，調味料裡有醬油粉，當然有麩質。

那時我就想，如果設計餐點的大廚師們能更了解無麩質的定義，一定能設計出更安全更好吃的餐點，無麩質飲食不用靠犧牲口腹之慾來成全的，希望將來能讓有無麩質飲食需求的客人吃得心滿意足。

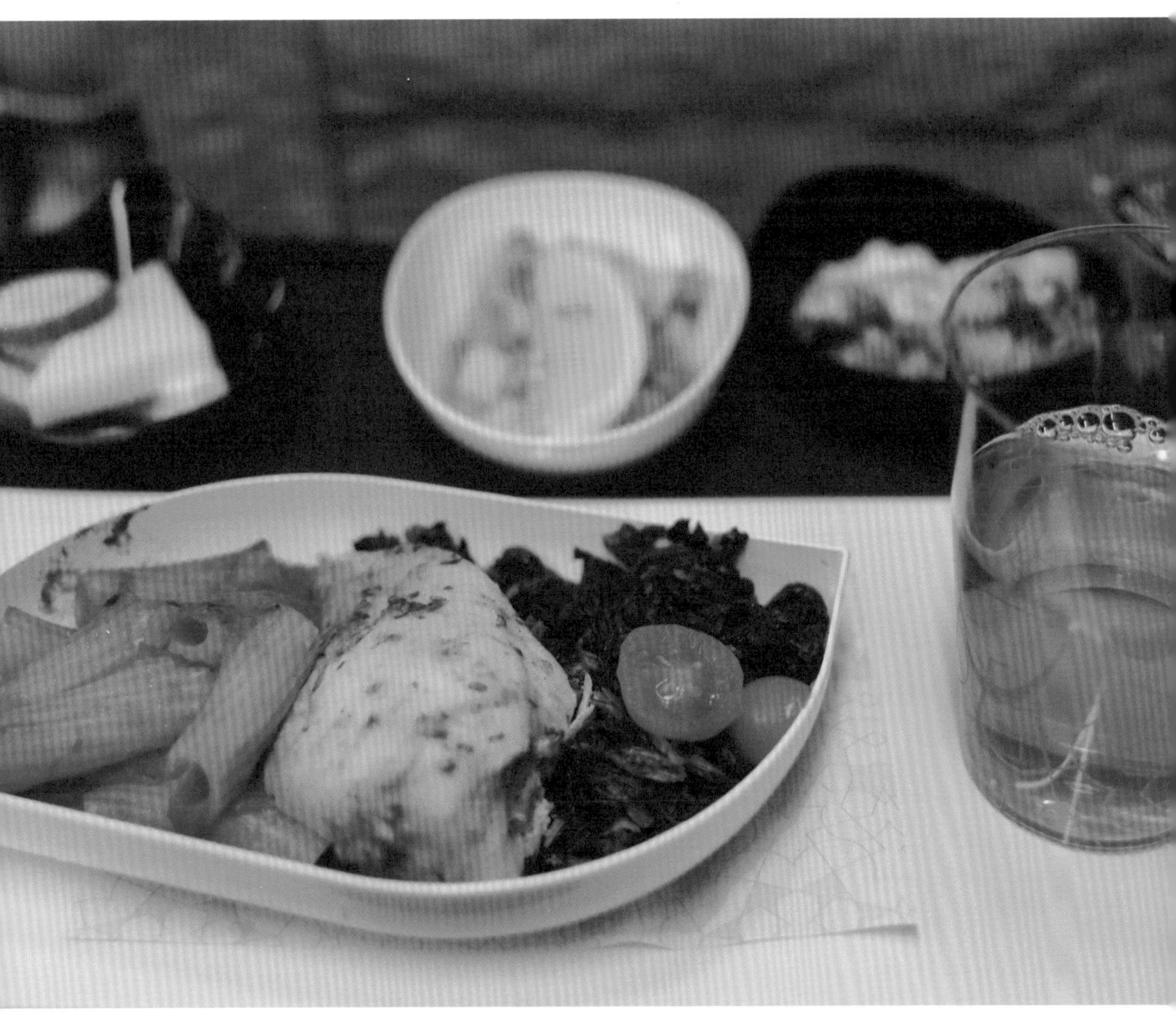

這份航班餐點主食為義大利麵，當然含麩質，可挑選米飯類的主食。

PART 3

無麩質美味食譜，維持健康自煮好習慣

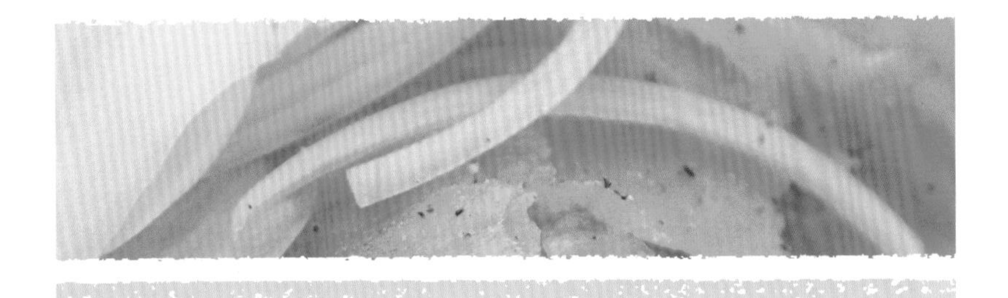

CHAPTER

5

主食 1

米飯基本款，百分百飽足感

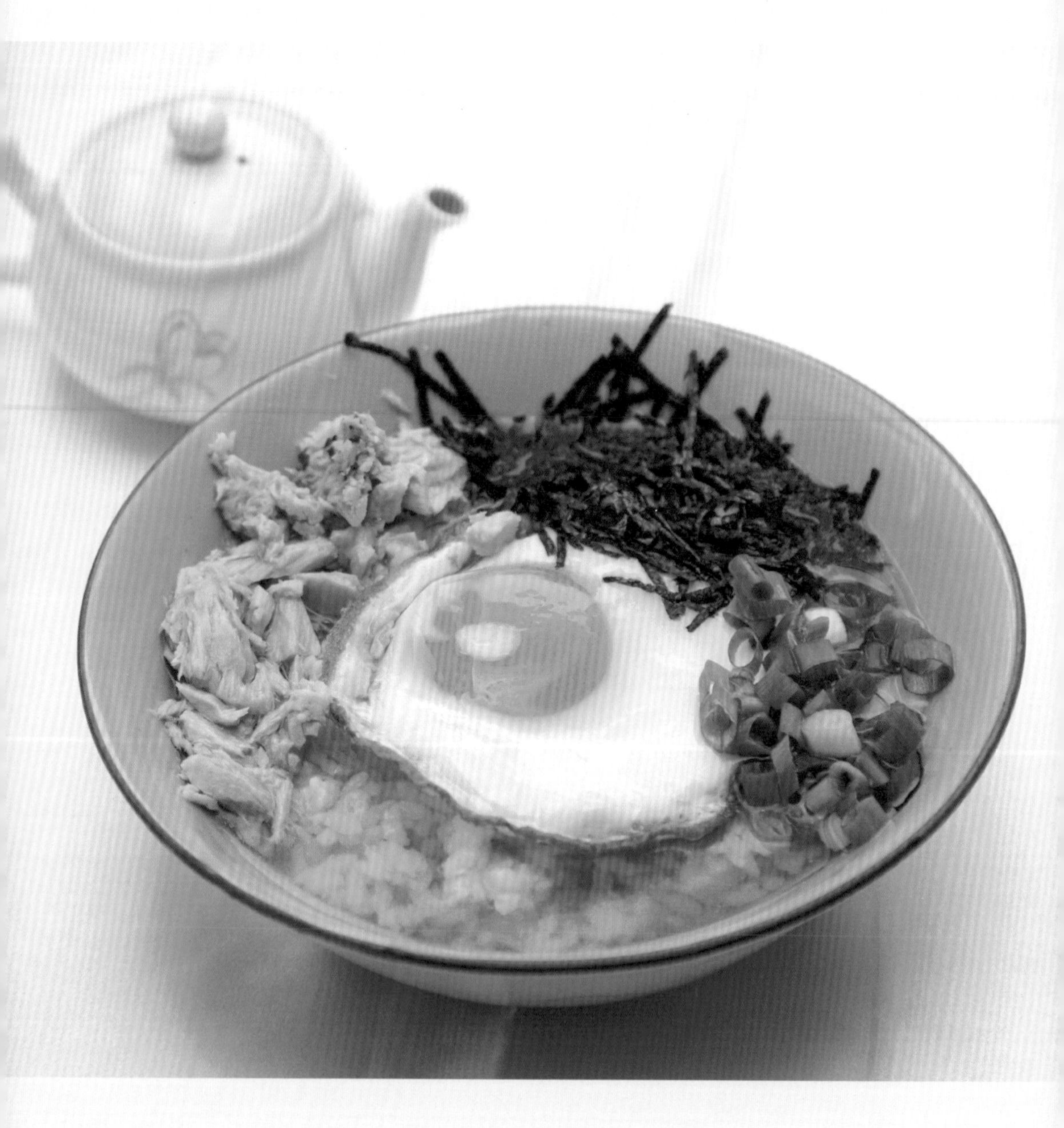

月見鮪魚茶泡飯

只要有剩飯，就能在很短的時間內做出茶泡飯。

日本煎茶、玄米茶、包種茶、綠茶等具有清爽的茶香，非常適合做出大人的口味，只要注意別把茶泡出苦澀味即可。至於不能喝茶的朋友或兒童，可以改用無咖啡因的糙米茶、炒米茶、黑豆茶，溫潤排毒健脾胃，也是很舒服的選擇。上述的茶葉在超市、賣場、有機店都能買得到。

食譜裡用的是鮪魚罐頭，可以挑選添加物較少的品牌。原味鮪魚罐頭不會添加醬油，基本上是無麩質的。如果有家裏吃剩的煎鮭魚或煎土魠魚，可以先挑去魚刺，將肉剔出來，再壓碎後用小保鮮盒裝好冷藏，第二天直接拿出來用就好。

罐頭玉米粒、小黃瓜丁、鹽漬昆布等各種喜歡的食材，都可以使用。

如果覺得單吃茶泡飯太無聊，還可以配上喜歡的小菜，比如糖醋嫩薑或糖醋小黃瓜都很適合；另外，喜歡嗆辣口感的話，也可以加一點日式芥末。

材料｜2人份

- 冷（熱）飯適量
- 雞蛋1個
- 罐頭鮪魚1大匙
- 紫菜酥或海苔絲適量
- 喜歡的茶適量
- 蔥花少許

做法

1 將冷飯盛入碗中。
2 在鍋中打入1顆雞蛋，用小火嫩煎到喜歡的熟度，放在白飯上。
3 依序疊上鮪魚肉、紫菜酥或海苔絲、蔥花。
4 再將泡好的熱茶沖入碗中，蓋過冷飯跟雞蛋即可。

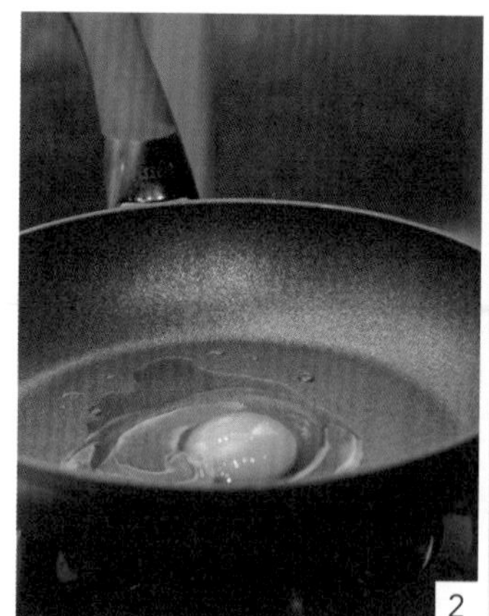
2

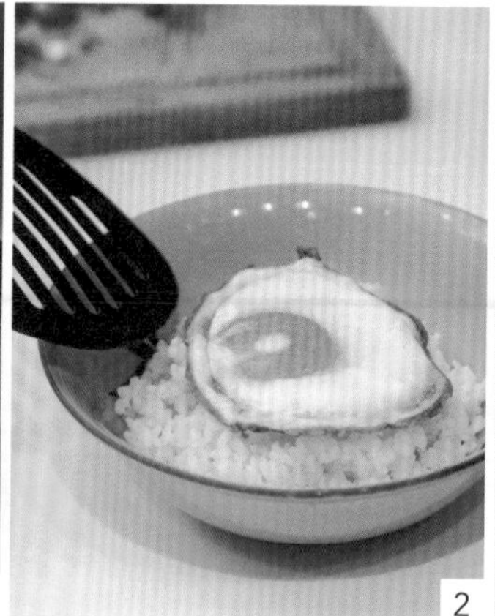
2

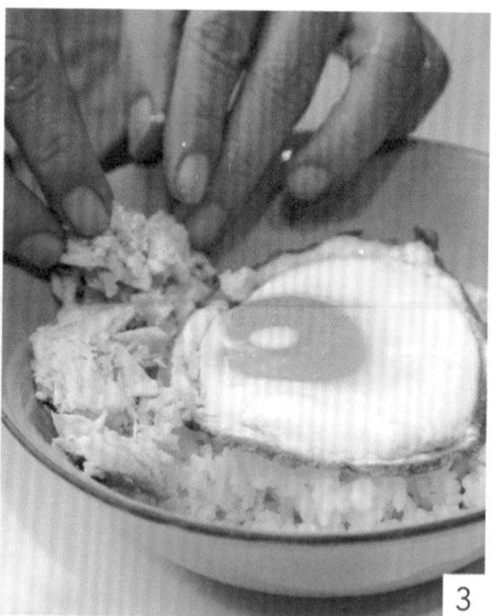
3

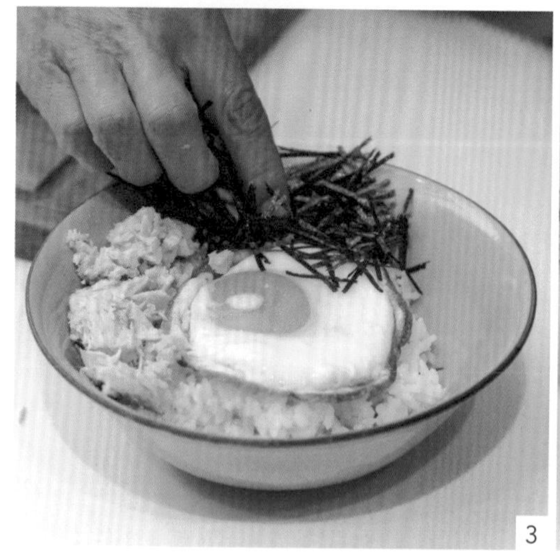
3

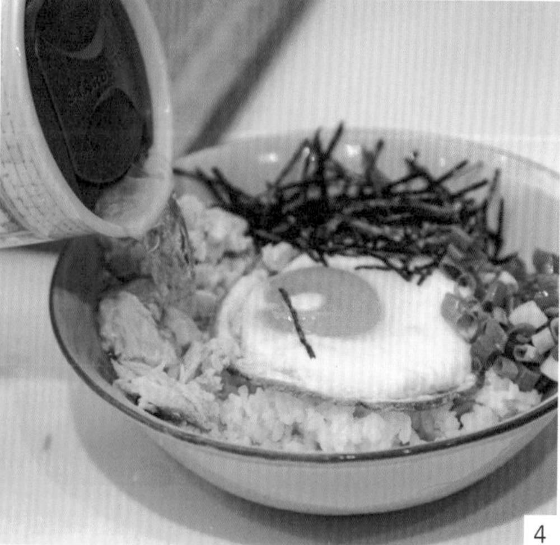
4

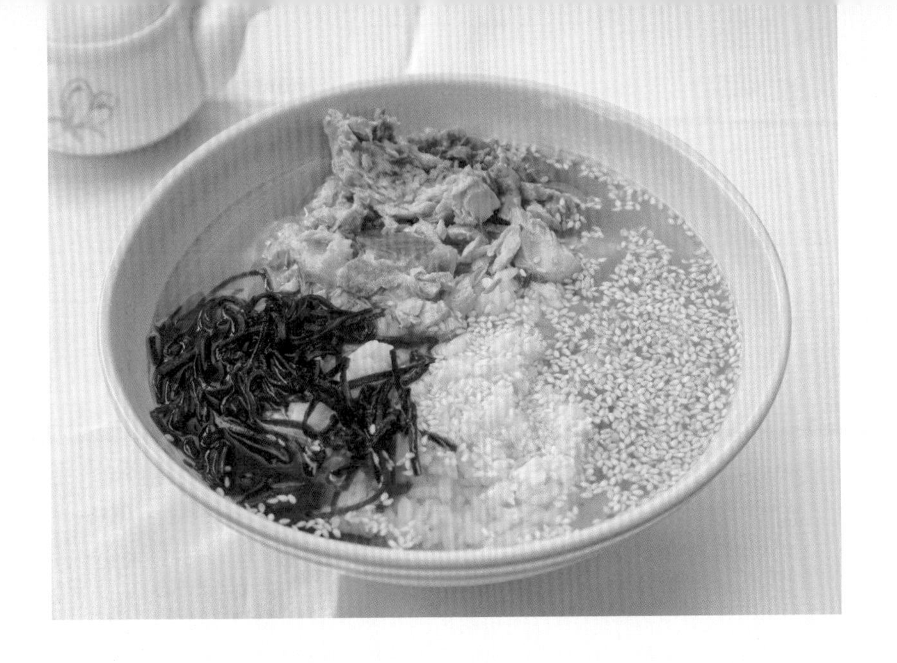

醋昆布鮭魚茶泡飯／變化版

材料｜2人份

- 冷（熱）飯適量
- 醋泡昆布絲適量
- 煎熟拆碎的鹽漬鮭魚肉1大匙
- 喜歡的茶適量
- 裝飾用的白芝麻少許

做法

1. 先將鹽漬鮭魚煎熟拆碎。
2. 將冷飯盛入碗中。
3. 依序疊上鹽鮭肉、醋泡昆布絲、白芝麻。
4. 將泡好的熱茶沖入碗中，蓋過冷飯即可。

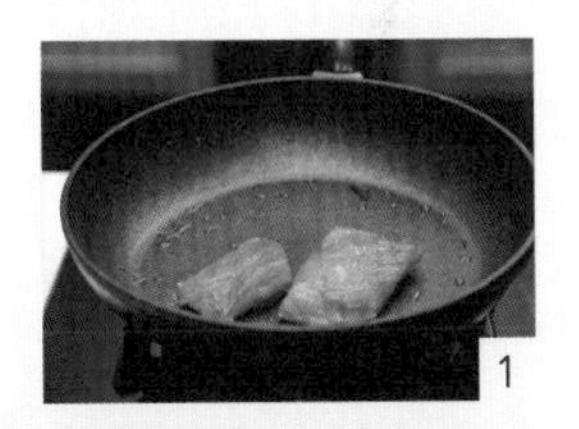

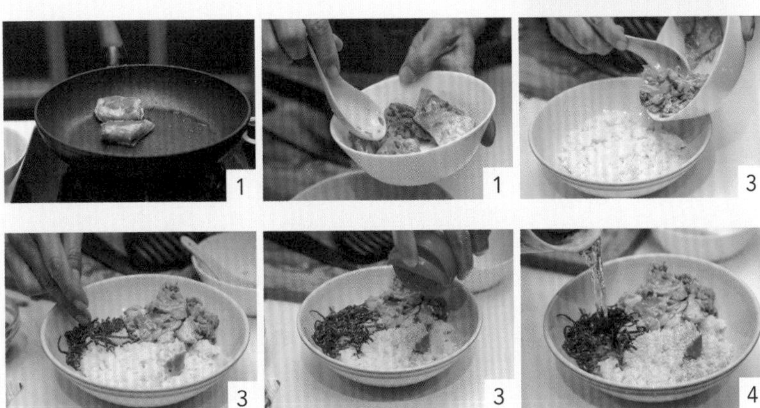

豬肉菇菇筍絲飯湯

飯湯指的是用鹹口味的湯去泡飯，湯汁不勾芡，湯料會比飯多。前一晚如果有剩下的湯，加一點料再進到湯裡煮熟，最後淋在飯上，加上油蔥酥跟芹菜珠，撒上胡椒粉，就是營養均衡的餐點。

也能用喜歡的配料煮成鹹湯，豐儉由人，將湯汁跟米飯分開用保溫罐打包，帶便當也沒問題，只要增加蛋白質與蔬菜的分量，降低米飯的比例，還能避免下午昏昏欲睡的困擾，好處多多。

米飯也可以用燙熟的純米麵、純米粉、冬粉絲替換。

材料｜2人份

- 米飯適量
- 梅花肉或胛心肉150g
- 中型生香菇4朵
- 黑木耳1-2片
- 沙拉筍1-2支
- 高湯或熱水500ml
- 紅蘿蔔少許
- 薑絲少許
- 冬菜適量
- 芹菜珠適量
- 鹽適量
- 胡椒粉適量
- 香油適量

CHAPTER

5

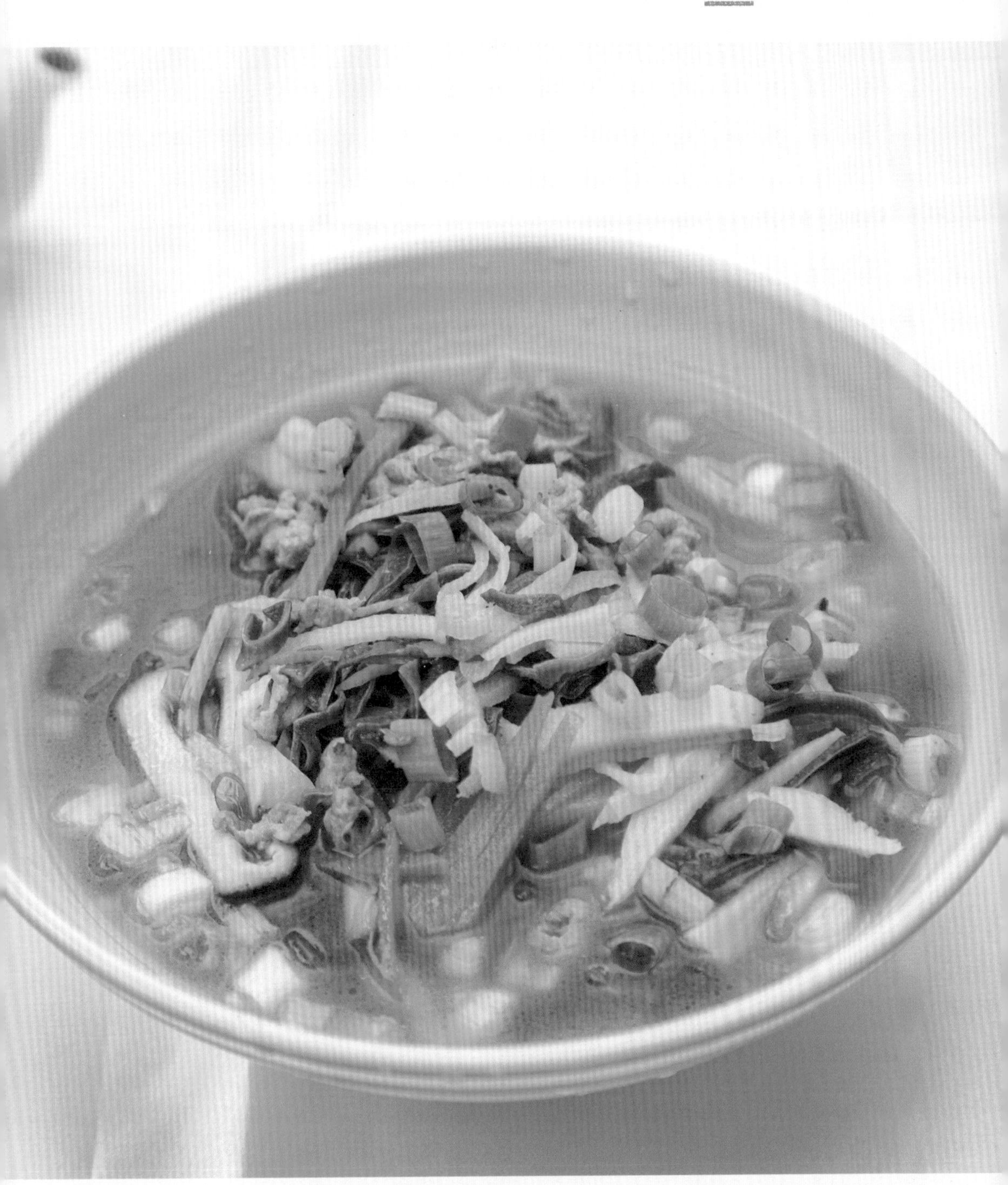

做法

1 除了米飯，其餘食材切成絲備用。
2 鍋中倒入適量油，油熱後加入薑絲炒香。
3 再加入香菇絲炒香。
4 繼續加入肉絲炒至顏色變白、飄出香味，加入黑木耳絲、筍絲、紅蘿蔔絲略炒。
5 倒入500ml的高湯或熱水，燒開後轉小火再煮1分鐘。
6 用冬菜、胡椒粉、鹽、香油調味。
7 將湯汁淋在飯上，隨喜好加上芹菜珠或香菜即可食用。

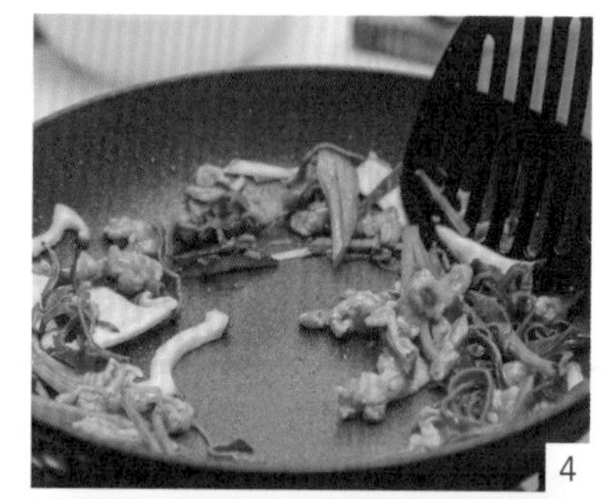
4

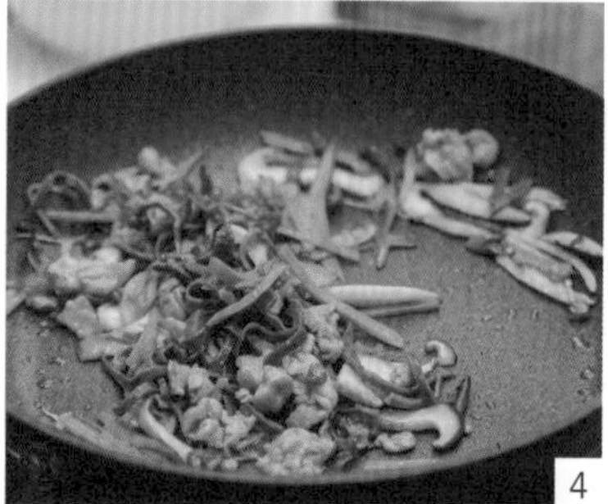
4

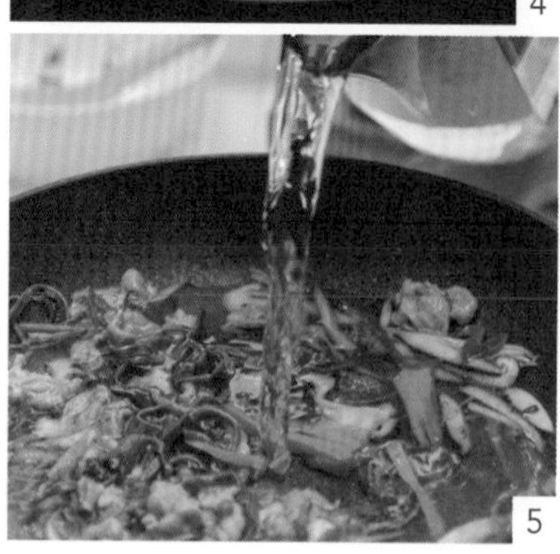
5

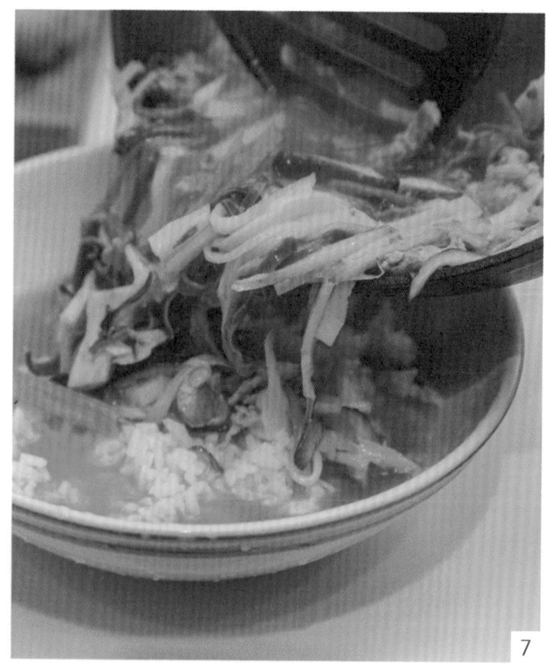
7

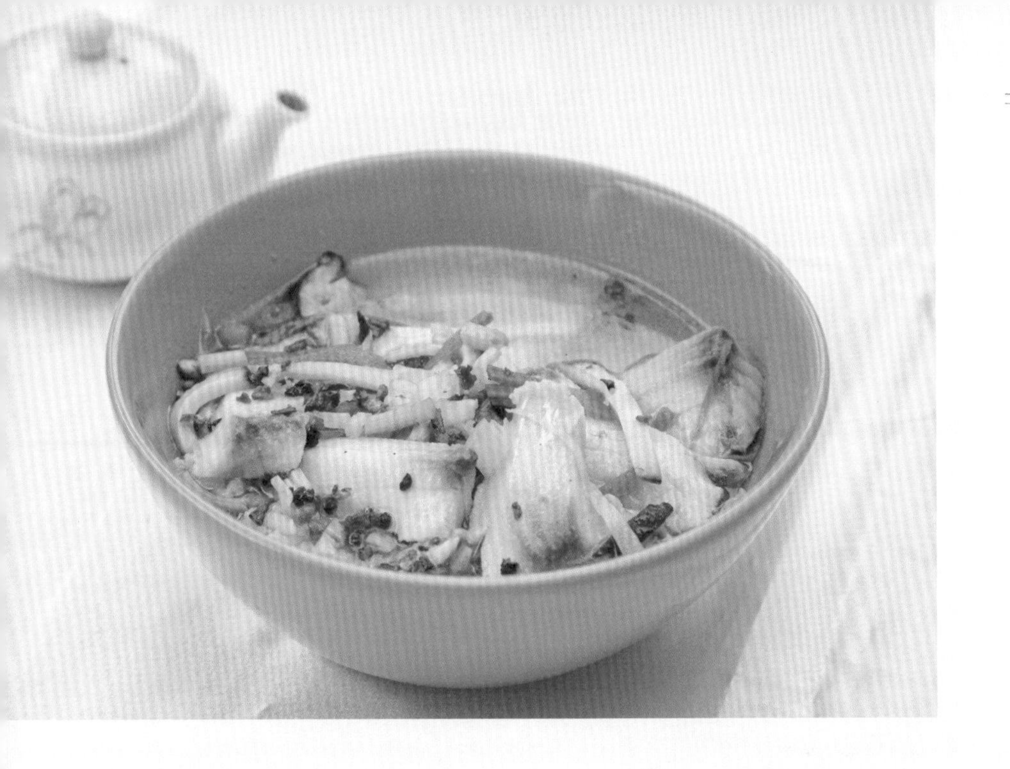

鯛魚肉片飯湯／變化版

材料｜2人份

- 米飯適量
- 鯛魚肉150g
- 中型生香菇2朵
- 紅蘿蔔少許
- 雞高湯或熱水500ml
- 薑絲少許
- 蒜酥適量
- 芹菜珠適量
- 蔥花適量
- 鹽適量
- 胡椒粉適量
- 香油適量

做法

1. 鯛魚肉切成片狀備用。
2. 鍋中倒入適量油，油熱後加入薑絲炒香。
3. 加入香菇絲、紅蘿蔔絲炒香。
4. 加入雞高湯或熱水，燒開轉小火再煮1分鐘。
5. 加入魚片煮滾。
6. 用胡椒粉、鹽、香油調味。
7. 食用時將湯汁淋在飯上，並隨喜好加上芹菜珠和蒜酥即可。

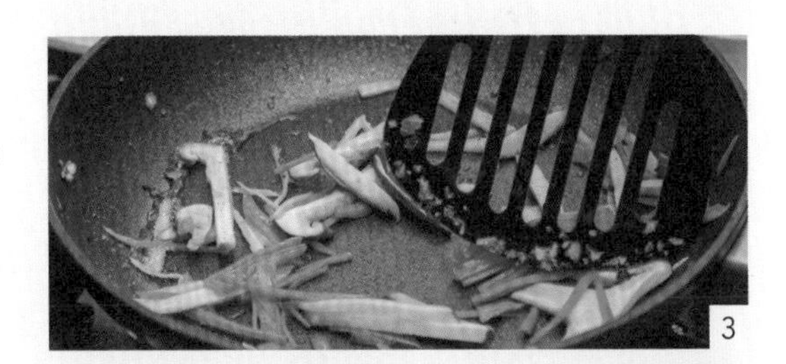
3

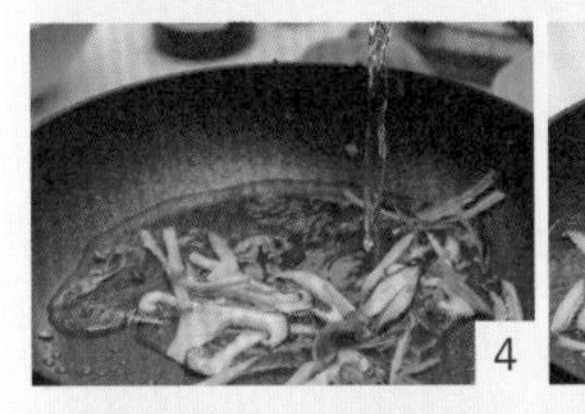
4

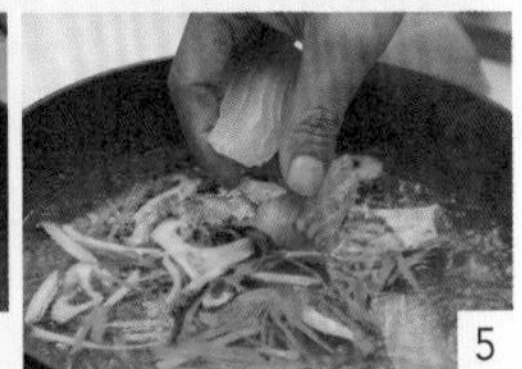
5

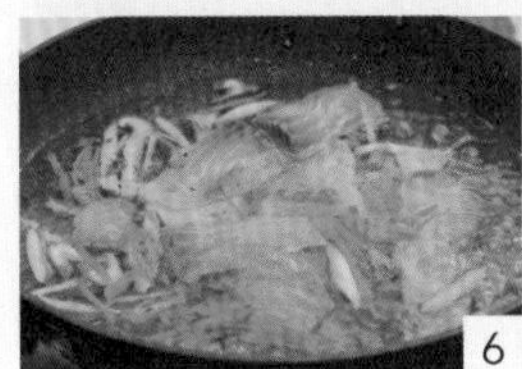
6

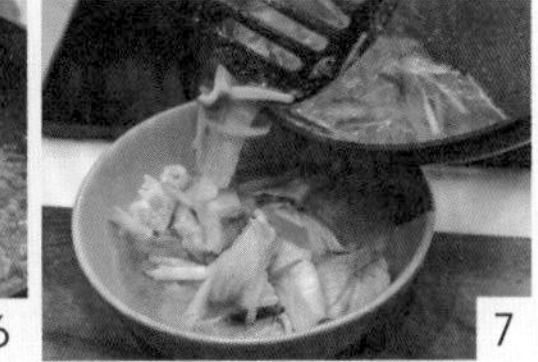
7

日式海苔包飯

遠嫁日本的朋友教我做的海苔包飯，是很受小孩歡迎的派對料理，把喜歡吃的材料備齊，像自助餐般一盤盤排好，讓孩子們自由選擇自己包著吃，若再配上一碗野菜味噌湯，營養更豐富，當正餐或點心都很適合。

材料｜2人份

- 有機岩燒海苔4片
- 涼的白飯2碗
- 鮪魚罐頭1罐
- 雞蛋2個
- 美生菜絲適量
- 小黃瓜1條
- 紅蘿蔔少許
- 玉米粒罐頭1罐
- 日式美乃滋適量
- 黑胡椒粉適量
- 日式芥末適量

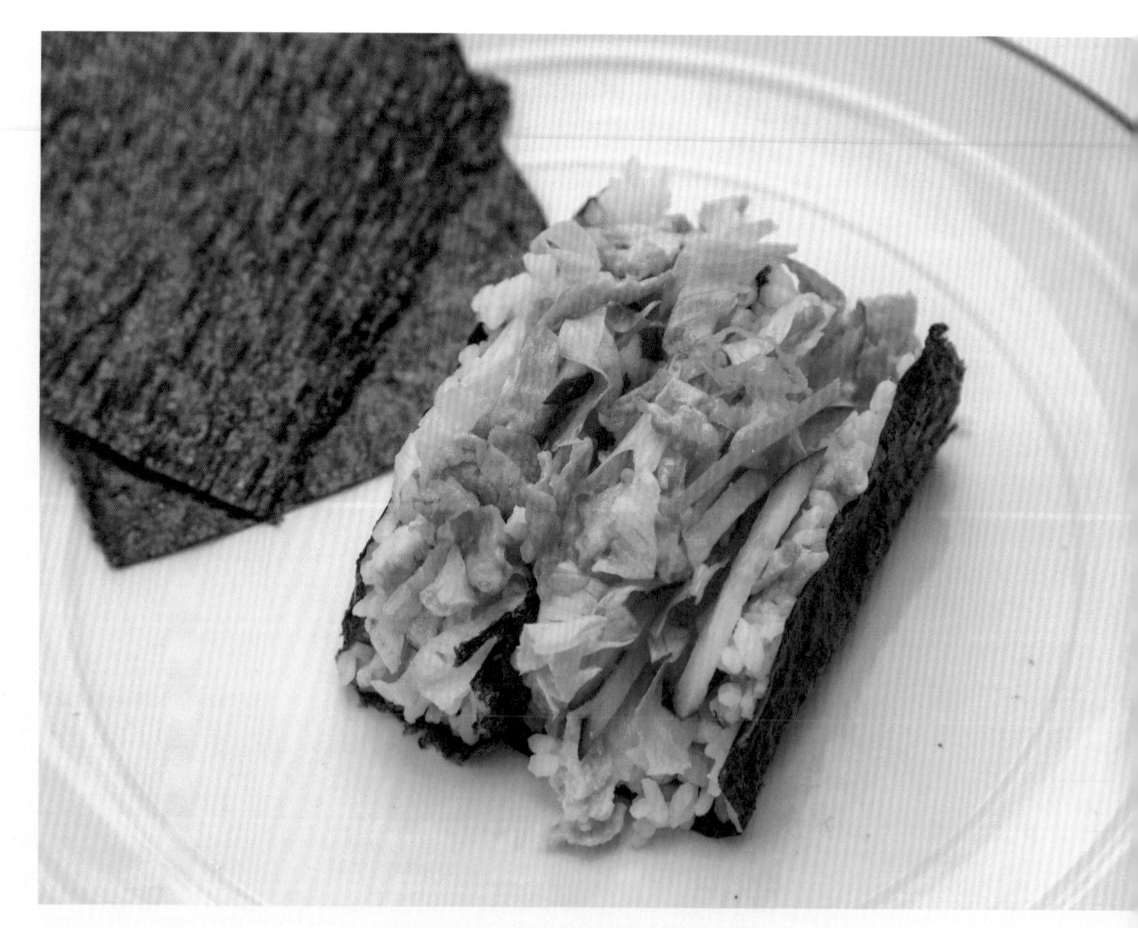

做法

1 用小碟子裝蔭油，把三五段等長的蔥白綁在一起當刷子用。
2 雞蛋攪散，加少許鹽，煎成蛋皮切絲或炒成碎蛋備用。
3 把鮪魚罐頭湯汁瀝乾壓碎，加入少許美乃滋跟黑胡椒粉拌勻，裝碗備用。
4 玉米粒罐頭湯汁瀝乾，裝碗備用。
5 美生菜、小黃瓜、紅蘿蔔，都洗淨切成細絲備用。
6 將備好的材料都擺在盤中。
7 岩燒海苔一切二或一切四，約一個手掌的大小。
8 將海苔放在手掌或小盤子上，先刷一點蔭油，鋪上一匙白飯。
9 隨喜好放上配料，就能將海苔包飯捏起來吃。
10 敢吃日式芥末的話，可以擠一點在包飯裡面一起吃。

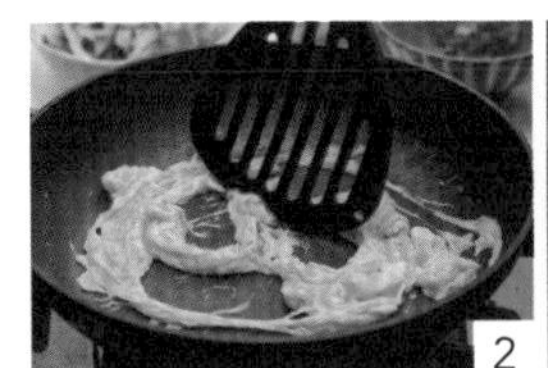
2

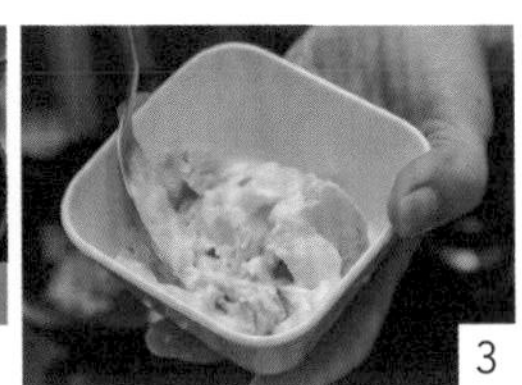
3

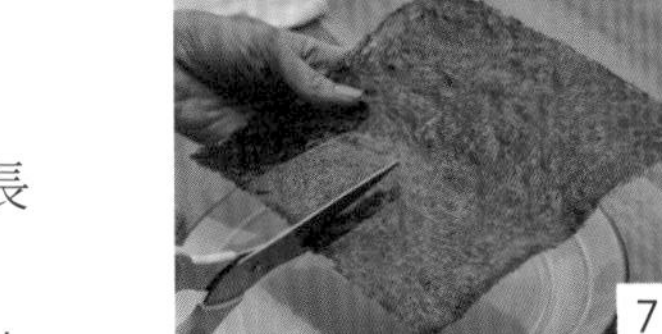
7

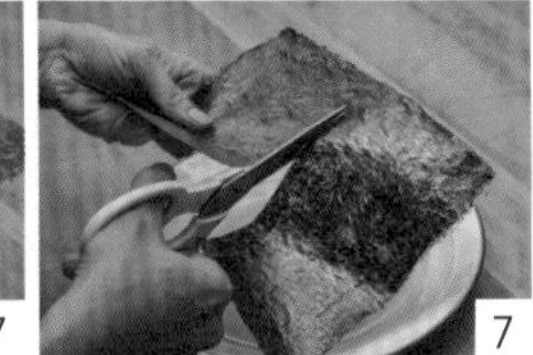
7

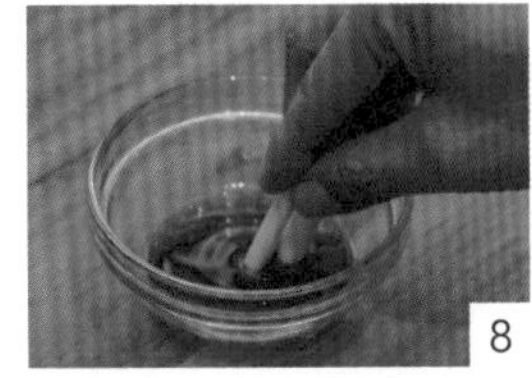
8

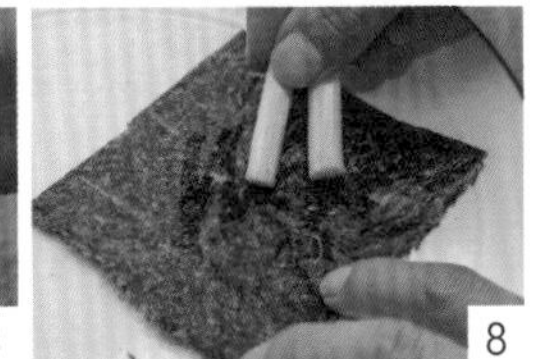
8

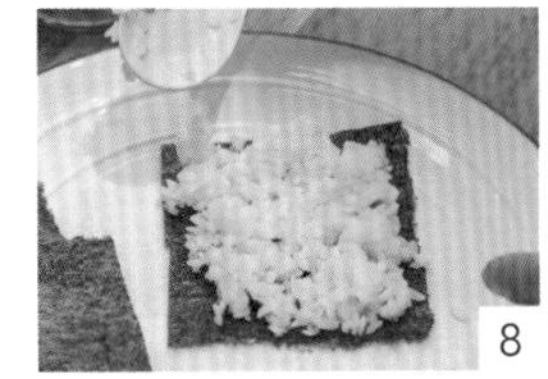
8

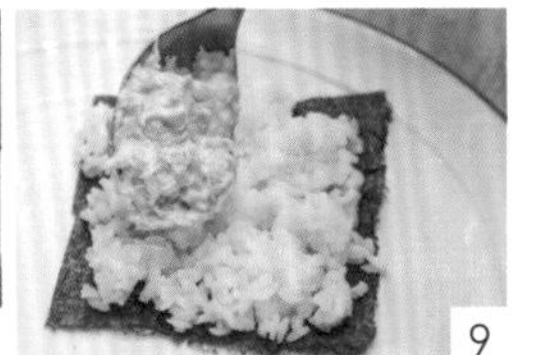
9

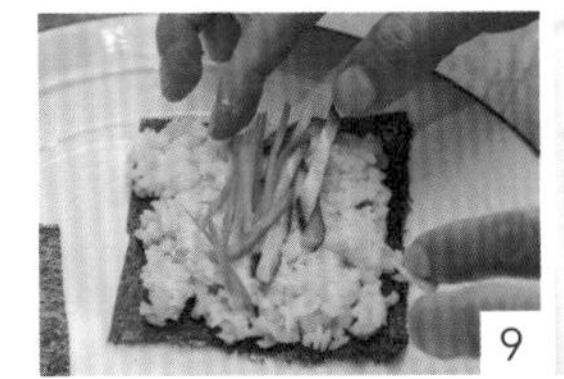
9

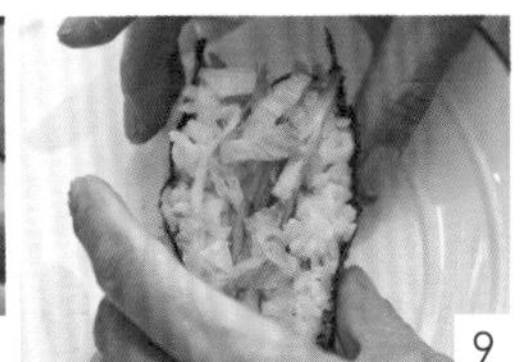
9

注意事項

- 岩燒海苔請找不含醬油的品牌，以免含有麩質。
- 乾煎拆碎的魚肉、乾炒的肉類都可以使用。

CHAPTER

5

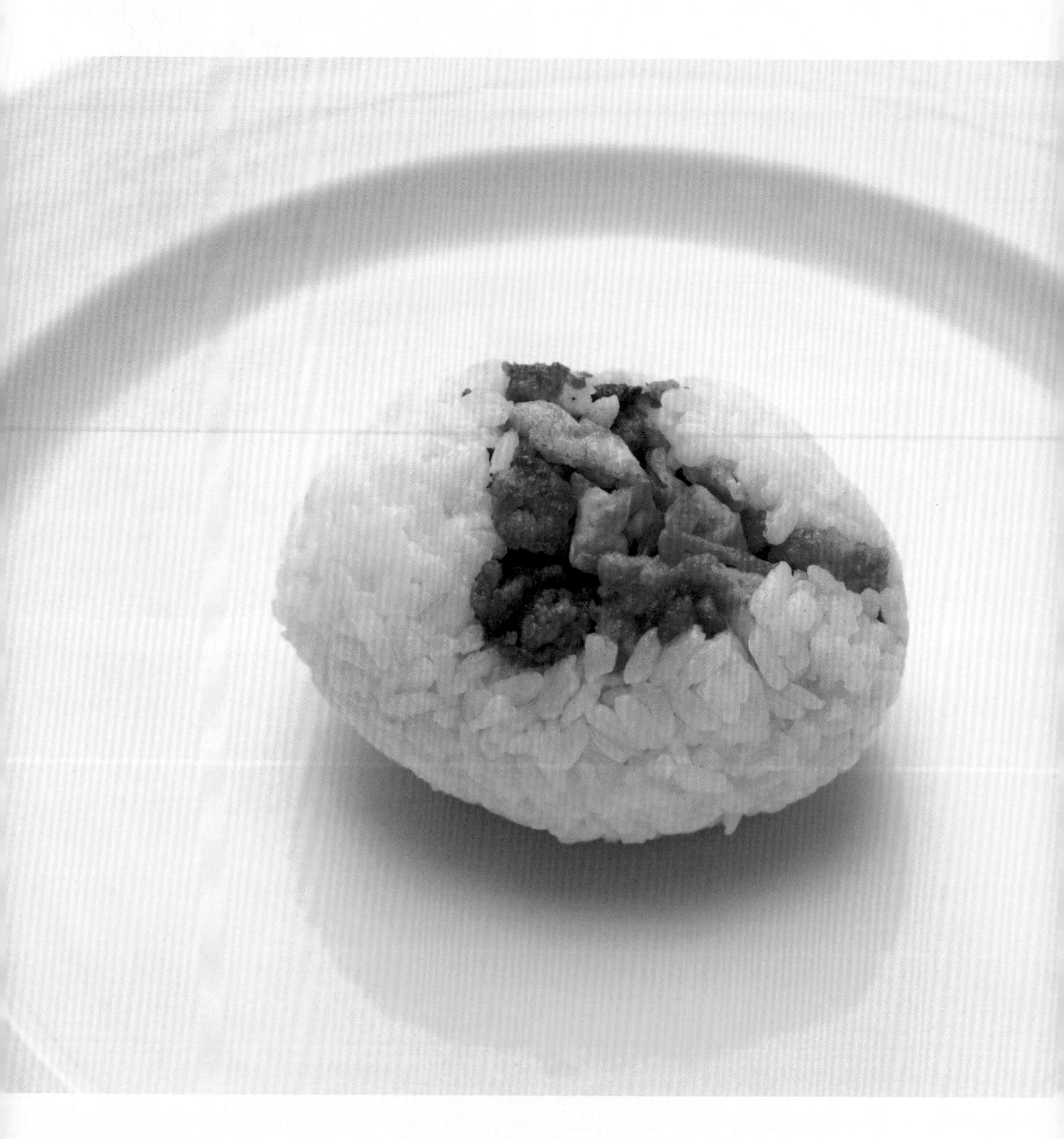

絞肉炒酸豆末蓬萊米飯糰

飯糰是深受台灣人喜愛的食物之一，但胃氣虛弱的朋友吃了糯米飯糰會有胃脹難消化的問題，改用家裡吃的蓬萊米飯包飯糰，配料就有什麼包什麼，以乾爽的配菜為佳，或是將配料濾乾湯汁，讓米飯不要因湯汁浸濕而變得黏糊就好。

很多小朋友早上剛睡醒，胃口還沒有甦醒，吃不下早餐，這時候可以喝點熱鹹湯或加了少許鹽的「米油」，暖暖脾胃、補點腎氣，天冷出門也比較不會著涼，包好的飯糰用小毛巾包著帶到學校，等下課餓了再吃。

米油（粥油）的煮法網路上搜尋就有，就是將白米洗淨加清水煮至化開，得到上面會結皮的濃稠粥湯便是，用電鍋蒸或用瓦斯爐小火慢煮皆可。

材料｜4人份

- 絞肉150g
- 酸豆末300g
- 蒜末適量
- 辣椒末適量
- 二砂糖10g
- 白胡椒粉少許
- 鹽少許

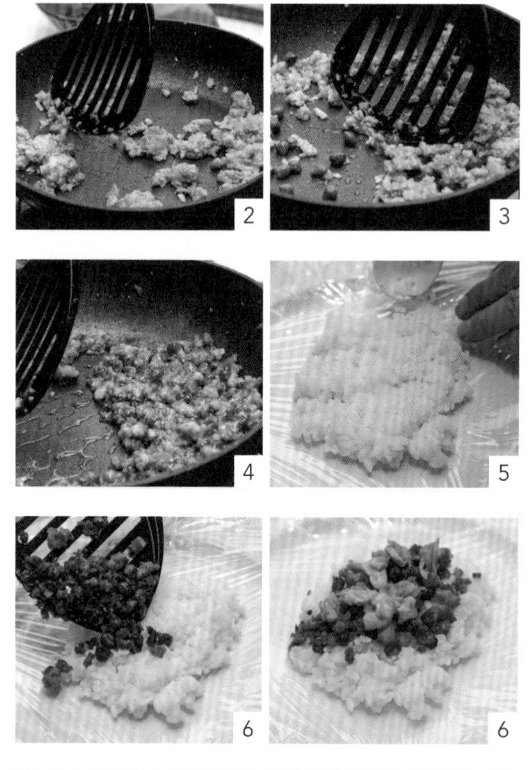

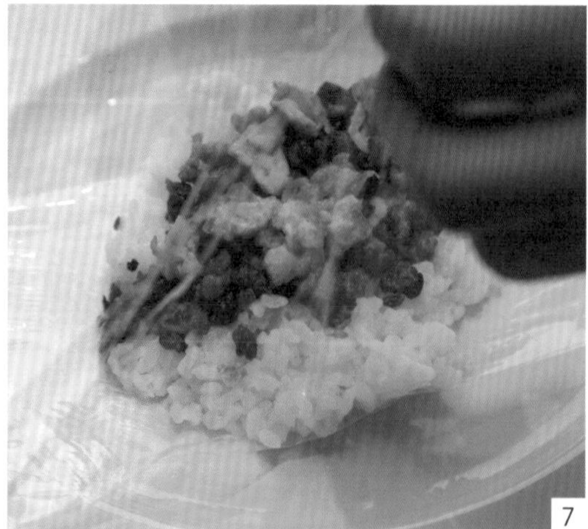

做法

1 炒鍋加熱，放入適量食用油。
2 將絞肉放入翻炒至變色，再加入蒜末、辣椒末一起炒。
3 下酸豆末一起翻炒後，加入二砂糖調味。
4 試試看味道，再用白胡椒粉和鹽調味即可。
5 準備好一張保鮮膜或蜂蠟布，鋪上適量溫米飯。
6 舀上適量的酸豆炒肉末，可多加1匙炒蛋。
7 然後將保鮮膜或蜂蠟布的四邊角拉起來，再將飯糰捏緊即可。
8 再用乾淨小毛巾將飯糰包住，以便保溫。

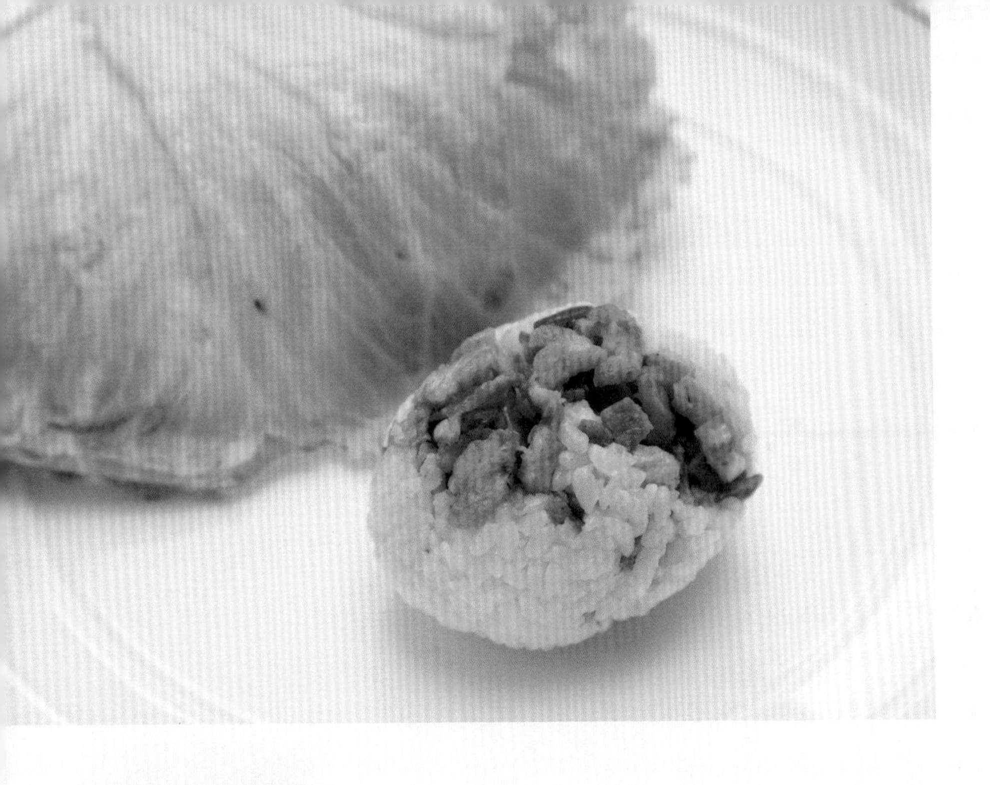

菜脯炒蛋蓬萊米飯糰／變化版

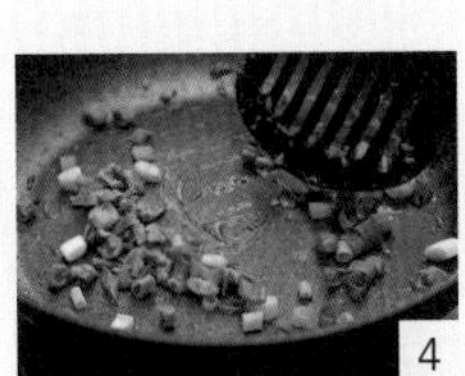

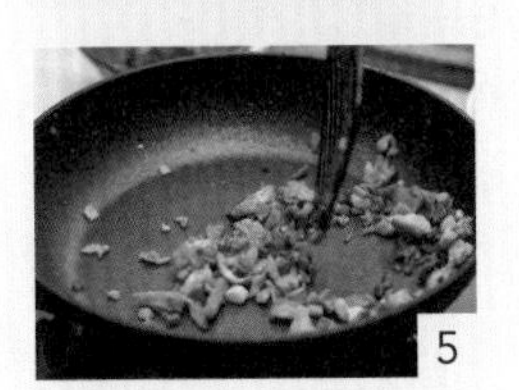

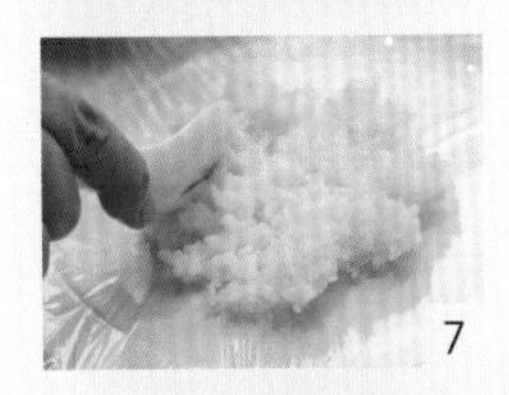

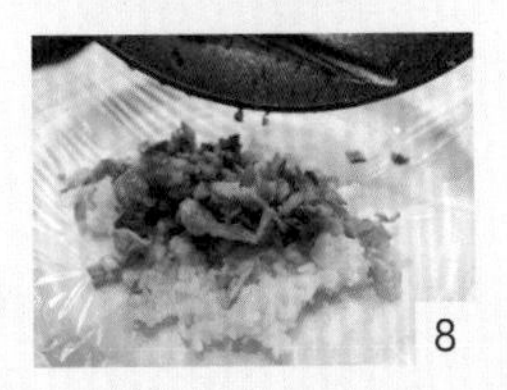

材料｜4人份

- 菜脯100g
- 雞蛋4顆
- 蒜末適量（冬季改用蒜苗末更香）
- 蔥花1大匙
- 白胡椒粉少許
- 鹽少許

做法

1. 將菜脯泡水退鹽，菜脯嚐起來微鹹的時候，擠乾水分切碎備用。
2. 將雞蛋跟蔥花打散，加入少許胡椒鹽調味後備用。
3. 炒鍋加熱，放入適量食用油。
4. 將菜脯放入炒香，再加入蒜末一起炒出香味。
5. 淋入蛋汁，做成炒蛋，蛋要炒到全熟。
6. 試試看味道，再用胡椒粉和鹽調味即可。
7. 準備好一張保鮮膜或蜂蠟布，鋪上適量溫米飯。
8. 舀上適量的菜脯炒蛋，然後將保鮮膜或蜂蠟布的四邊角拉起來，再用乾淨小毛巾將飯糰包住，以便保溫。

玉米鮪魚飯煎餅

剩飯煎餅是利用蛋液將米飯煎成香酥的餅狀，混入各種配料就能改變味道，即使一人份也是非常容易準備的。

做飯煎餅的剩飯若有乾乾硬硬（老化）的飯粒，拌好蛋液後可以靜置三到五分鐘，讓蛋液裡的水分軟化飯粒，吃起來就不會磕到牙齒，做炒飯的時候也可以比照辦理。

材料｜1人份

- 冷飯適量
- 雞蛋1個
- 玉米粒1大匙
- 罐頭鮪魚適量
- 青蔥1支
- 黑胡椒粉適量
- 鹽適量

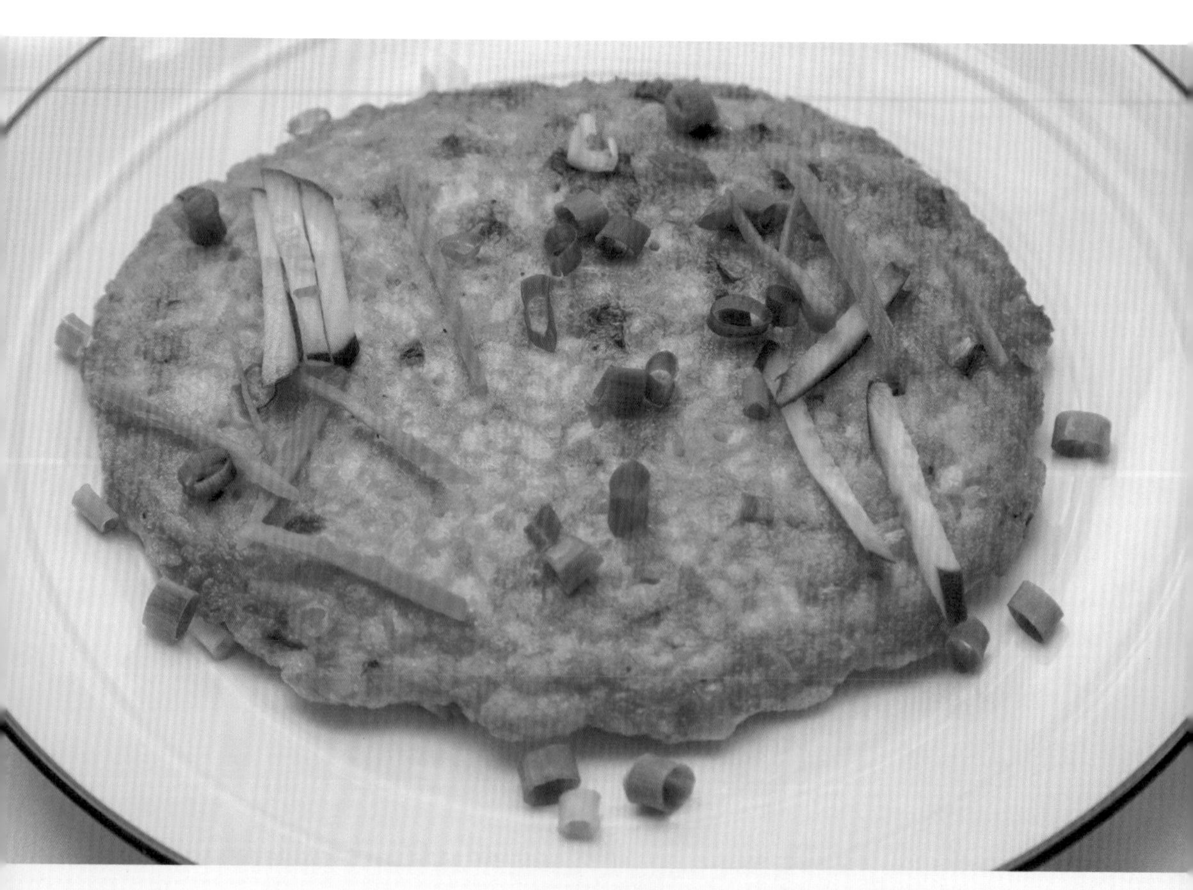

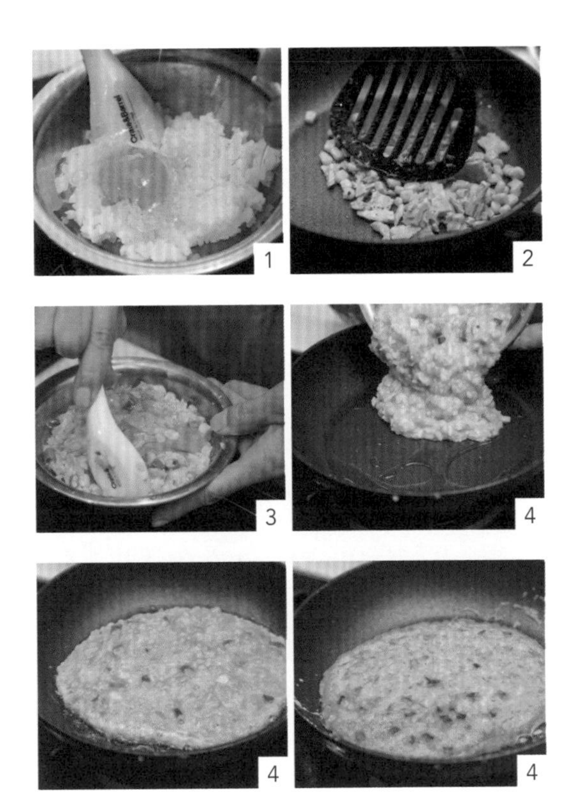

做法

1 將米飯、雞蛋、蔥花拌勻，並用黑胡椒跟鹽調味好備用。
2 平底鍋放少許油，將鮪魚肉炒香，下玉米粒拌勻後熄火。
3 將炒好的混入作法1的中，並拌勻。
4 重新開火，將拌好的材料倒入鍋中，用中火煎到兩面金黃熟透即可。

青豆培根飯煎餅／變化版

材料｜1人份

- 冷飯適量
- 雞蛋1個
- 培根1片
- 冷凍青豆仁適量
- 青蔥1支
- 黑胡椒粉適量
- 鹽適量

做法

1 平底鍋放少許油，將培根末放入並炒香，再加入青豆仁拌勻後熄火。
2 將米飯、雞蛋、蔥花拌勻，並用黑胡椒跟鹽調味好備用。
3 將炒好的培根青豆仁混入作法1的飯中，並拌勻。
4 重新開火，將拌好的材料倒入鍋中，用中火煎到兩面金黃熟透即可。

CHAPTER

6

主食 2

米漿運用款，吃飽又吃巧

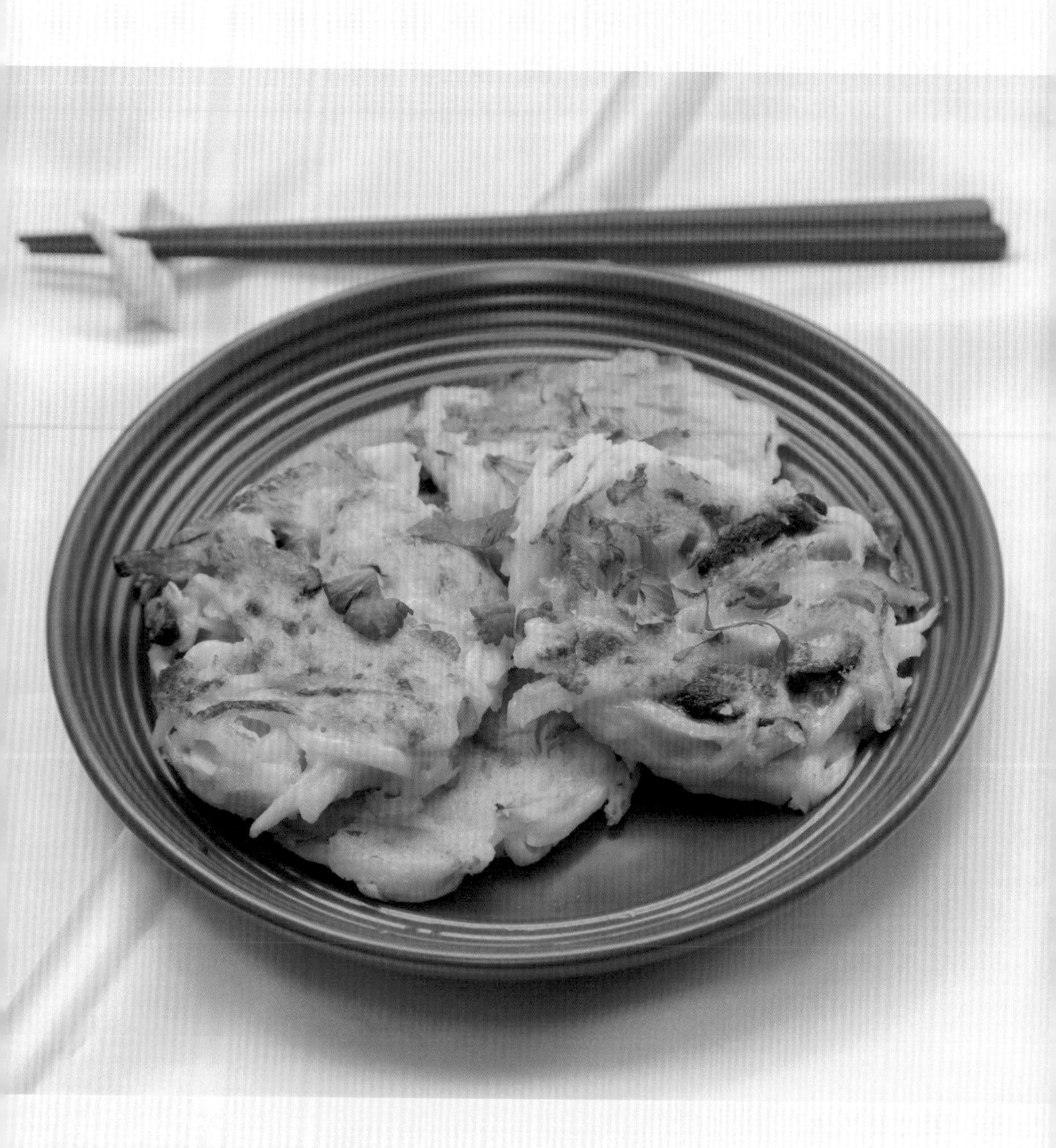

香菇竹筍香煎米糕

米糕是從蘿蔔糕發想而來的作法，使用的是在來米粉，跟蓬萊米粉相較之下，在來米粉的口感清爽不黏膩又好消化，配上喜歡的蔬菜，直接用平底鍋煎得金黃酥脆，當成正餐或點心皆宜。

不同品牌的在來米粉吸水性會有差異，這裡用的是比較不吸水的氣流粉碎在來米粉，如果用水磨在來米粉，用水量要略多一些。並不建議使用蘿蔔糕預拌粉，除了成分複雜之外，口感也難以預料。

材料｜3-4人份

- 在來米粉80g
- 冷水100g
- 沸水150g
- 熟竹筍300g
- 乾香菇15g
- 芹菜末適量
- 油蔥酥適量
- 白胡椒粉適量
- 鹽適量

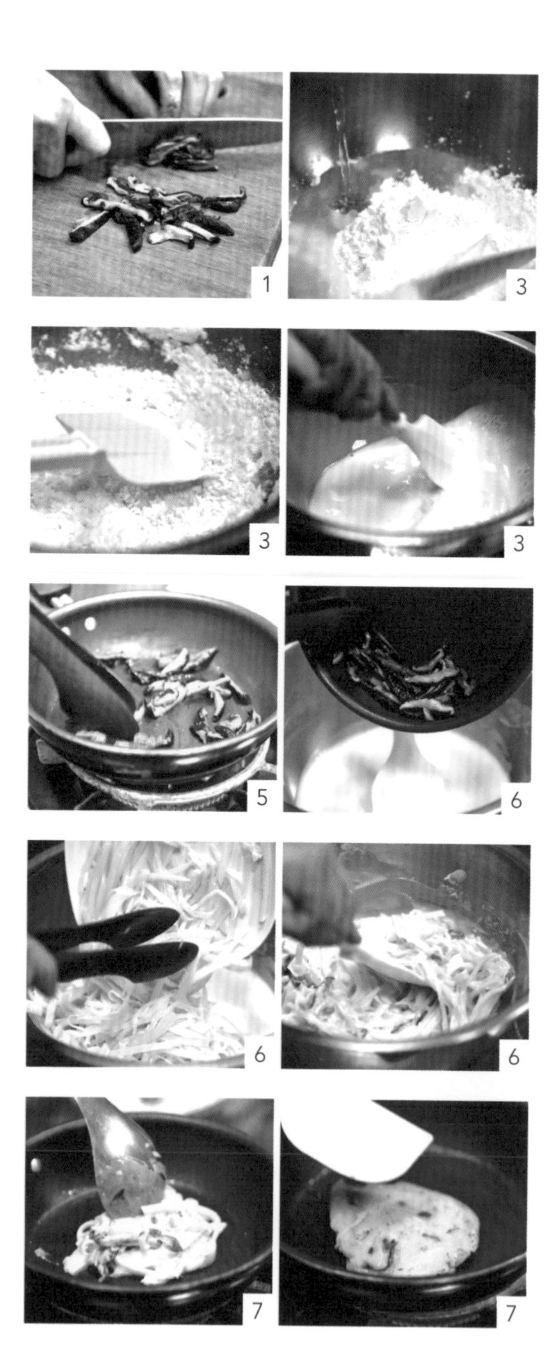

做法

1 香菇泡水後，擠乾水分切成絲備用。
2 熟竹筍切絲備用。
3 在來米粉用冷水拌勻成無粉粒的米糊。
4 把沸水沖入米糊中，拌成略稠的糊狀，不夠稠的話，可以用小火隔水加熱。
5 鍋裡放入少許油，炒香香菇絲，再加入熟竹筍絲略炒即可。
6 將熟竹筍絲、香菇絲、芹菜末等跟米糊拌在一起，並用胡椒粉跟鹽調味。
7 平底鍋中放少許油，舀入適量拌好的米糊，小火煎至中心熟透、兩面金黃即可。
8 沾喜歡的醬料一起享用。

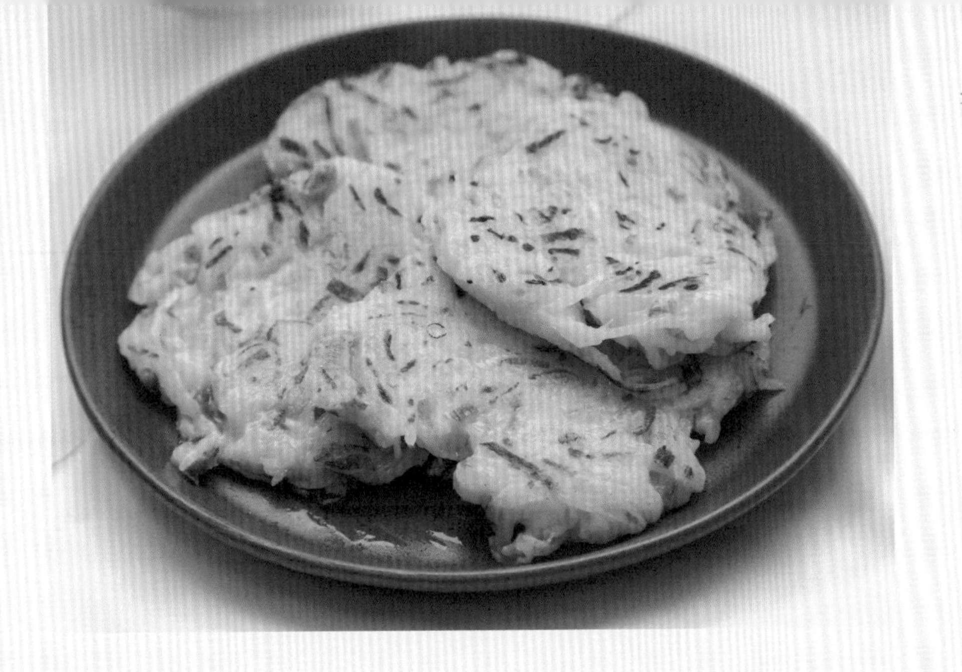

香蔥蘿蔔米糕／變化版

材料｜3-4人份

- 在來米粉 80g
- 冷水 100g
- 沸水 150g
- 白蘿蔔（去皮和頭尾）500g
- 蔥花（冬季可改用蒜苗切末）2支
- 白胡椒粉適量
- 鹽適量

做法

1. 蘿蔔切成竹籤般的粗絲，用1匙鹽醃15分鐘。
2. 將蘿蔔絲擠乾水分備用，最後重量約300g。
3. 在來米粉用冷水拌勻成無粉粒的米糊。
4. 把沸水沖入米糊中，拌成略稠的糊狀，不夠稠的話，可以用小火隔水加熱。
5. 將蘿蔔絲、蔥花(或蒜苗末)跟米糊拌在一起，並用胡椒粉跟鹽調味。
6. 平底鍋中放少許油，舀入適量拌好的米糊，小火煎至兩面金黃即可。
7. 沾喜歡的醬料一起享用。

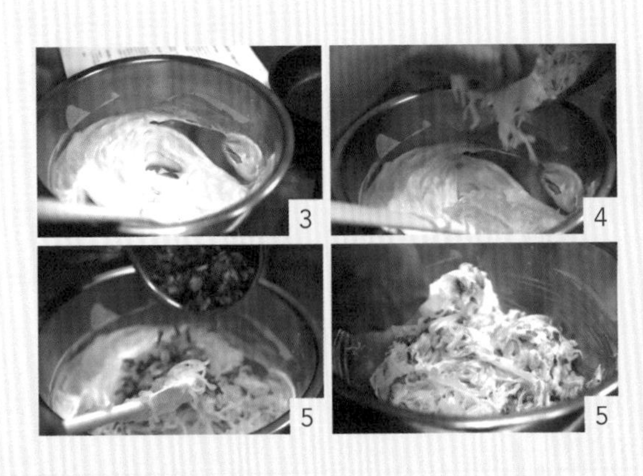

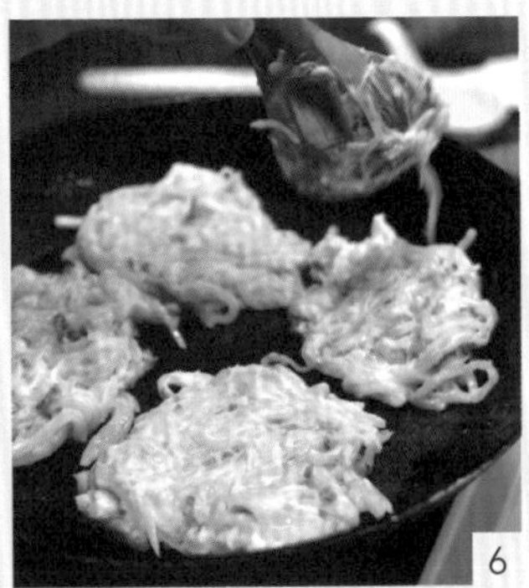

基礎粉漿米蛋餅皮

粉漿蛋餅是很受歡迎的早餐選擇，厚實Q彈的口感吃起來讓人很滿足。趁著周末煎好餅皮，用保鮮膜蓋著冷藏，可以用上三到五天，也能按照喜歡的口味調整配料，天天吃也不會膩。

配方裡用的台灣地瓜粉，品牌不拘，只要確定是純地瓜粉就行。有些品牌地瓜粉會用樹薯澱粉當原料，口感不一樣，但也能用。單用純白米粉的配方比較紮實易破，加上地瓜粉會讓口感更加爽口Q彈。

濃稠度跟平底鍋的熱度會決定餅皮的厚度，喜歡厚一點的，米糊可以酌減水量3-5ml，反之，喜歡薄一點的話，就要酌加水分3-5ml。高溫會讓粉漿凝固的速度變快，做不出質地平均的餅皮，建議旁邊擺條濕抹布，將平底鍋放在上面，待降溫後再煎下一片餅皮。

蔥花芝麻加得多或較厚的餅皮都比較容易裂開。

材料｜4人份

- 白米米穀粉100g
- 地瓜粉40g
- 雞蛋1顆
- 冷水80g
- 植物油15g
- 蔥花或黑白芝麻少許

CHAPTER

6

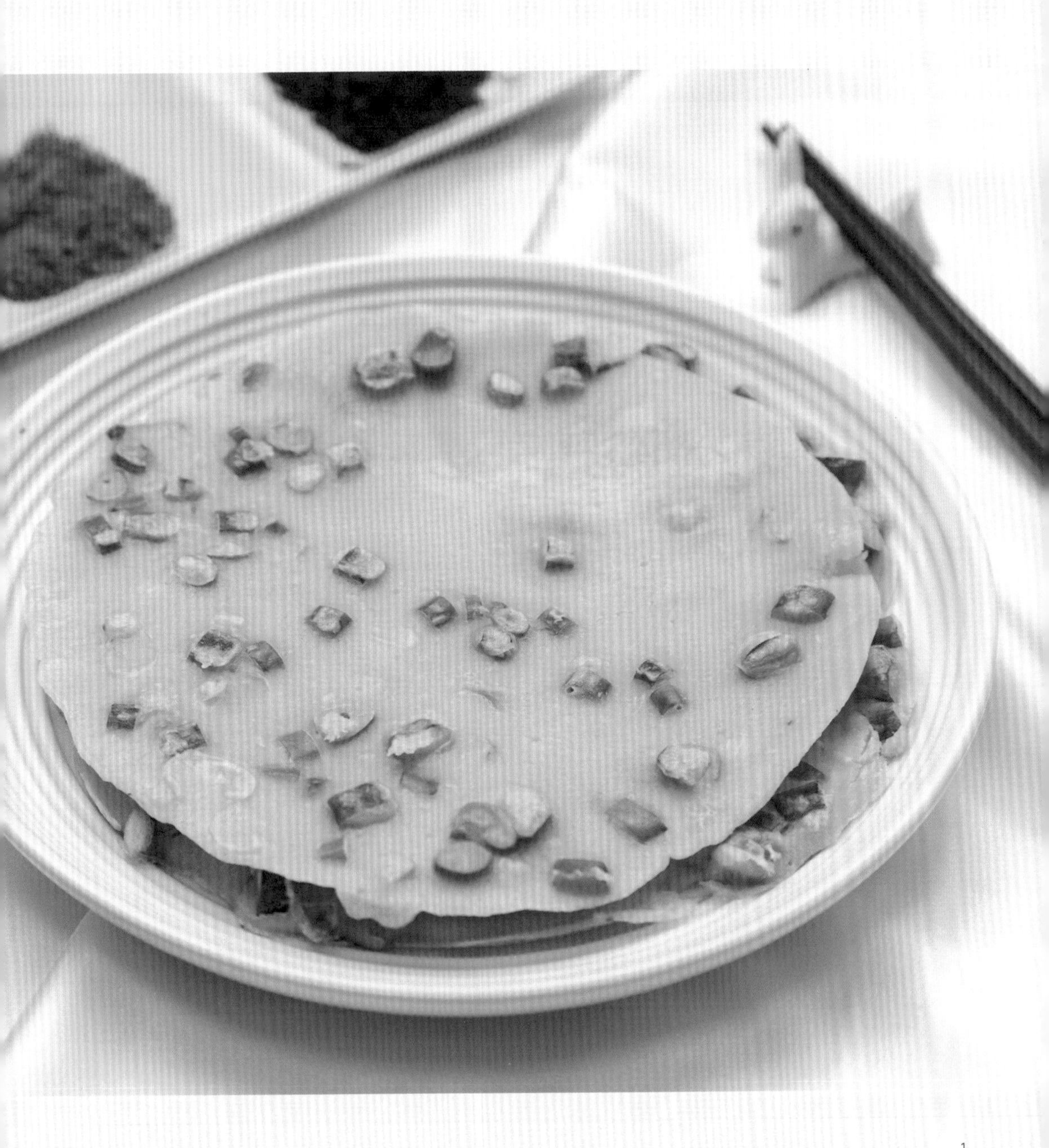

做法

1. 將白米米穀粉、地瓜粉、雞蛋、冷水、植物油放入碗中，攪拌至無顆粒狀，靜置5分鐘。
2. 將蔥花或芝麻加入拌勻。
3. 平底鍋中火加熱至微熱，熄火，用刷子刷上一層薄薄的食用油，舀入1/4分量的米糊，繞開成一個均勻的餅狀，再開火加熱，待一面熟透後再翻面略煎。
4. 煎好後移到層架上放涼，再移到盤子上疊放。若怕沾黏，也可以再刷一層油，最後用保鮮膜包好，放入冰箱冷藏。

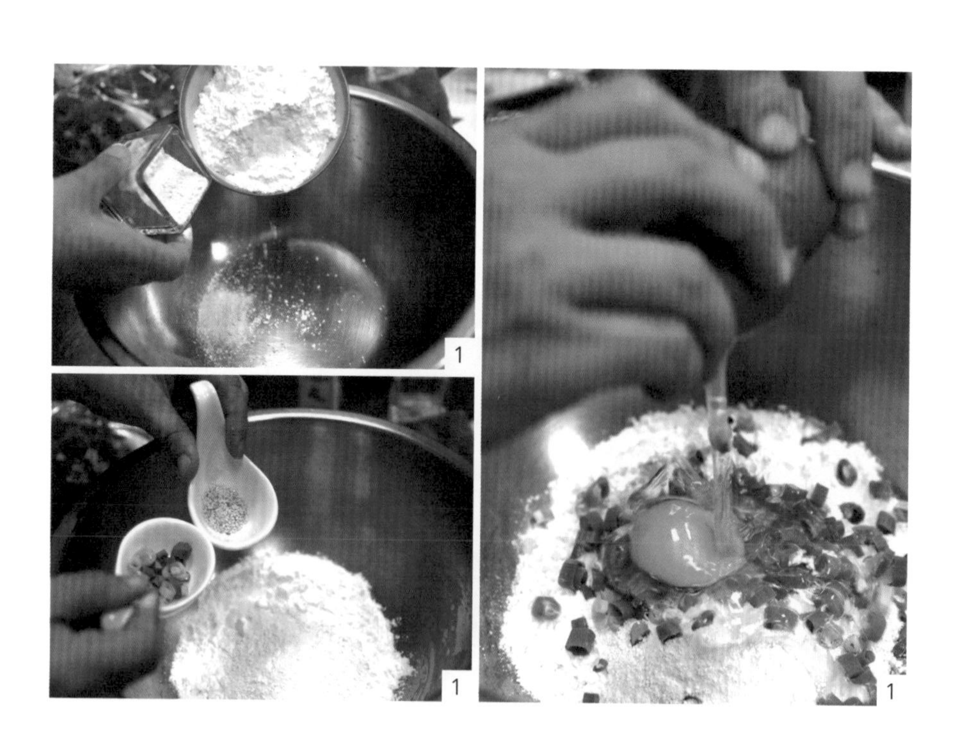
1
1
1

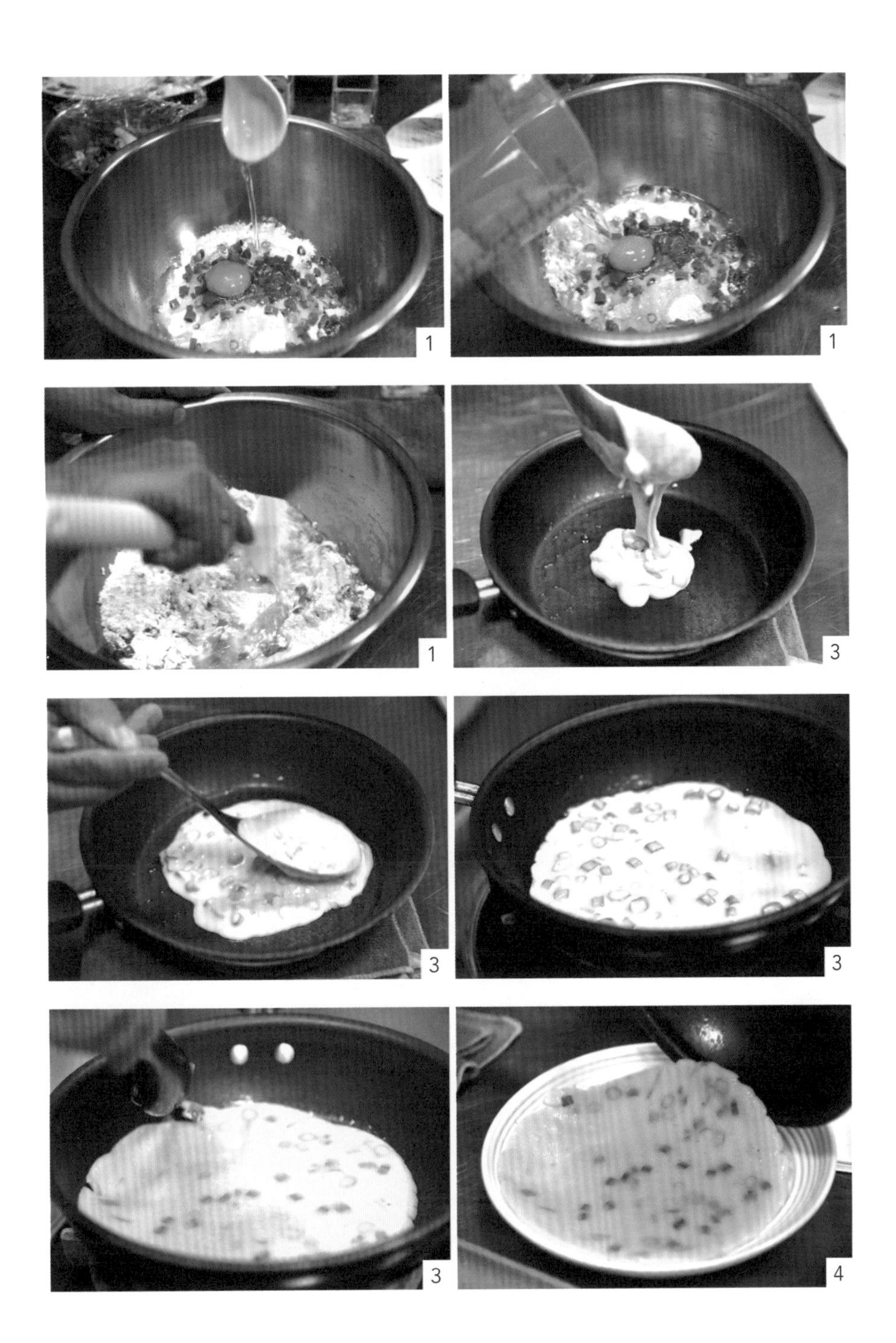
1
1
1
3
3
3
3
4

玉米粉漿米蛋餅／應用版

材料｜1人份

- 粉漿蛋餅皮1片
- 雞蛋1個
- 罐頭玉米粒1大匙
- 蔥花少許
- 蔭油或蔭油膏適量

做法

1. 平底鍋開中火預熱，並放入適量食用油。
2. 將雞蛋、玉米粒、蔥花拌勻後倒入鍋中。
3. 趁蛋液尚未凝固，將蛋餅皮鋪在蛋液上方。
4. 用中火將蛋液煎至金黃再翻面，將蛋餅皮略煎出焦香味。
5. 在鍋中對折後取出放置盤中，用小刀或剪刀分成小塊即可。
6. 配上蔭油或蔭油膏食用。

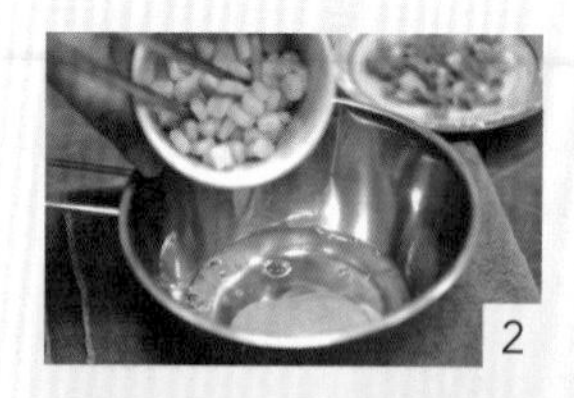
2

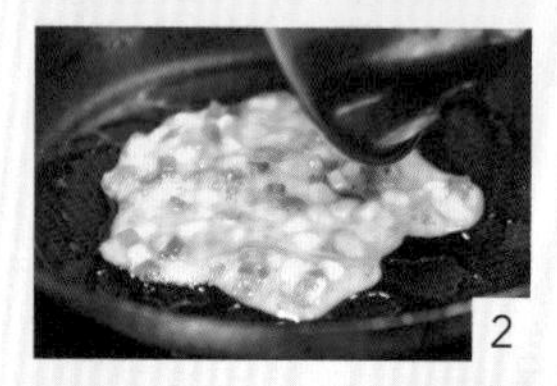
2

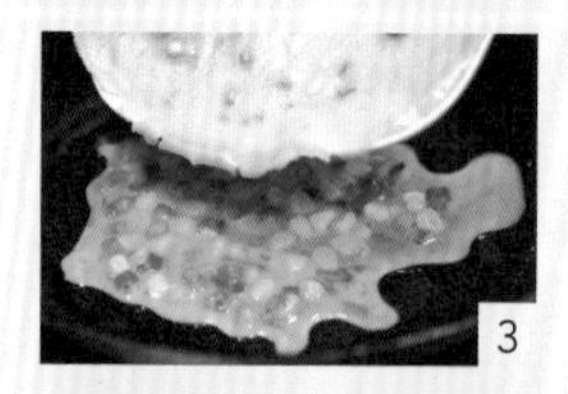
3

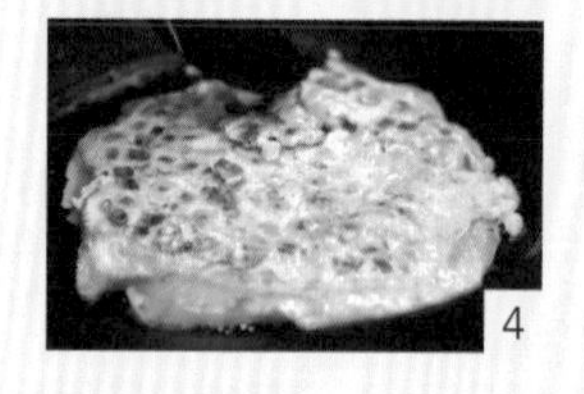
4

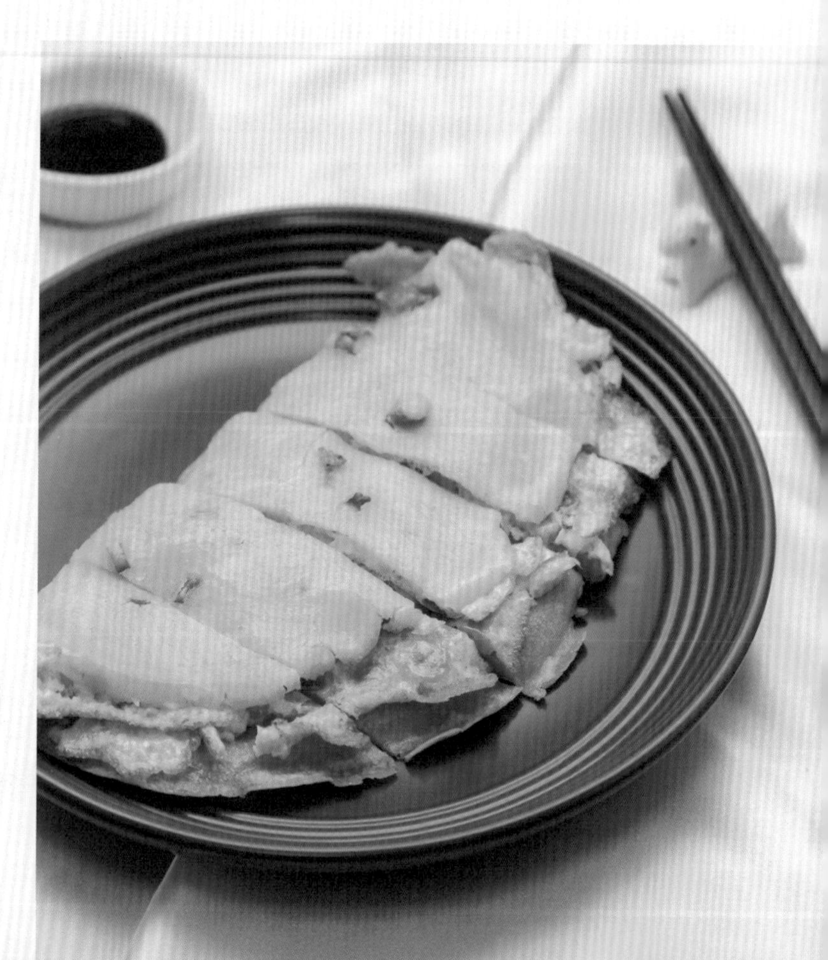

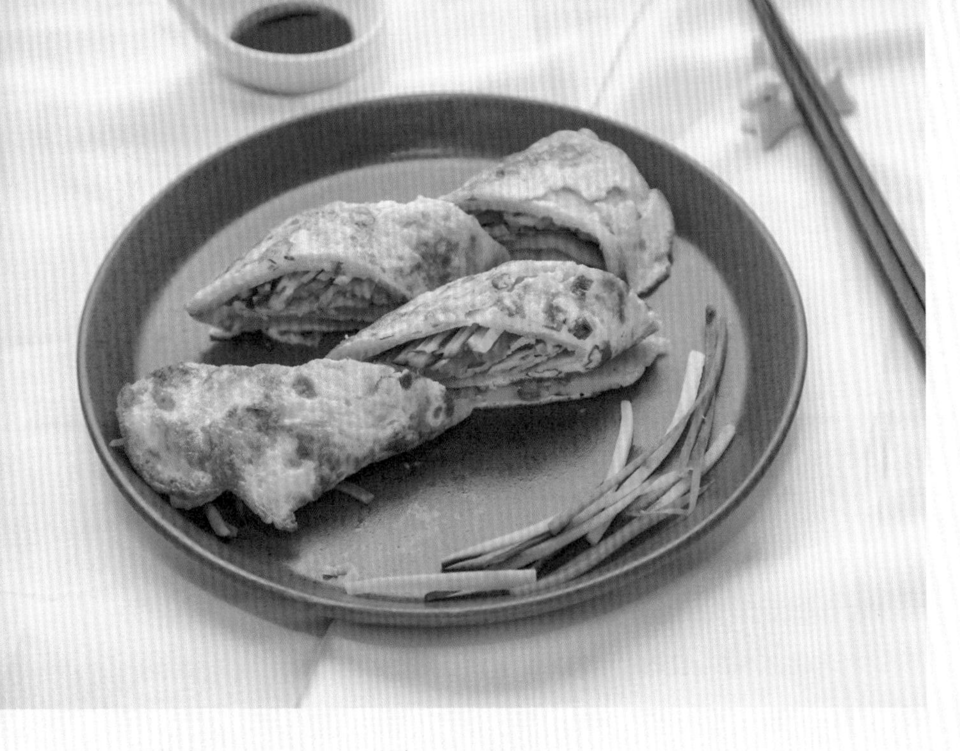

黃瓜肉片粉漿米蛋餅／應用版

材料｜1人份

- 粉漿蛋餅皮1片
- 雞蛋1個
- 蔥花少許
- 火鍋豬肉片1-2片
- 小黃瓜絲適量
- 紅蘿蔔絲適量
- 蔭油或蔭油膏適量

做法

1. 將火鍋肉片、紅蘿蔔絲汆燙瀝乾備用。
2. 平底鍋開中火預熱，並放入適量食用油。
3. 將雞蛋、蔥花拌勻後倒入鍋中。
4. 趁蛋液尚未凝固，將蛋餅皮鋪在蛋液上方。
5. 用中火將蛋液煎至金黃再翻面，將蛋餅皮略煎出焦香味。
6. 將肉片、小黃瓜絲、紅蘿蔔絲放在蛋餅中捲起。
7. 放置盤中，用小刀或剪刀剪成小塊即可。
8. 配上蔭油或蔭油膏食用。

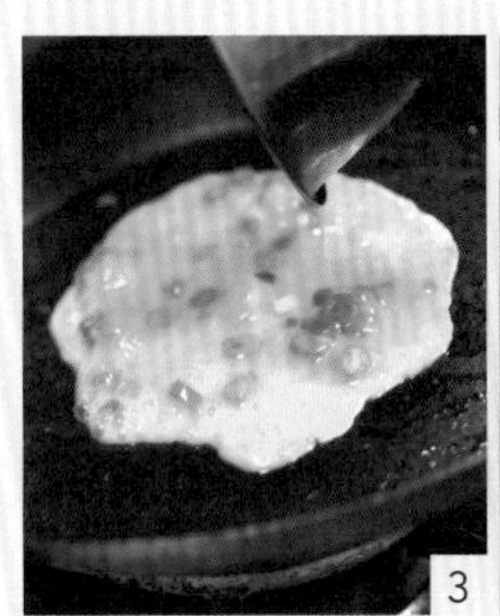

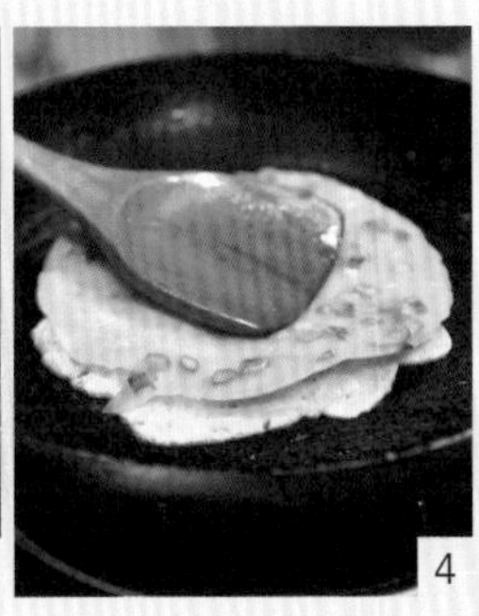

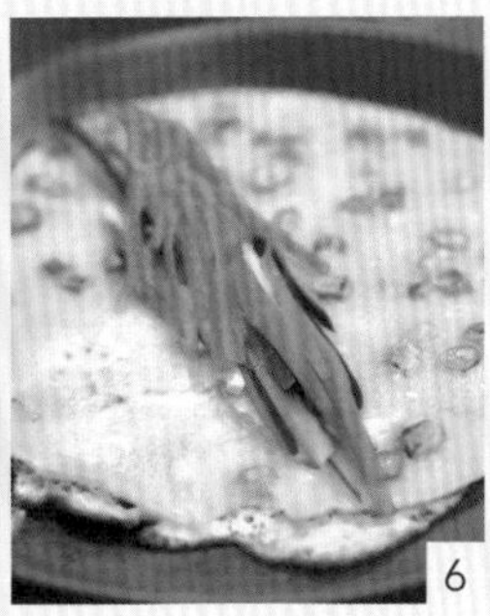

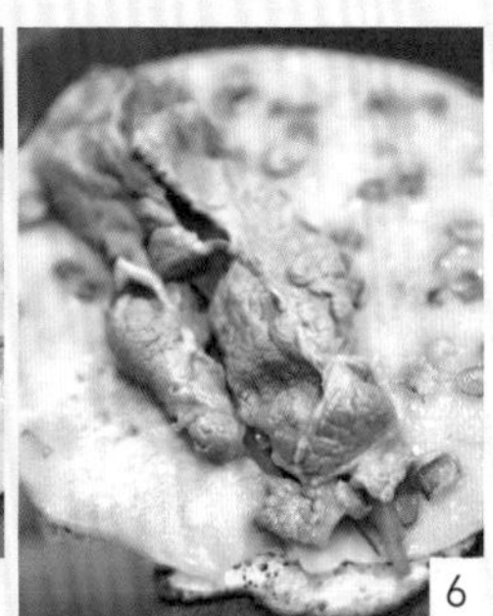

CHAPTER

6

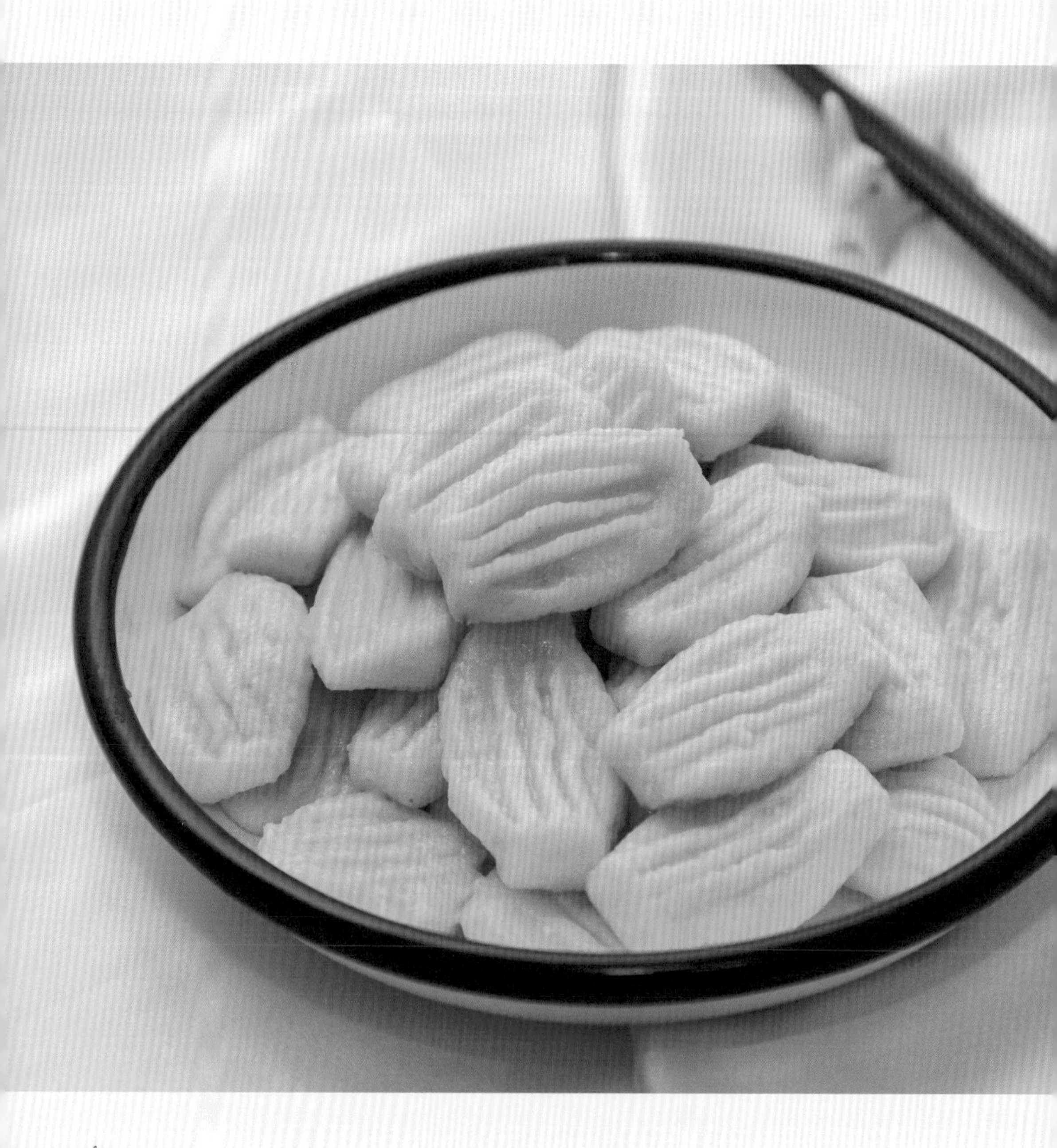

基礎馬鈴薯米疙瘩

馬鈴薯是無麩質飲食中的另一個主食要角。馬鈴薯泥、薯條、薯餅、帶皮馬鈴薯塊、西班牙馬鈴薯蛋餅……等等都是我家餐桌上的常客。

蒸熟的馬鈴薯加白米米穀粉做成的米疙瘩柔軟細緻好入口，可以在空閒時一次多做一些，排在不鏽鋼盤裡冷凍。凍透後再用夾鏈袋裝好放在冷凍庫，拿出來煮熟後裹上喜歡的醬汁即可，還可以用叉子壓出的紋路，這樣會適合有點濃稠度的醬料。

買不到褐皮馬鈴薯的話，可以改用黃皮馬鈴薯、蒸熟的南瓜或地瓜，要視含水量來調整白米粉的用量，而成品的口感會有所不同。

材料｜1人份

- 褐皮馬鈴薯蒸熟後去皮350g
- 蓬萊白米米穀粉180g
- 蛋黃1個
- 橄欖油少許
- 鹽少許

做法

1 馬鈴薯蒸熟後去皮，壓碎。
2 將材料表列中，將非調味料材料統統放入攪拌盆中。
3 攪拌至成團，取出置於砧板上，再搓揉至不黏手的狀態。
4 不同品牌的白米穀粉吸水性不同，需視情況調整用量。
5 搓成條狀後再切成小塊，每塊約20g，再搓成小湯圓狀。
6 用叉子沾點米穀粉，把米糰壓扁成小圓餅狀。
7 用足量的水煮沸後，加入適量的鹽跟少許橄欖油，放入馬鈴薯米疙瘩煮至浮起即可。

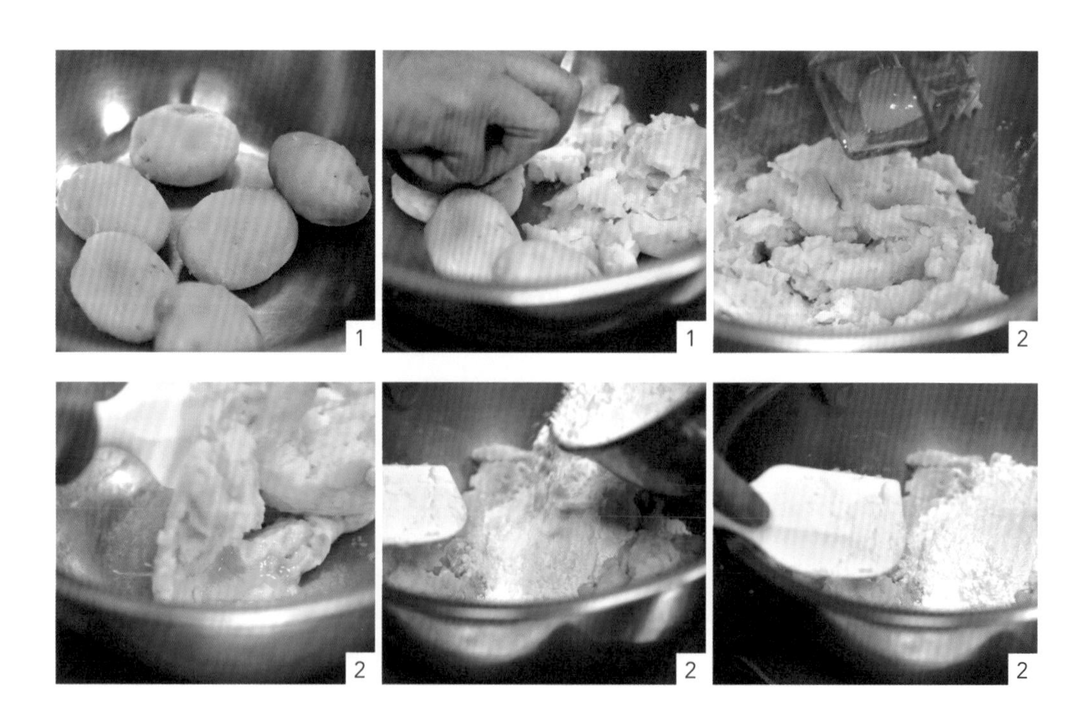

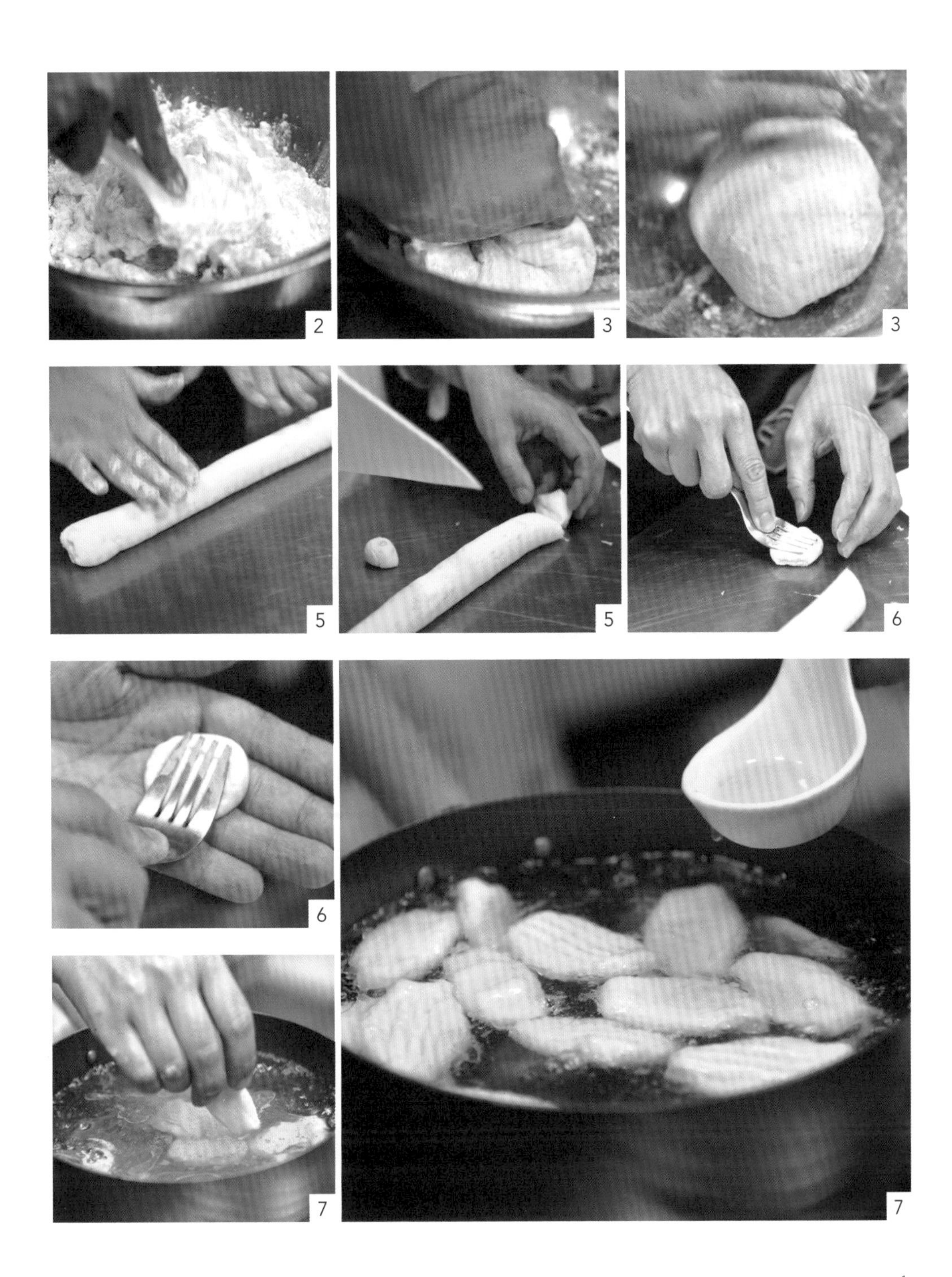

2
3
3
5
5
6
6
7
7

香煎原味馬鈴薯米疙瘩／應用版

材料｜1人份

- 橄欖油及奶油適量各半
- 煮熟的馬鈴薯米疙瘩適量
- 黑胡椒粉適量
- 鹽適量
- 白酒適量

做法

1. 平底鍋中加入適量的橄欖油，再加入等量的奶油，增添香氣。
2. 將馬鈴薯米疙瘩排入鍋中，用中小火將兩面煎成金黃色。
3. 如果有白酒，可嗆入少許白酒添香。
4. 用黑胡椒粉跟鹽調味，起鍋後可搭配喜歡的主菜一起享用。

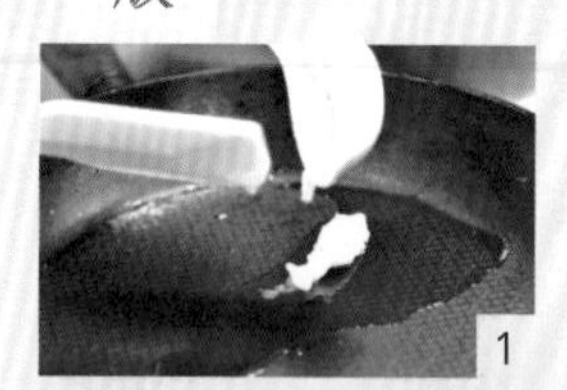
1

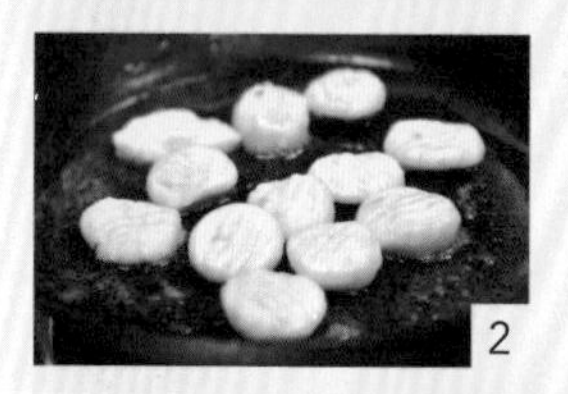
2

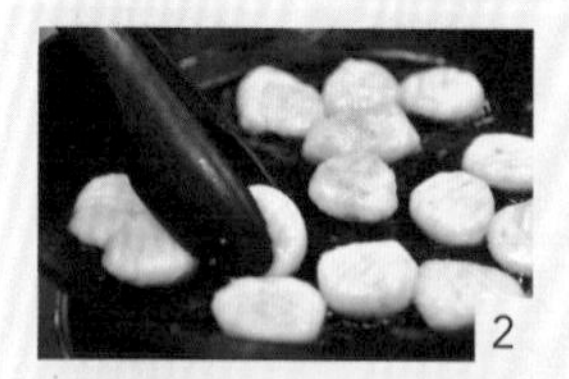
2

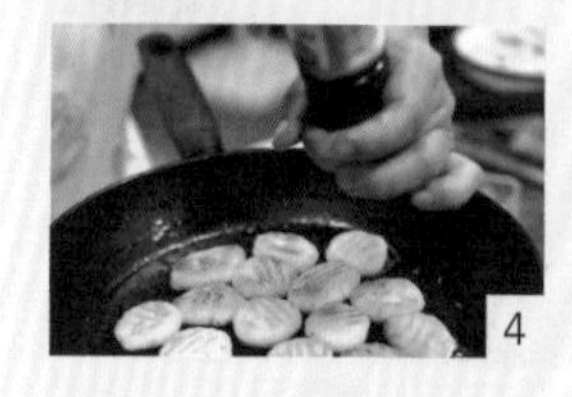
4

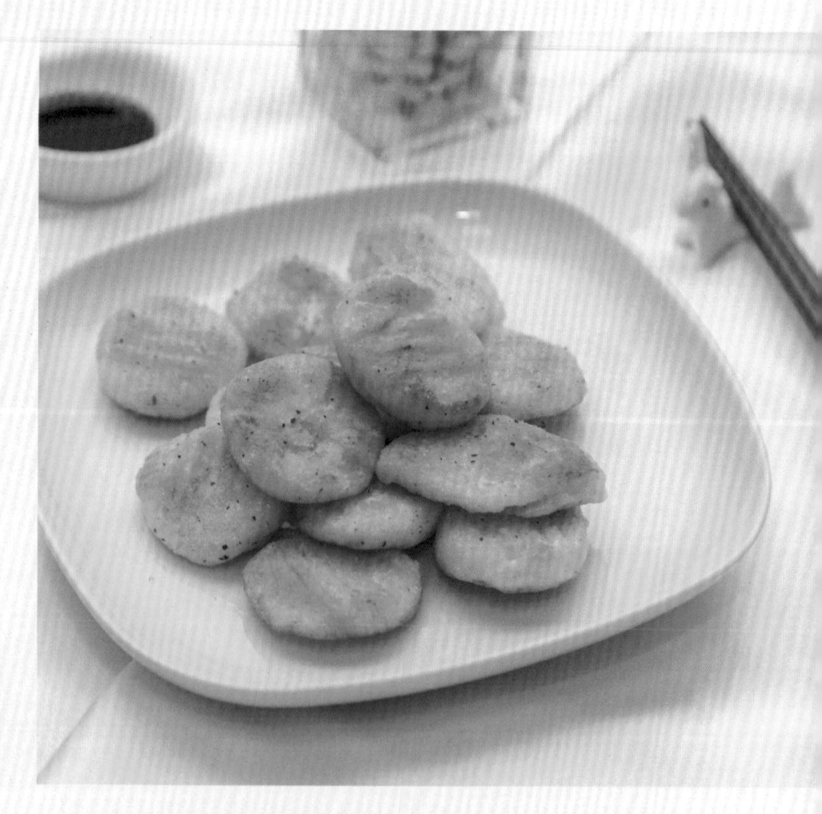

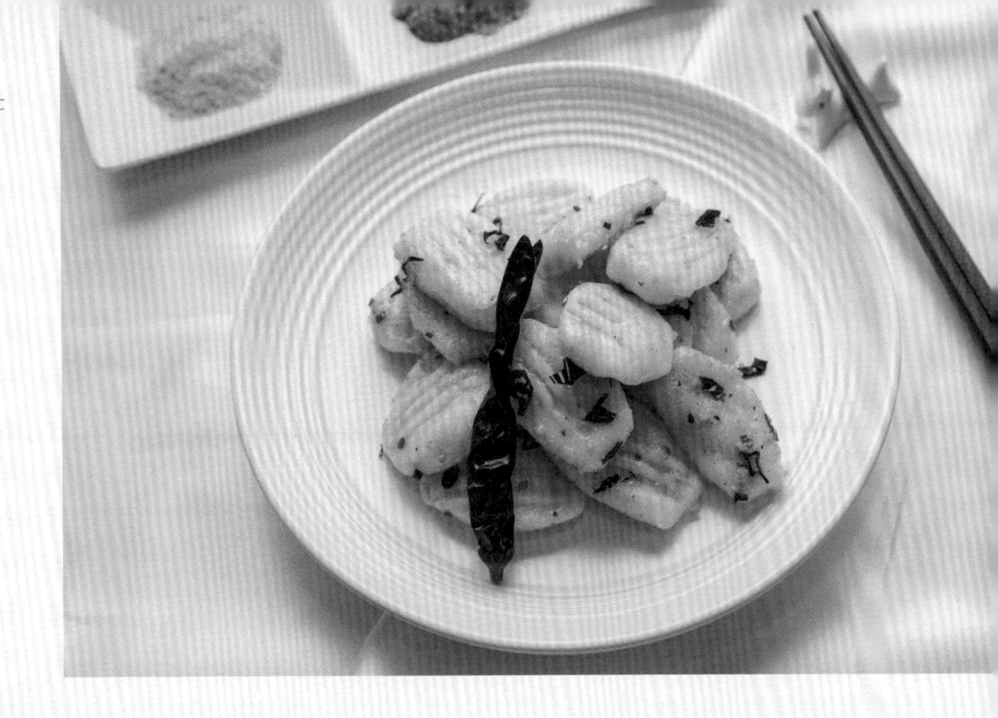

清炒蒜辣味馬鈴薯米疙瘩／應用版

材料｜1人份

- 橄欖油適量
- 煮熟的馬鈴薯米疙瘩適量
- 蒜末適量　● 乾辣椒末適量
- 黑胡椒粉適量
- 鹽適量　● 巴西利末少許（可省略）

做法

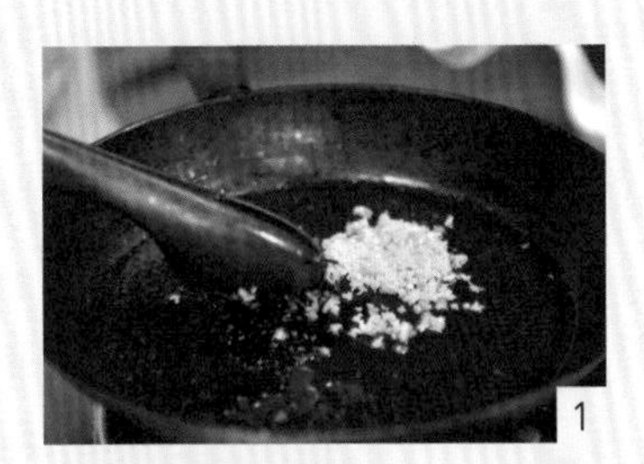
1

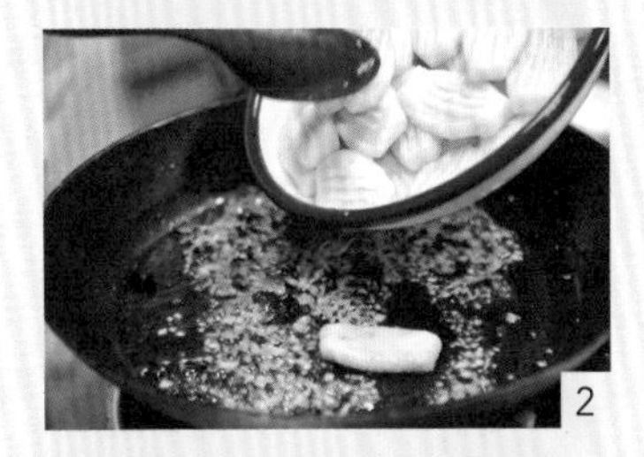
2

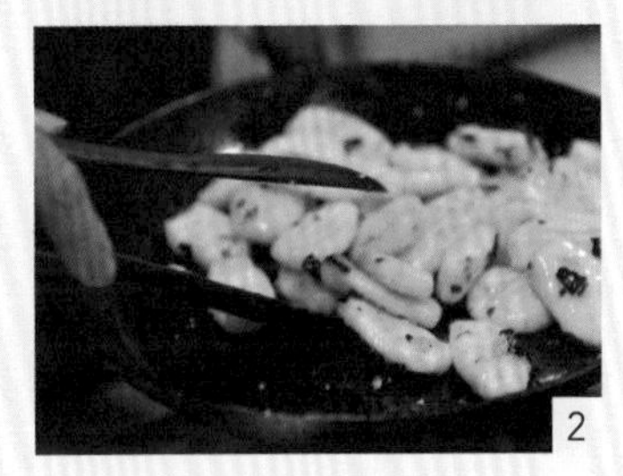
2

1. 鍋中放入橄欖油，放入喜好份量的蒜末爆香後，再加入適量的乾辣椒末炒香。
2. 加入煮好的馬鈴薯米疙瘩一起拌炒，並用黑胡椒粉及鹽調味。
3. 起鍋後盛盤，撒上少許巴西利末即可。

CHAPTER

6

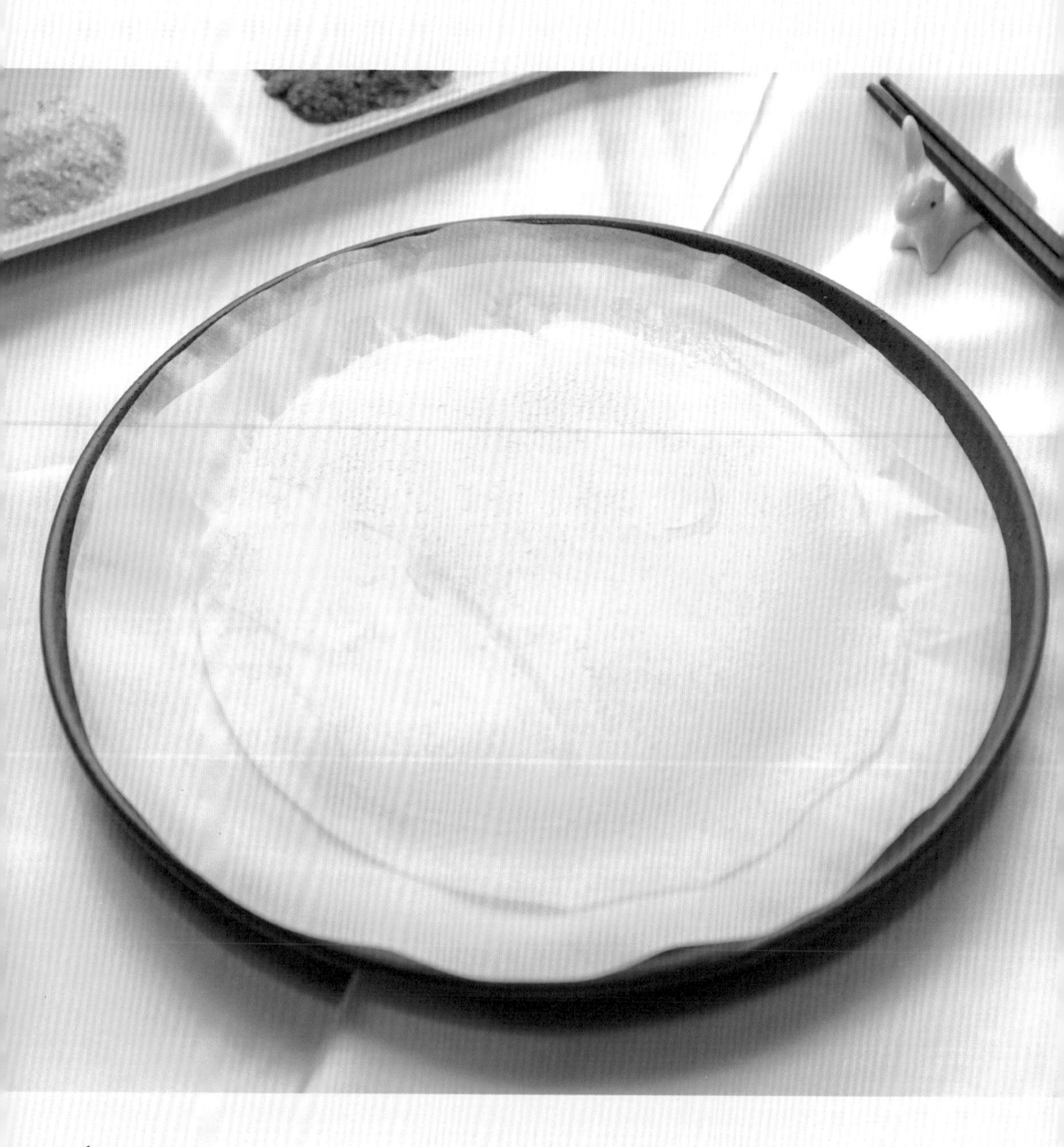

基礎馬鈴薯米薄餅皮

馬鈴薯澱粉（日本太白粉、片栗粉）可以增加成品的強韌度和保水度，配上米澱粉，可以做出細緻柔軟的餅皮，但米做的餅皮比較容易破，包好料後要趕快吃才行。

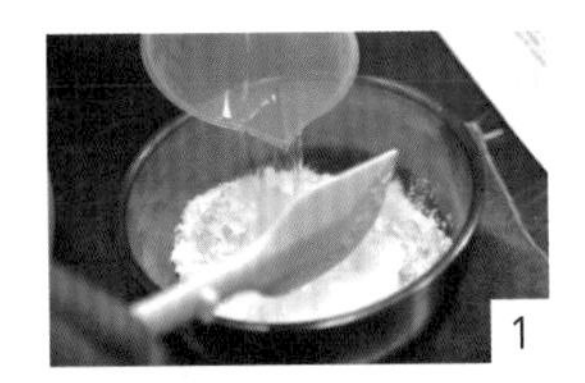
1

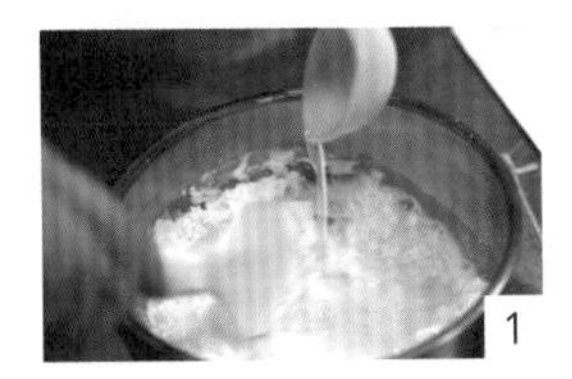
1

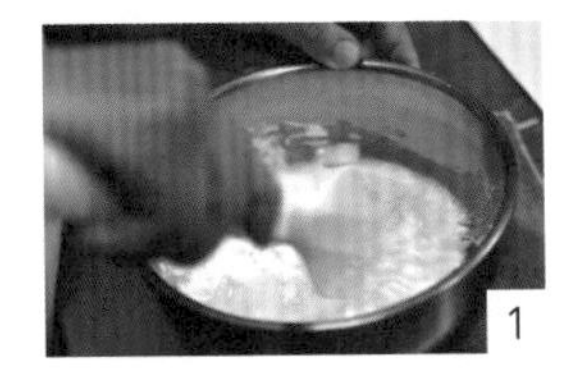
1

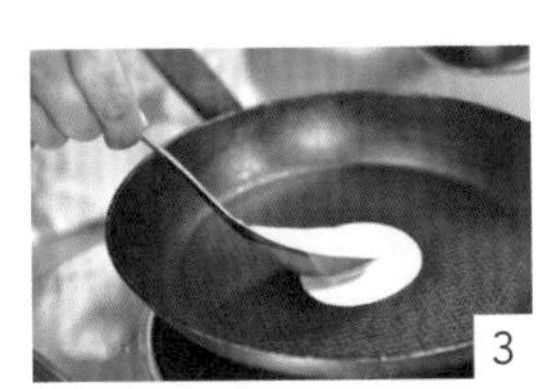
3

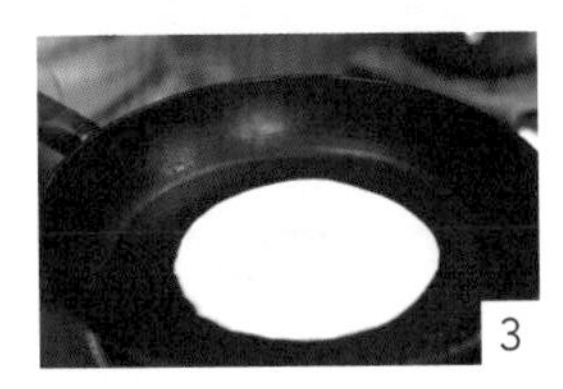
3

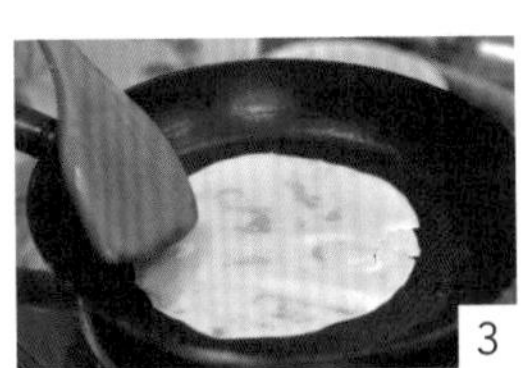
3

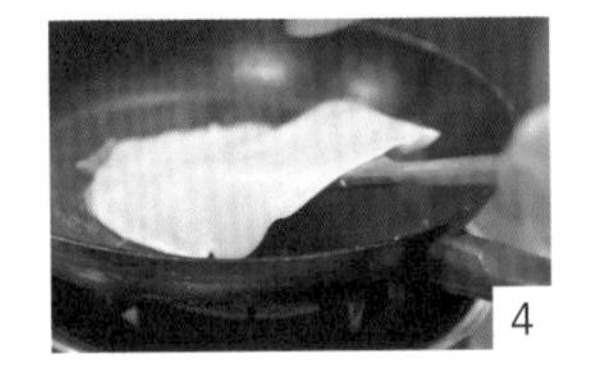
4

材料｜4片份

- 白米米穀粉 80g
- 馬鈴薯澱粉 40g
- 水 120g
- 植物油 15g
- 鹽 少許

做法

1. 先將材料表的所有材料一起拌勻，成為滑順的米糊。
2. 平底鍋用小火預熱，用刷子另外沾油塗抹底部。
3. 趁鍋子不熱時，倒入1/4的米糊(62~63g)，搖晃鍋子，讓米糊繞開成薄薄的圓形。
4. 待米糊乾燥後再翻面，烘乾熟成即可。
5. 重複上述的步驟，直至材料都用完為止。

燻鮭魚馬鈴薯米薄餅捲／應用版

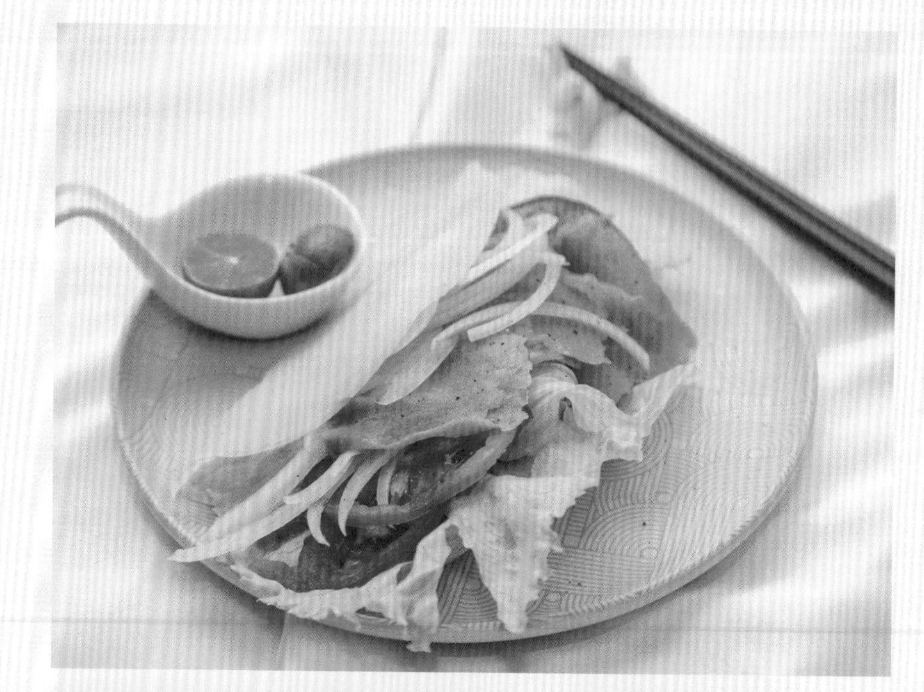

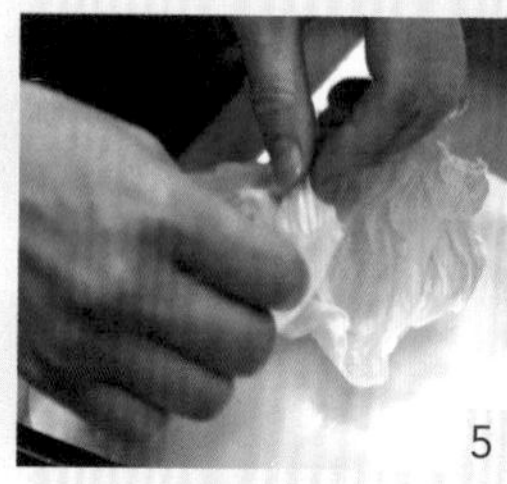

5

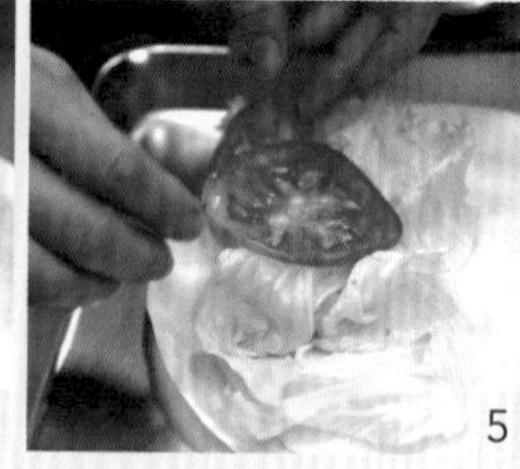

5

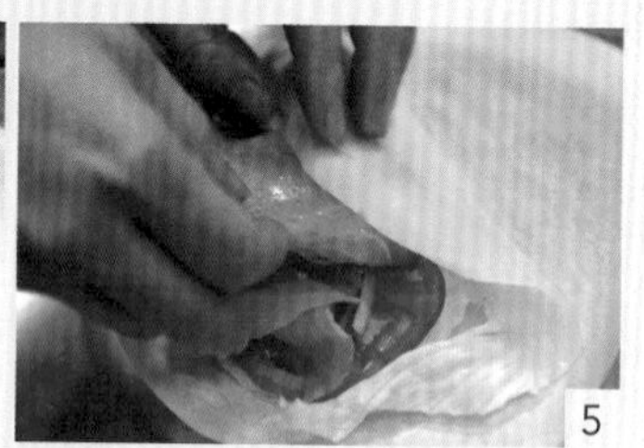

5

材料｜1捲

- 生菜適量
- 洋蔥1/4顆
- 牛番茄1/2顆
- 煙燻鮭魚片4片
- 冷壓初榨橄欖油10g
- 檸檬汁適量
- 黑胡椒粉適量
- 鹽適量

做法

1 生菜洗淨瀝乾，撕成一口大小。
2 洋蔥切細絲，泡冰水5分鐘後瀝乾。
3 番茄切成薄片。
4 煙燻鮭魚片切成一口大小，拌入橄欖油、檸檬汁，並用黑胡椒粉跟鹽調味。
5 取一張餅皮，放入適量生菜、洋蔥絲、番茄片、煙燻鮭魚，捲起即可食用。

乾煎蘑菇馬鈴薯米薄餅捲／應用版

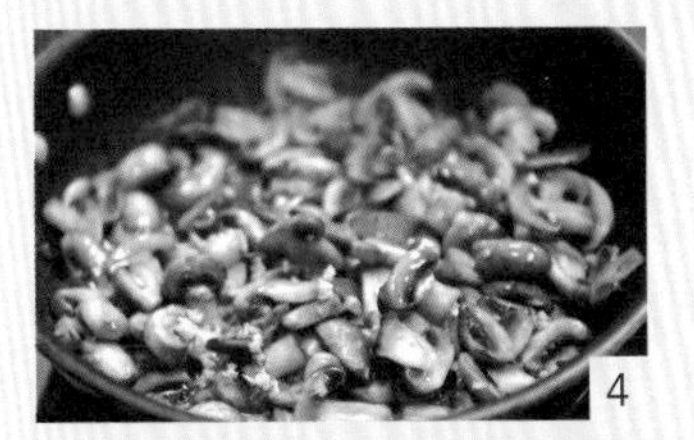
4

材料｜1捲

- 生菜適量
- 洋蔥1/4顆
- 牛番茄1/2顆
- 洋菇150g
- 蒜末適量
- 冷壓初榨橄欖油15g
- 檸檬汁適量
- 黑胡椒粉適量
- 鹽適量

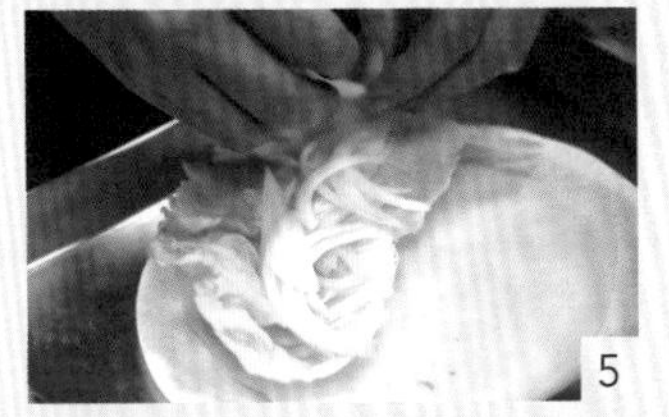
5

做法

1. 生菜洗淨瀝乾，撕成一口大小。
2. 洋蔥切細絲，泡冰水5分鐘後瀝乾。
3. 番茄切成薄片。
4. 洋菇擦乾淨切片，用乾鍋將洋菇片乾煸至收乾，加入橄欖油、蒜末、檸檬汁，並用黑胡椒粉跟鹽調味，盛起放涼。
5. 取一張餅皮，放入適量生菜絲、洋蔥絲、番茄片、炒好的洋菇，捲起即可食用。

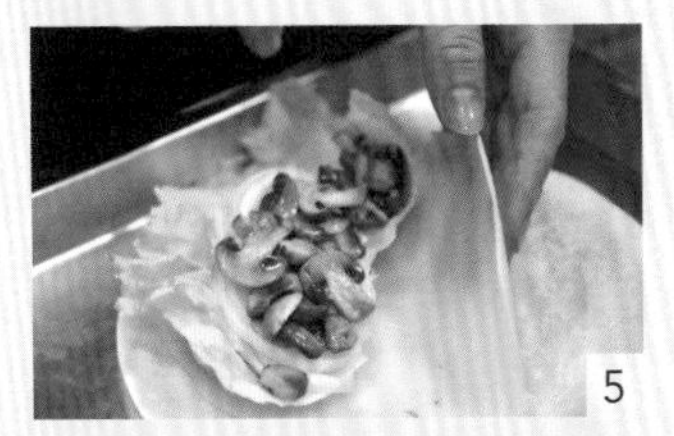
5

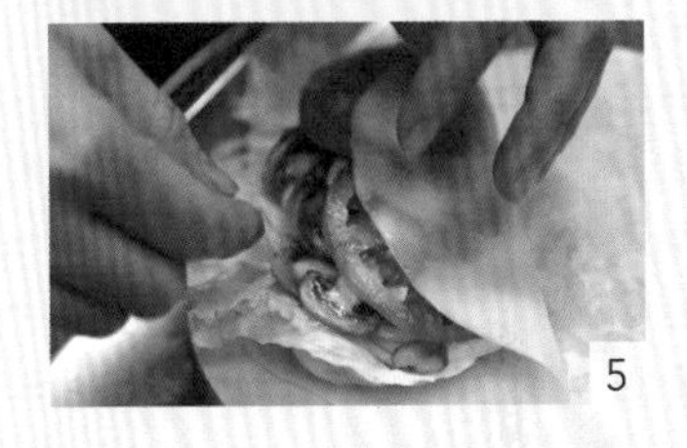
5

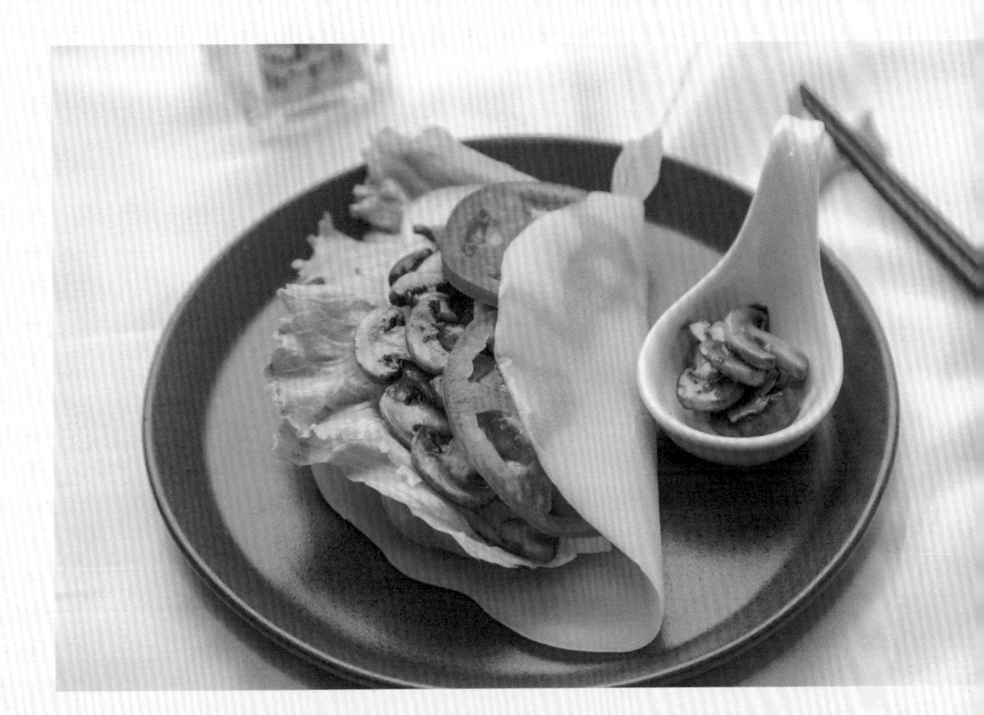

基礎蒸米包

這是米吐司的簡易版，不用烤箱、操作簡單、成功率高。前一晚將材料混合好後，用密封保鮮盒蓋緊放冷藏，第二天拌勻入模回溫 3-5 分鐘就能蒸了，用蒸的米包外皮柔軟濕潤、味道香甜，口感雖然有點像發糕，但是順口好吃。如果要口感更豐富些，材料表裡的水可以改成豆漿或牛奶。

材料｜10x10x5cm/2個

- (熱) 白米米穀粉 100g
- 鹽 少許
- 砂糖 10g
- 無麩酵母 1g
- 溫水 70g
- 植物油 10g

CHAPTER

6

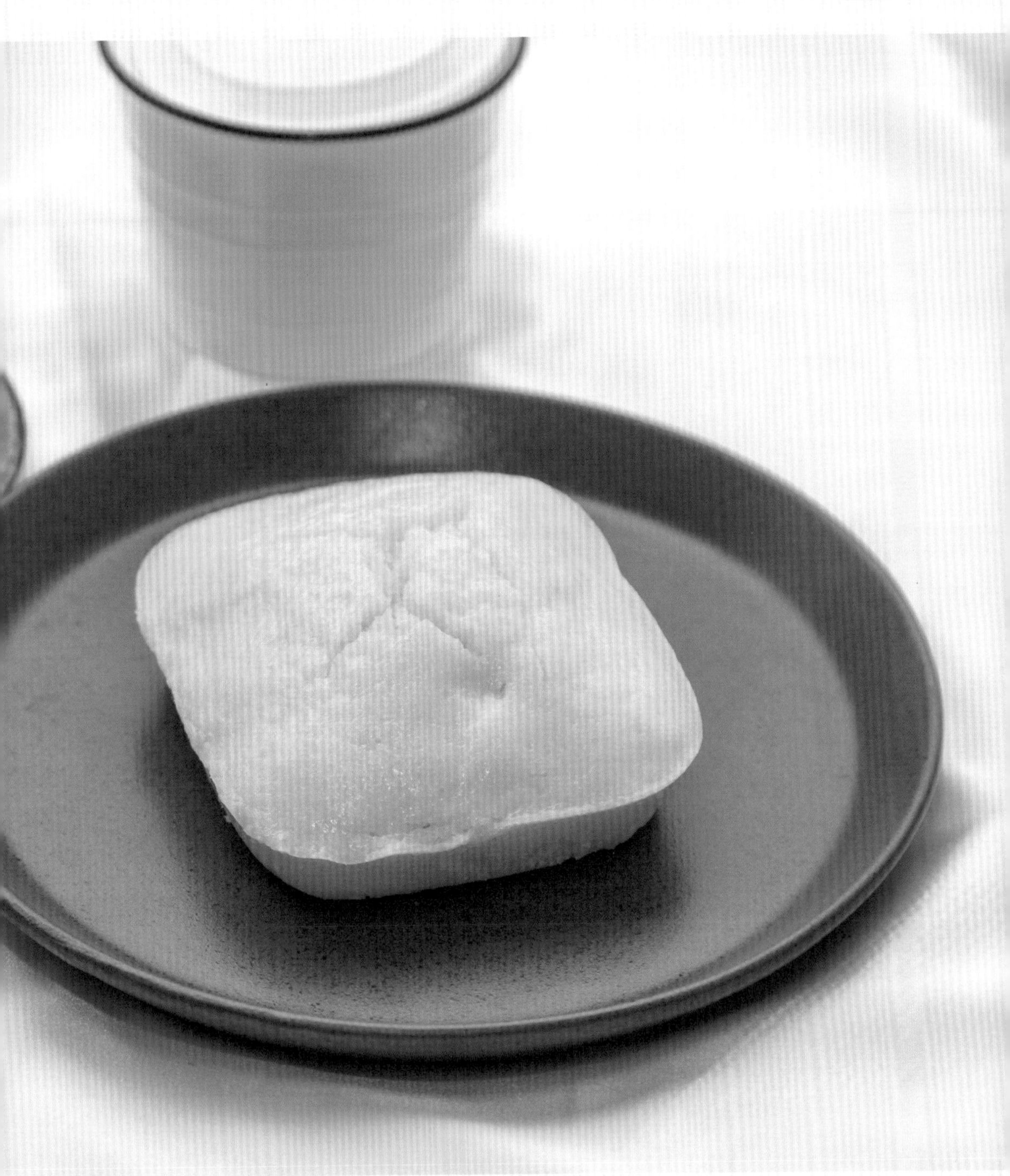

做法

1 溫水、砂糖、酵母先混合靜置。
2 將米穀粉與鹽混合均勻。
3 將酵母混合物倒入米穀粉中拌勻，可以拌個5分鐘，成品會更Q彈。
4 最後加入植物油，攪拌均勻，使其成為米糊。
5 用密封保鮮盒裝起來，放入冰箱冷藏6-8小時。
6 將冷藏後的米糊拌勻排氣，倒入鋪了烘焙紙的模型中，回溫3-5分鐘。
7 蒸鍋加入足量的水燒開，放入米包的材料，用中火蒸10-12分鐘。
8 如果成品表面有水氣，要趁熱用紙巾吸乾。
9 放涼脫模即可。

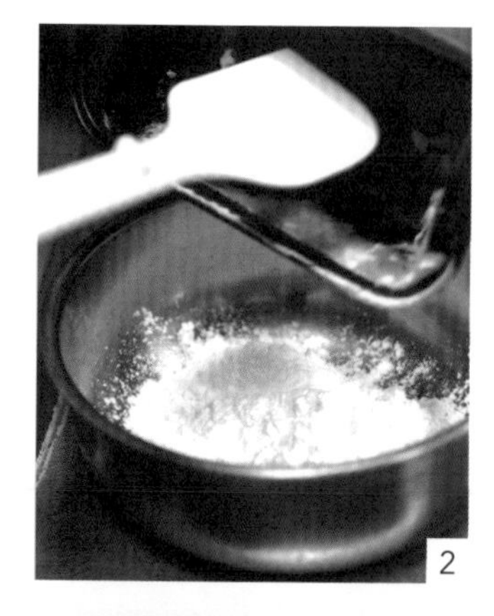
2

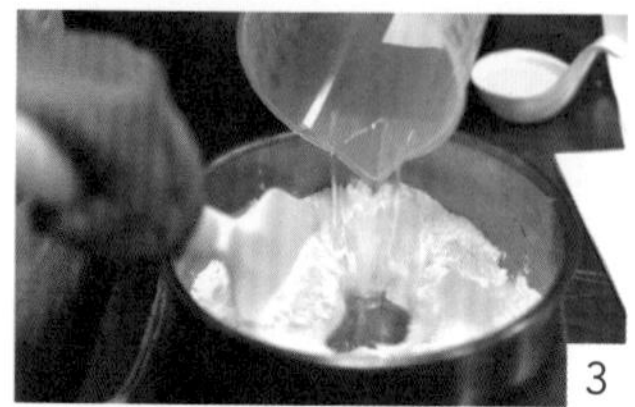
3

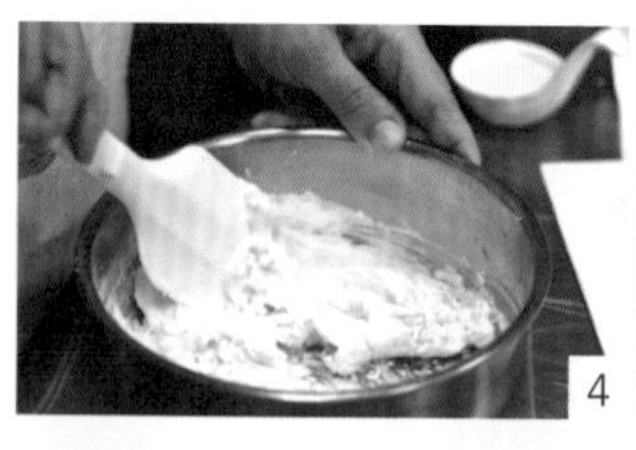
4

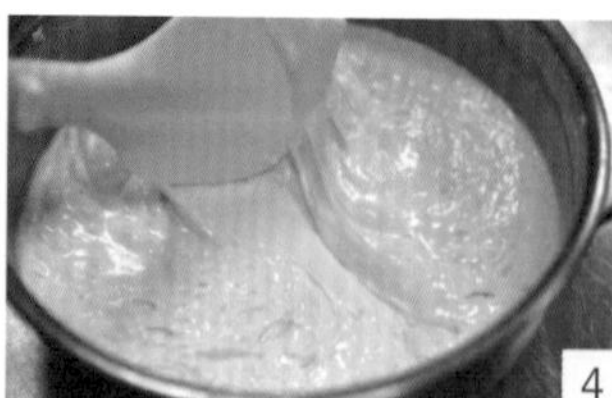
4

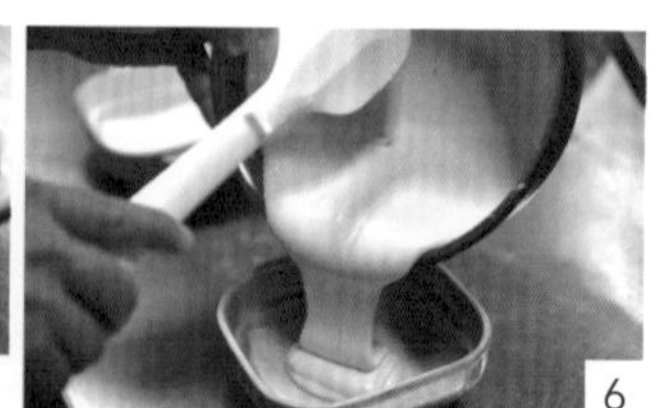
6

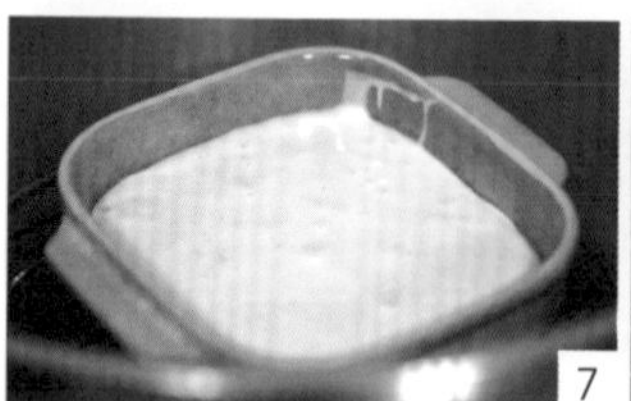
7

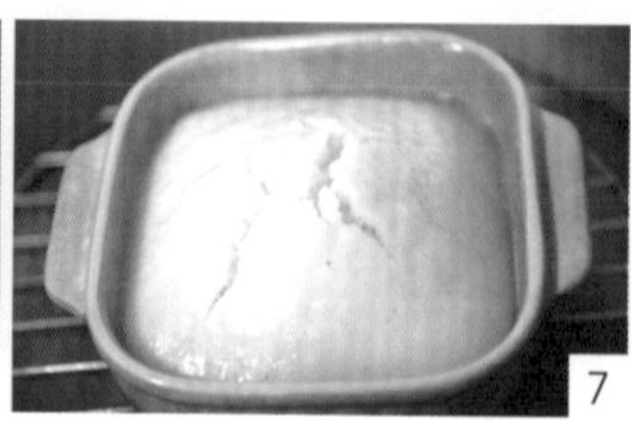
7

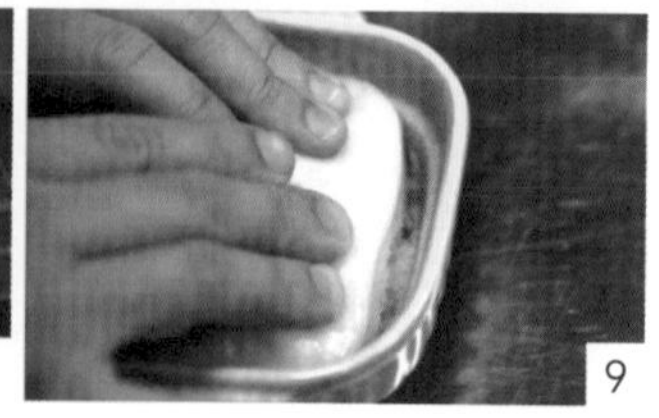
9

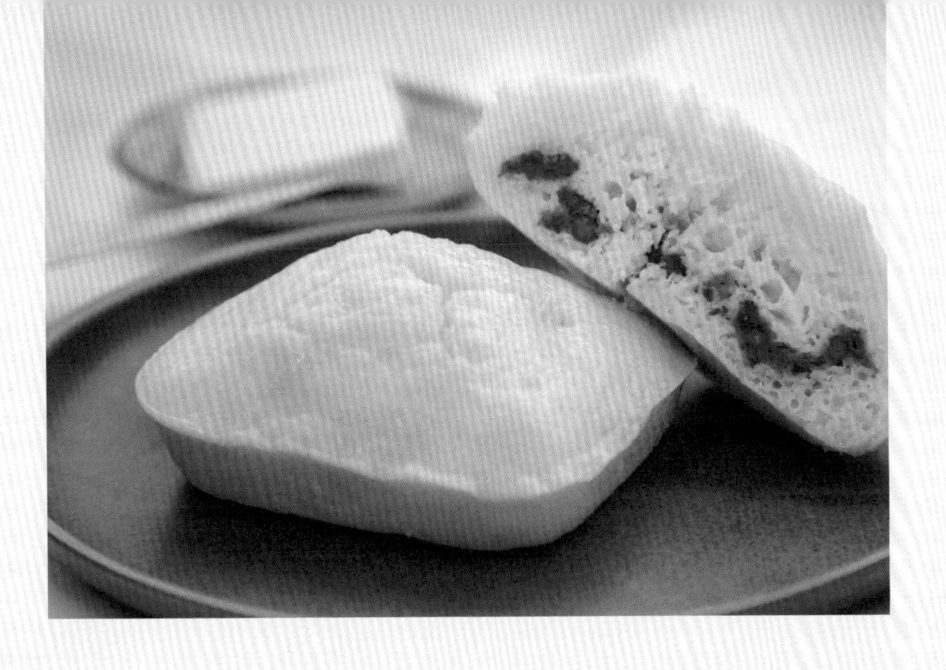

紅豆蒸米包／應用版

使用市售蜜紅豆當內餡的「紅豆蒸米包」，蜜紅豆要記得挑選無添加的品牌，成品非常香甜可口，適合當老人或小孩的點心。

材料｜10x10x5cm/2個

- 基礎米包材料 1份
- 蜜紅豆 2大匙
- 白芝麻 少許

做法

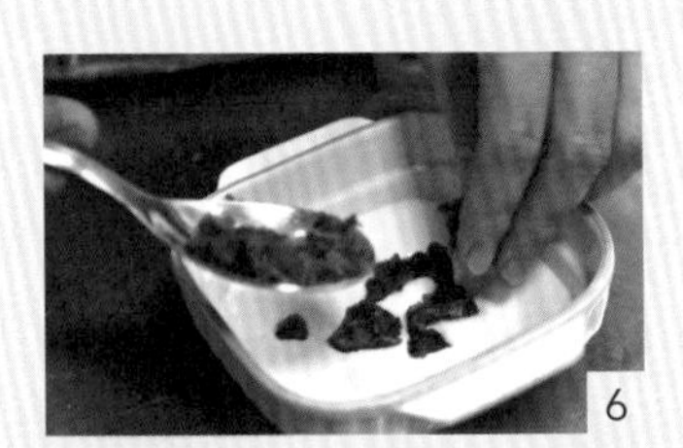
6

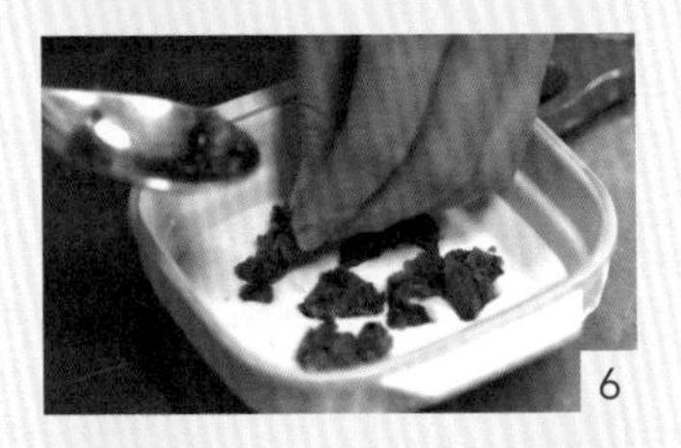
6

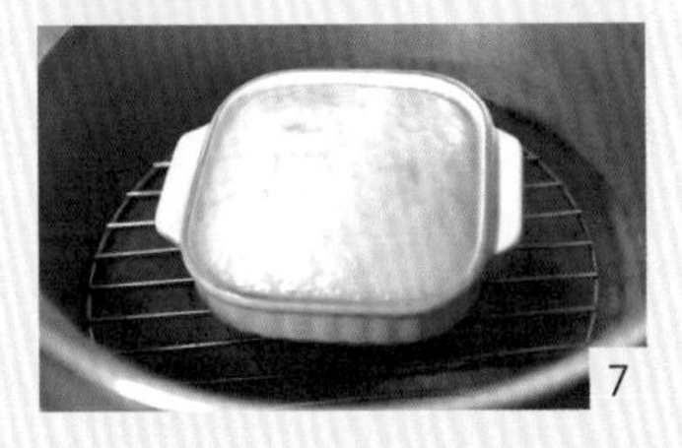
7

1. 將米穀粉與鹽混合均勻。
2. 將酵母混合物倒入米穀粉中拌勻，可以拌個5分鐘，成品會更Q彈。
3. 最後加入植物油，攪拌均勻，使其成為米糊。
4. 用密封保鮮盒裝起來，放入冰箱冷藏6-8小時。
5. 將冷藏後的米糊拌勻排氣，倒入鋪了烘焙紙的模型中，回溫3-5分鐘。
6. 入模時先倒入1/2的米糊，均勻鋪上蜜紅豆內餡後，再蓋上另一半的米糊。
7. 蒸鍋加入足量的水燒開，放入米包的材料，用中火蒸10-12分鐘。
8. 如果成品表面有水氣，要趁熱用紙巾吸乾。
9. 放涼脫模即可。

米餃子／水餃、蒸餃、煎餃

開始實施無麩質飲食後，口腹之慾無法充分得到滿足，在最想念的美食名單中，方便又美味的餃子應該是名列前茅的品項。

只用米穀粉當原料的餃子皮延展性很差，擀開很容易破，就算擀成皮，只能用蒸的或用煎的，口感也偏硬。加上樹薯粉（木薯粉）後，可讓成品具備較好的延展性和彈性，吃起來會有點像水晶餃。

這個配方的餃子做好可以冷凍保存，但要盡量擠出空氣，讓餃子皮能保存得好一點，以避免表皮乾裂。

注意事項

- 餡料的調法可按照喜好調配，若餡料配方裡有醬油，改成蔭油就好。
- 餃子要包成較長的形狀，這樣中心比較容易熟透。

CHAPTER

6

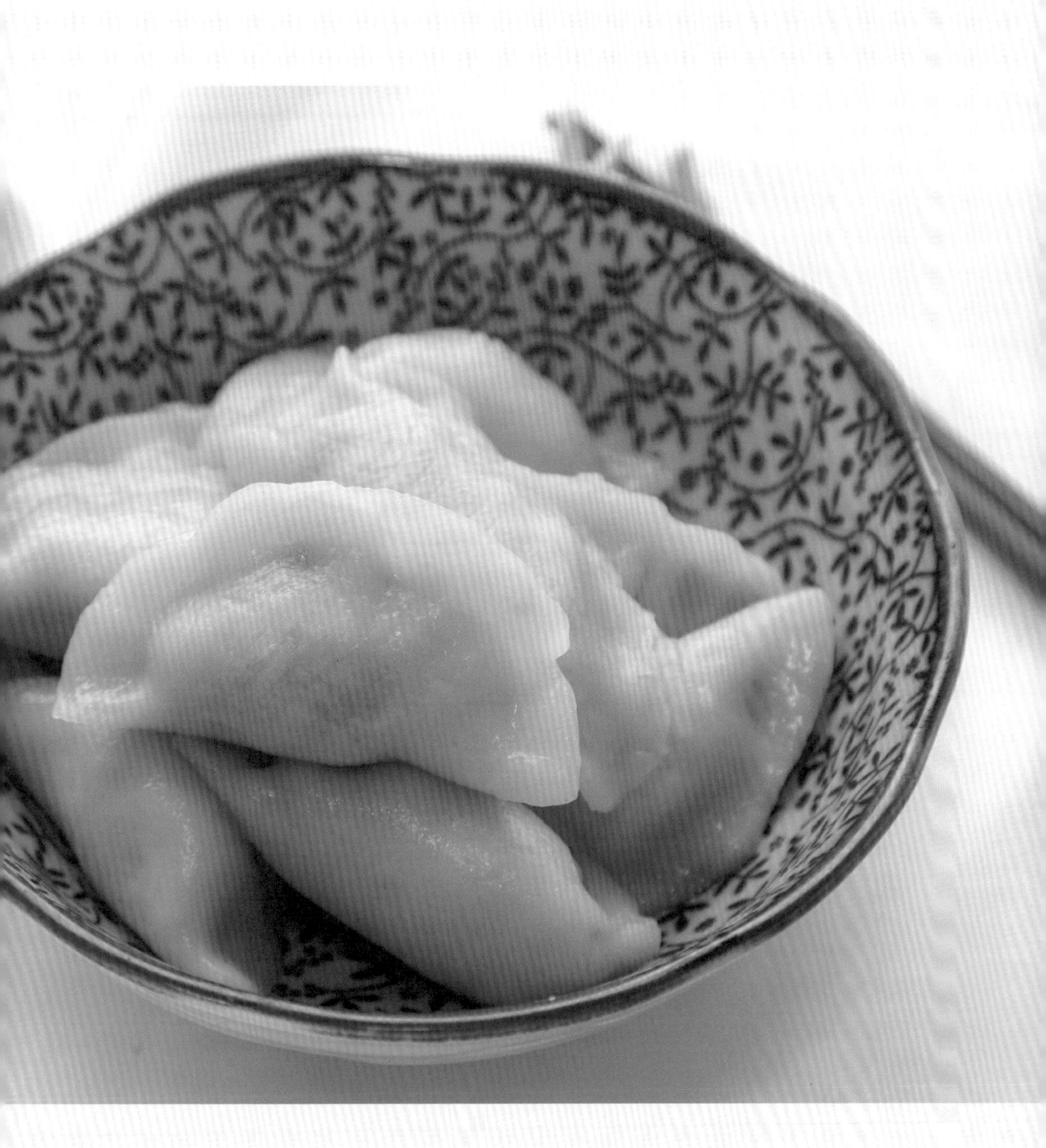

餃子皮

材料｜10個

- 白米米穀粉 80g
- 樹薯粉 20g
- 沸水 50g
- 冷水 6-10g。

做法

1. 將兩種粉類混勻，中間挖一個小洞。
2. 將沸水倒入洞中，用筷子拌勻，溫度略降後用手揉勻。
3. 加入適量冷水調整軟硬度，此配方約需6-10g。
4. 均分成10等分(15g~16g)，略為搓圓。
5. 用兩張烘焙紙夾著一份米糰，用掌心壓平，再用擀麵棍調整餃子皮的形狀，使其中間厚邊緣薄。
6. 包入喜歡的餡料，按照習慣的方法捏緊即可。

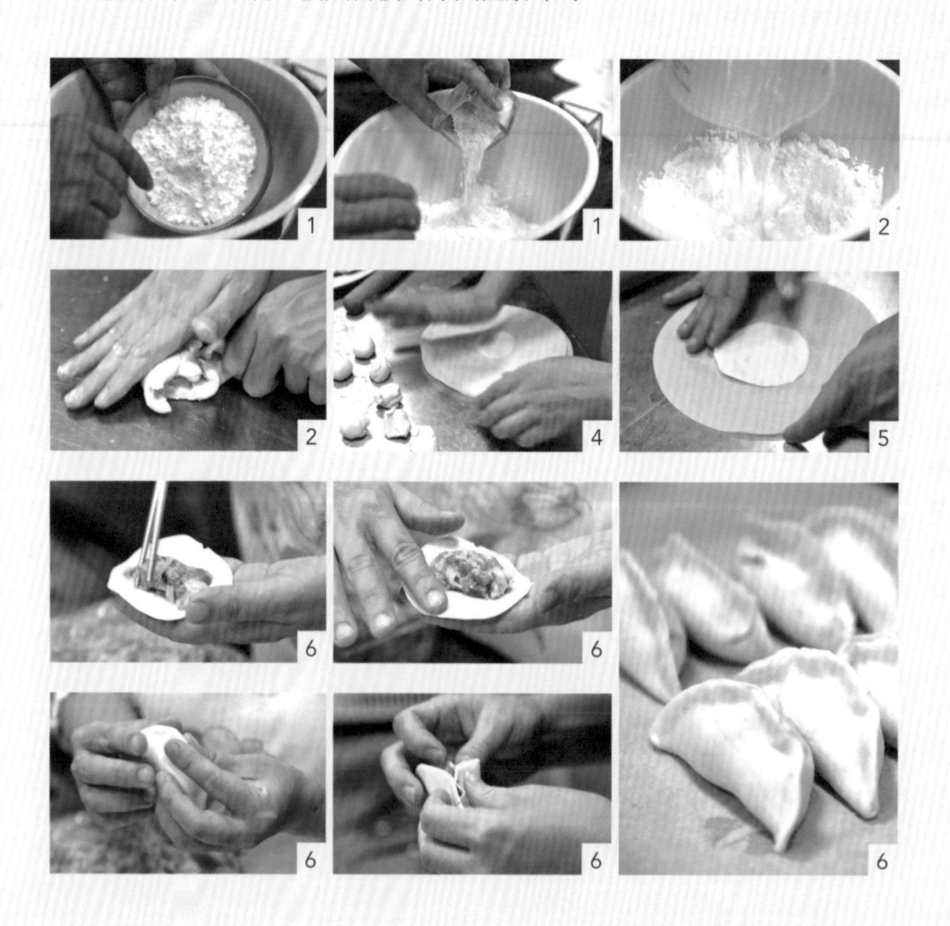

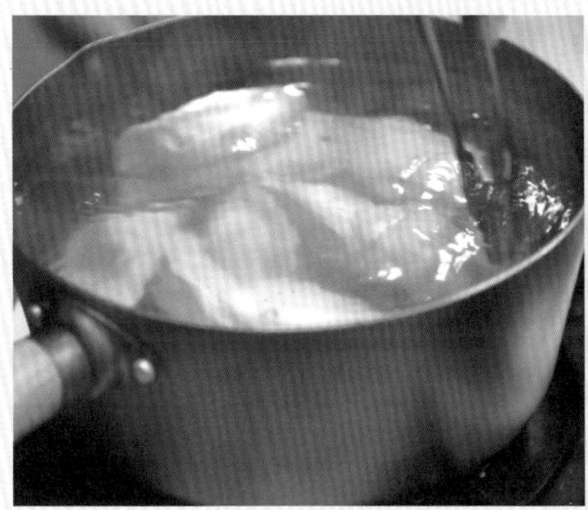

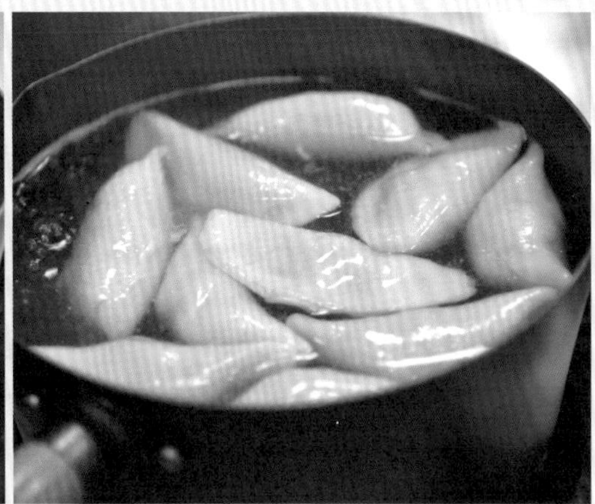

水餃煮法

1 鍋中加入足量水煮開。
2 加入餃子後，用中火煮至餃子浮起熟透。

蒸餃煮法

1 蒸籠鋪上蒸籠紙，將餃子排好。
2 蒸鍋放水煮沸後，放上蒸籠，中大火蒸至餃子熟透，約10-12分鐘。

煎餃煮法

1 平底鍋用中小火預熱，倒入少許食用油，將餃子排入鍋中，將中小火略煎1-2分鐘。
2 用10g白米粉加200cc清水拌勻，倒入鍋裡，水的高度要淹過餃子的1/2高度。
3 將火調到中火，蓋上鍋蓋，煎到水份收乾，底部結出金黃色的脆皮即可。

CHAPTER

7

無麩質主菜

不過敏、吃得安心舒服

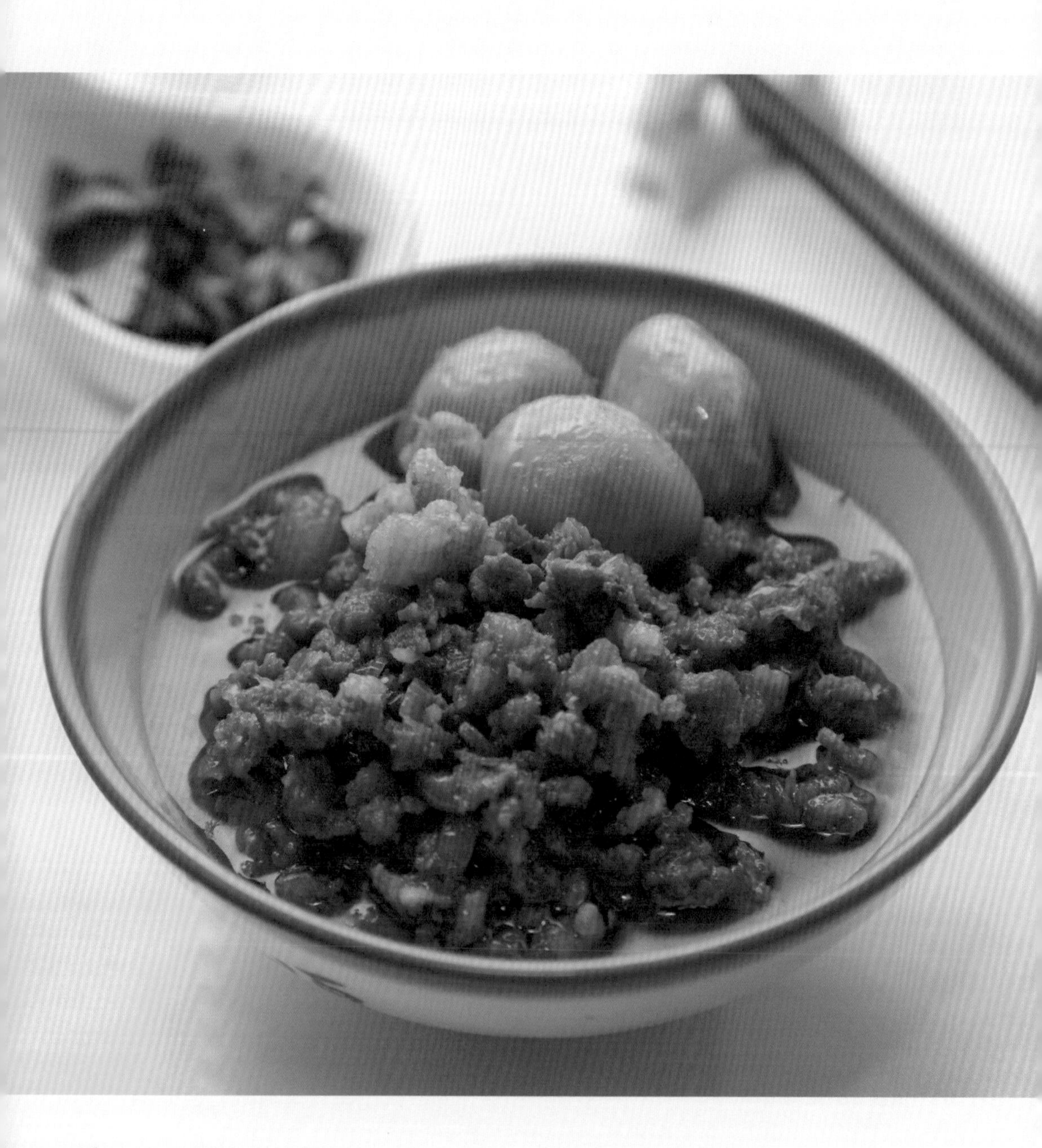

家常台式肉臊

肉臊是我們家非常喜歡的料理，原始作法是公公教的，我多加了十三香料粉，讓味道變成更有層次；再將醬油改成蔭油，這樣就變成無麩的版本。雖然各家的蔭油味道不一樣，但我會選帶點甜味的品牌，這樣燉煮的時候就不用額外加糖。

肉臊在我們家的吃法是這樣的：第一餐先吃肉臊飯、第二餐再吃無麩質麵條 ，最後剩下湯汁再加點豆腐滷一下，又是一道好吃的配菜，連湯汁都不浪費。

材料｜4人份

- 豬後腿絞肉900g
- 紅蔥頭300g（或改用油蔥酥120g）
- 豬油或植物油300g
- 薑末少許
- 熟鵪鶉蛋10顆
- 熱水1500g
- 蔭油150g
- 十三香料粉5g
- 鹽適量

做法

1. 紅蔥頭去蒂頭去皮後，逆絲切成薄的圓片。
2. 用豬油起油鍋，將擦乾水分的鵪鶉蛋過油，表皮炸成金黃色後撈起備用。
3. 將紅蔥頭片放入油鍋，用中小火慢慢炒成金黃色後撈起，放在大盤子中撥開放涼。
4. 將鍋中多餘的油舀出，留2大匙在鍋中，加入豬絞肉拌炒，先加入1小匙鹽，炒至豬肉變白收縮。
5. 續加入薑末一起炒，邊炒邊收乾水分。
6. 加入紅蔥酥、蔭油、十三香，每加一樣材料後要炒出香味才能加入另一樣。
7. 加入熱水煮開、撇去浮沫，蓋鍋蓋小火慢燉30分鐘後放入鵪鶉蛋，再煮15分鐘，確認絞肉有煮軟。
8. 最後用鹽調整味道，熄火即可。

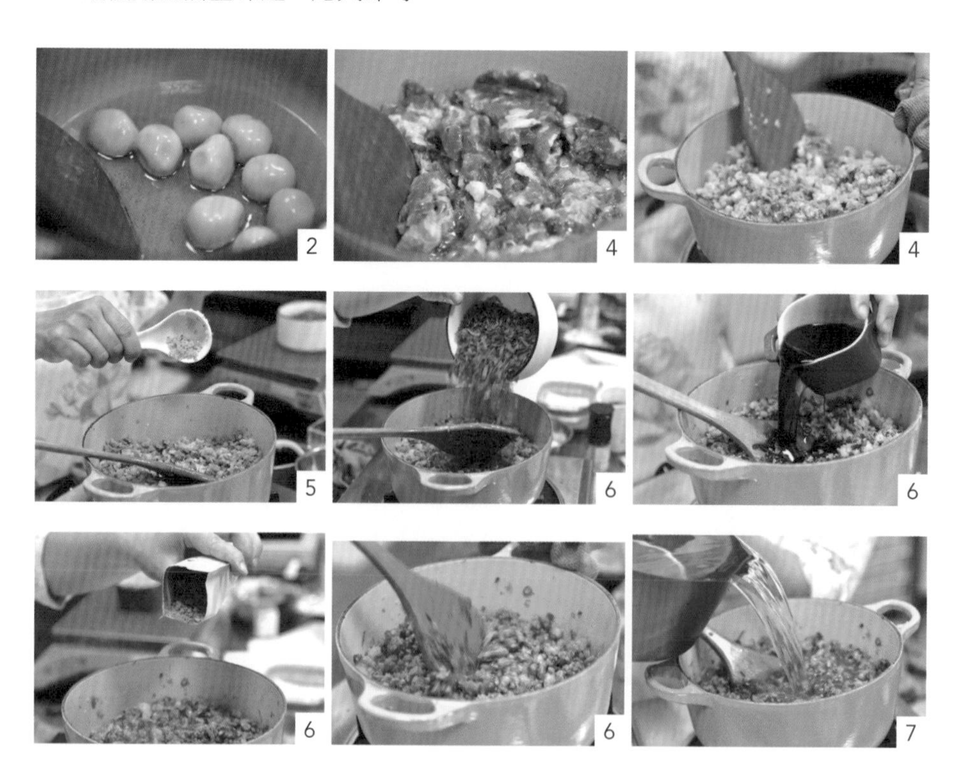

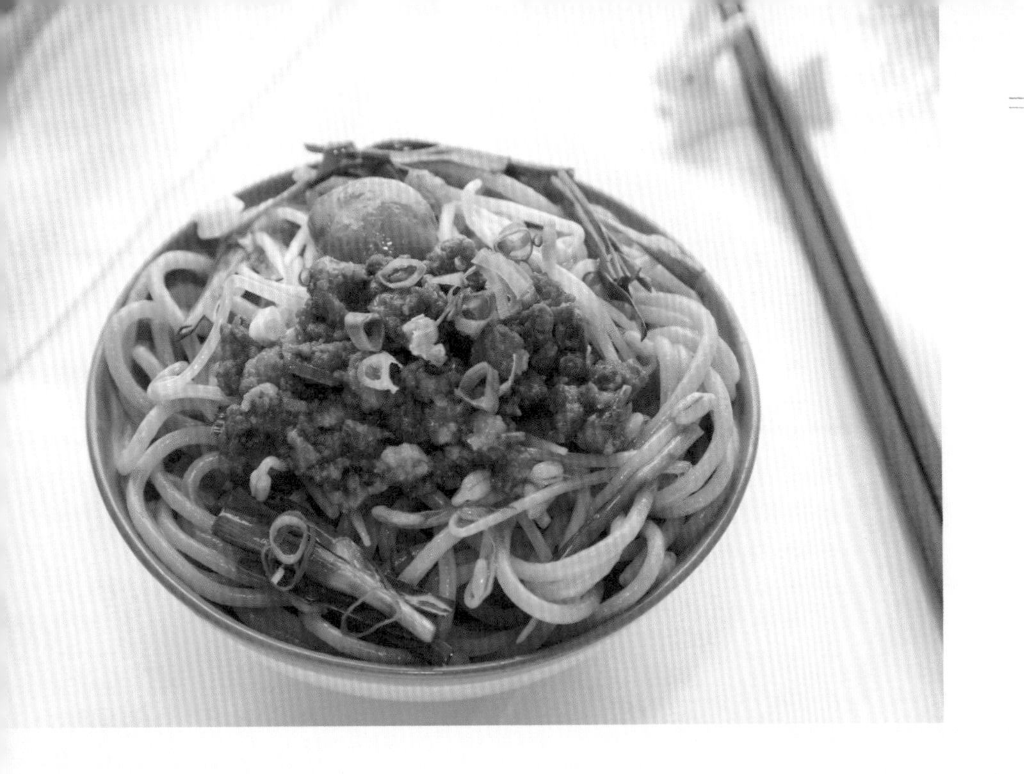

肉臊乾麵／變化版

材料｜1人份

- 無麩質麵條1人份
- 綠豆芽適量　● 韭菜段適量
- 蔥花、芹菜珠、香菜末適量
- 台式肉臊適量　● 滷好的鵪鶉蛋一顆

做法

1 用足量的水，將無麩質麵條煮熟，放入碗中，先舀一匙肉臊油拌勻，避免無麩質麵條結塊。
2 將綠豆芽跟韭菜段一起燙熟，放在麵上。
3 淋上適量的台式肉燥及鵪鶉蛋，並灑上喜歡的辛香蔬菜末。

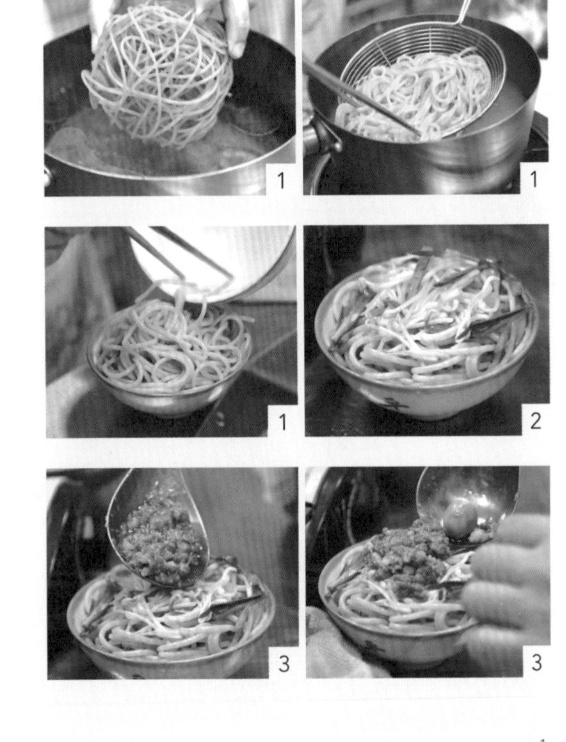

紅燒牛肉湯

紅燒牛肉湯也是很多戒麩質的朋友想念而不可得的美食，畢竟是台灣最受歡迎的外食之一，但紅燒會用到醬油，一定有麩質。

在家做無麩質的紅燒牛肉湯一點都不難。把含麩質的豆瓣醬改成成分單純的無麩質椒麻（麻辣）醬、醬油改成蔭油，只要再花點時間燉煮，就能做出美味的紅燒牛肉湯，配上無麩質麵條就是紅燒牛肉麵，配上細冬粉就是紅燒牛肉細粉，加點青菜勾上芡汁，淋在白飯上就是紅燒牛肉燴飯。

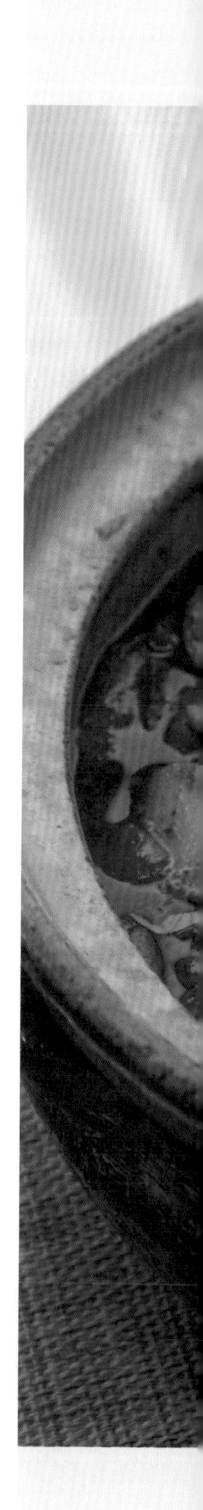

材料｜4人份

- 牛腩或牛腱900g
- 薑5-6片
- 蔥2支
- 蒜3-5顆
- 紅辣椒1支（不用切）
- 中型牛番茄2顆（約200g）
- 中型洋蔥1顆（約200g）
- 紅蘿蔔1條
- 白蘿蔔1條
- 椒麻醬1大匙
- 蔭油120g
- 米酒50g
- 鹽適量
- 白胡椒粉適量
- 蔥花適量
- 香菜末適量

CHAPTER

7

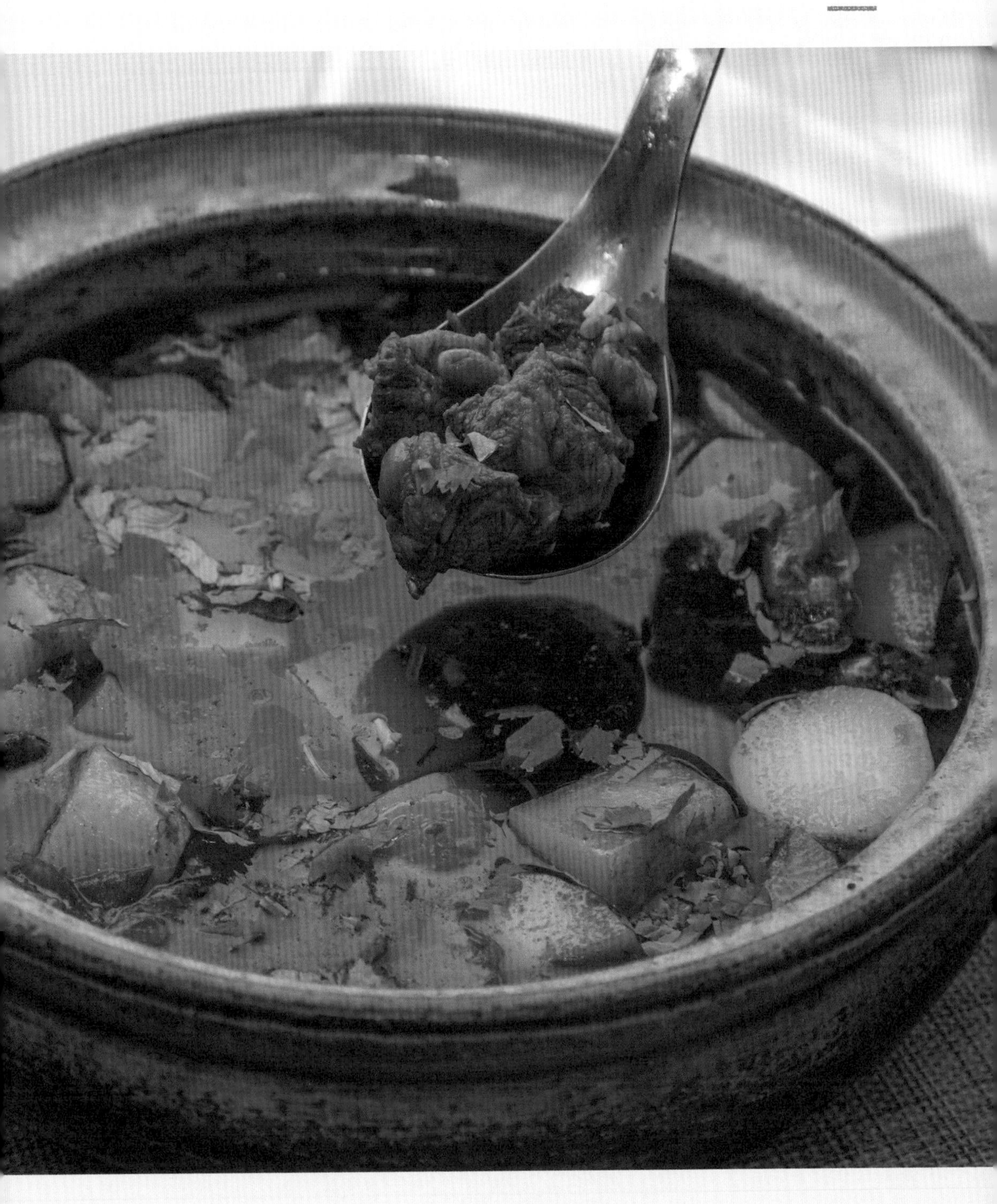

做法

1. 牛肉切成3*3公分的大小，泡冷水20分鐘後洗淨。
2. 牛肉冷水下鍋汆燙好備用。
3. 將所有蔬菜都切成一口大小，紅白蘿蔔要大塊一點。
4. 鍋中放油，放入洋蔥翻炒至透明，再放蔥、薑、蒜、辣椒炒香。
5. 放入汆燙好的牛肉塊、椒麻醬，一起翻炒出香味。
6. 加入蔭油和米酒，再炒出香味。
7. 加入番茄略炒。
8. 加熱水2000ml。
9. 滾沸後轉小火，蓋鍋蓋燉煮1小時。
10. 加入紅白蘿蔔塊，再煮半小時，確定材料都熟爛為止。
11. 熄火放隔夜，要吃之前再覆熱，會更入味。
12. 最後用鹽調味即可起鍋。
13. 可撒上蔥花、香菜末一起食用。

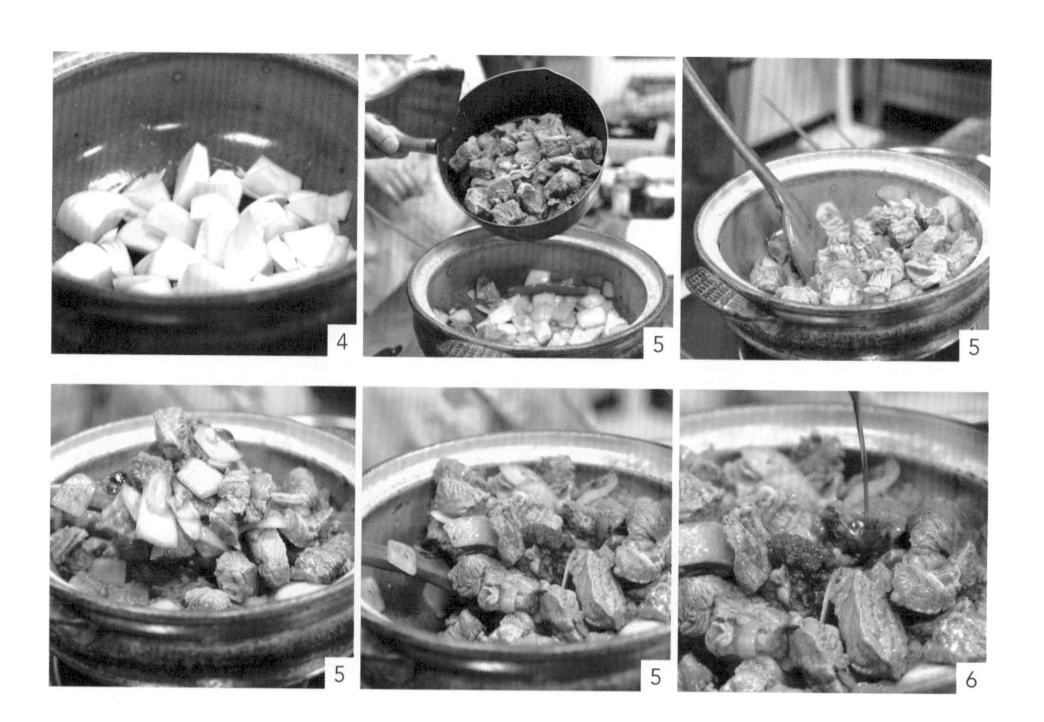

牛肉麵好朋友／清炒客家酸菜

材料｜2人份

- 客家酸菜1顆
- 蒜末2大匙
- 辣椒末1大匙
- 糖少許

做法

1 將酸菜剝開洗淨，泡冷水20-30分鐘退鹽，捏一小塊嚐嚐，吃起來略鹹就可以。
2 將酸菜切小小段備用。
3 鍋中放入植物油，爆香蒜和辣椒，油量要夠，不然酸菜會澀澀的。
4 放入酸菜末一起拌炒約5分鐘，用少許糖調味即可。
5 取適當的份量放在紅燒牛肉麵上一起享用。

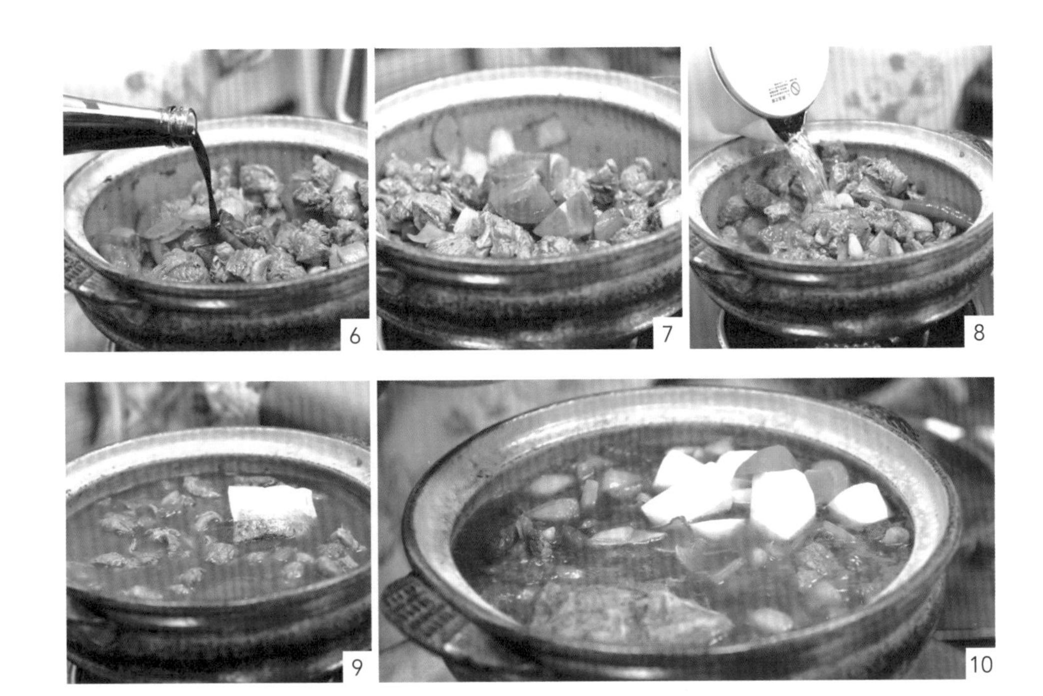

CHAPTER 7

馬來西亞巴生肉骨茶

我個人非常喜歡肉骨茶湯，胡椒味或中藥味的都好。現在有貿易商進口肉骨茶香料包，超市就有賣，一般是賣粉狀的香料包，選擇添加物少一點的品牌，但如果運氣好，遇到使用整片藥材的夢幻香料包，我一定會買起來囤貨，這種的香料包會更持久耐煮。

在炎熱的夏季裡，不免貪涼吃些冰冷的食物，再加上依賴空調，身體會蓄積濕熱之氣。這時煮上一鍋肉骨茶，拿肉骨沾醬料配熱白飯一起吃，會邊吃邊爆汗，好好排除體內的溼氣，待汗水自然停止後，身體中心就會感覺到清涼舒服。

我的巴生朋友教我要加上雞腳或豬尾，讓湯頭充滿膠質，喝的時候嘴唇會被膠住，據說這樣才正統。但若喜歡清爽的口感，可以省略不加，這樣的口感比較接近我在檳城吃到的版本。

材料｜3-4人份

- 肉骨茶香料1袋（35g）
- 豬小排1000g
- 雞腳3-5隻
- 整粒大蒜3顆
- 乾香菇6-8朵
- 水2000g
- 蔭油1大匙
- 鹽適量

做法

1. 豬小排和雞腳先汆燙洗淨備用。
2. 取一個湯鍋，將水、洗淨的蒜頭和乾香菇、香料包一起放入。
3. 煮至湯水滾沸出味後，加入汆燙好的肉類。
4. 再度沸騰後轉小火，蓋上鍋蓋，慢火燉煮1.5-2小時。
5. 最後用少量蔭油和鹽調味。

肉骨茶蘸料

用蔥花、蒜末、辣椒末、蔭油加在一起，吃的時候每人一碗飯、一碗肉骨茶、一碟蘸料，用湯料配飯吃。

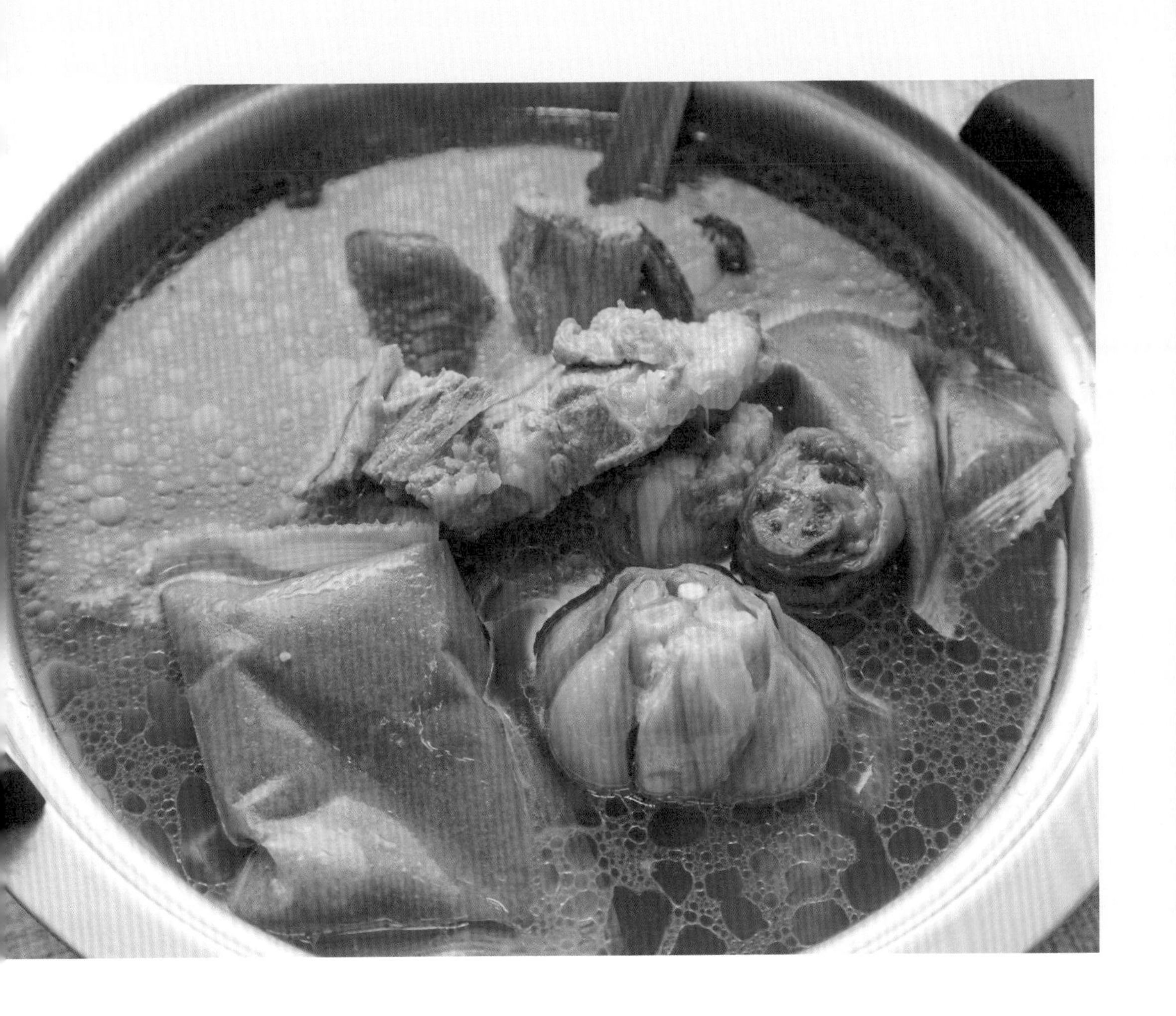

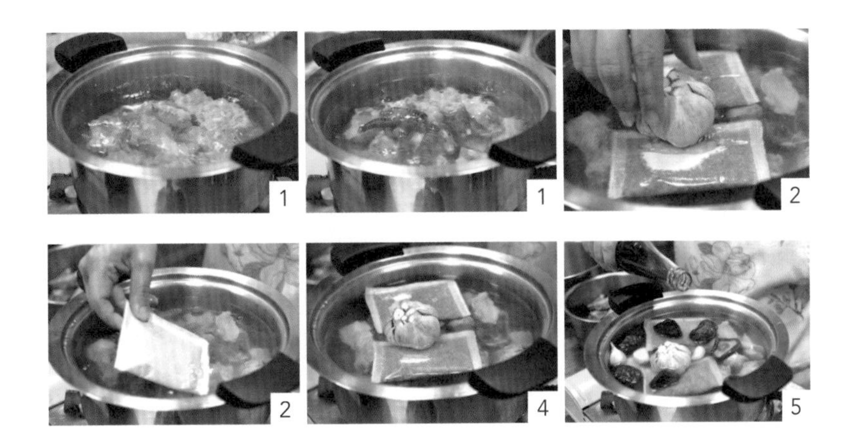
1
1
2
2
4
5

洋蔥馬鈴薯燉肉

洋蔥馬鈴薯燉肉做法容易、鹹鹹甜甜的非常下飯，是孩子們很喜歡的味道。這道菜很適合帶便當，用保溫罐裝著或是再加熱都好吃。

吃剩的燉肉可以再加上蒟蒻絲增量，可從主菜再變化出一道配菜。將一盒蒟蒻絲用冷水漂洗幾次去除鹼味，放入燉肉中，加點水跟味噌調味，燉煮二十分鐘後，又是一道美味的配菜。

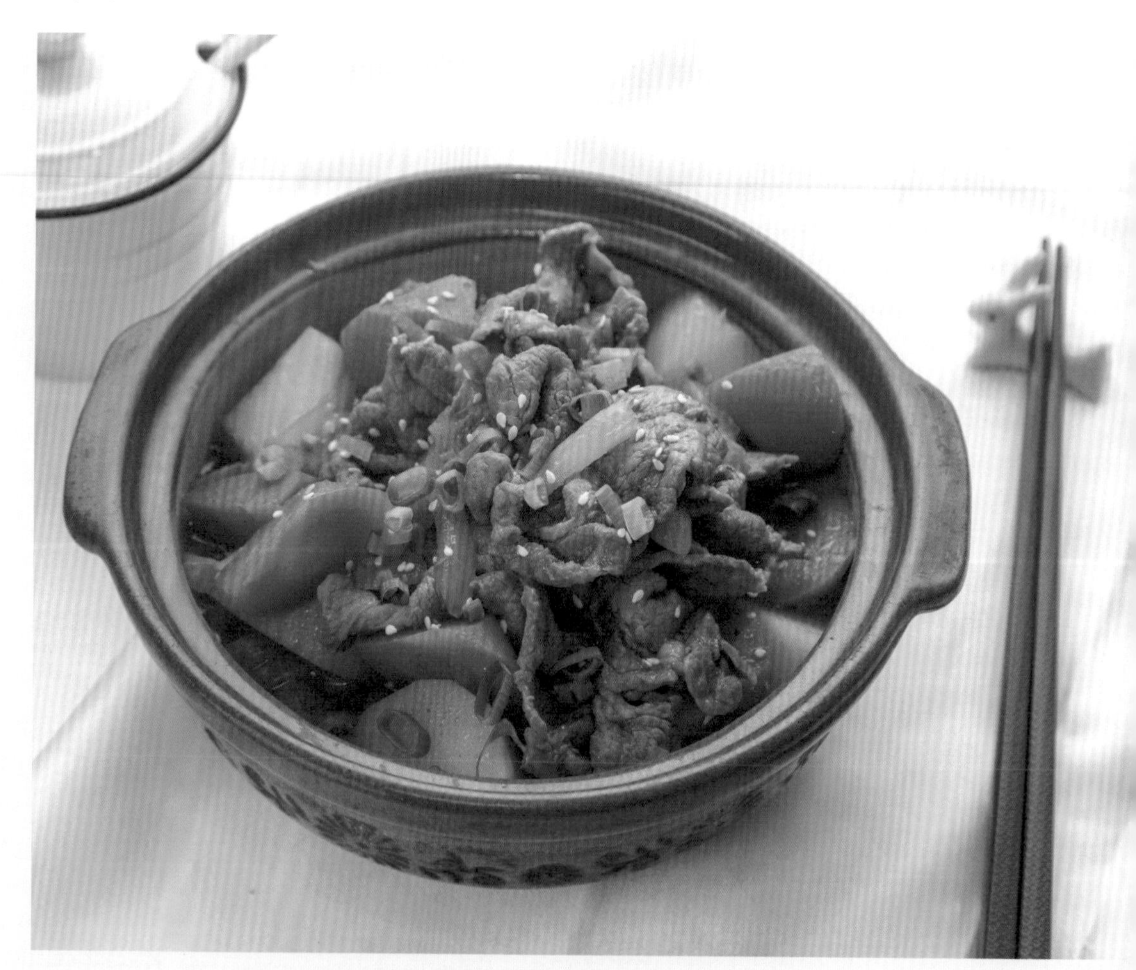

材料｜2人份

- 中型洋蔥2顆 ● 豬梅花肉片300g
- 中型馬鈴薯2顆 ● 中型紅蘿蔔1條
- 水1000g ● 蔥花適量（裝飾用可省略）
- 白芝麻適量（裝飾用可省略）
- 蔭油30g ● 味醂15g

做法

1. 洋蔥去皮，順向切成0.3cm寬的細絲。
2. 馬鈴薯、紅蘿蔔去皮切成一口大小。
3. 鍋裡加少許油，用中火先將洋蔥絲炒軟呈半透明狀。
4. 續加入肉片同炒至變色。
5. 加入蔭油、味醂，拌炒均勻後，加入馬鈴薯和紅蘿蔔。
6. 加入適量清水，淹過食材，用小火燉煮20分鐘，至湯汁剩下1/4。
7. 起鍋前用再調整味道，撒上少許蔥花、白芝麻做裝飾。

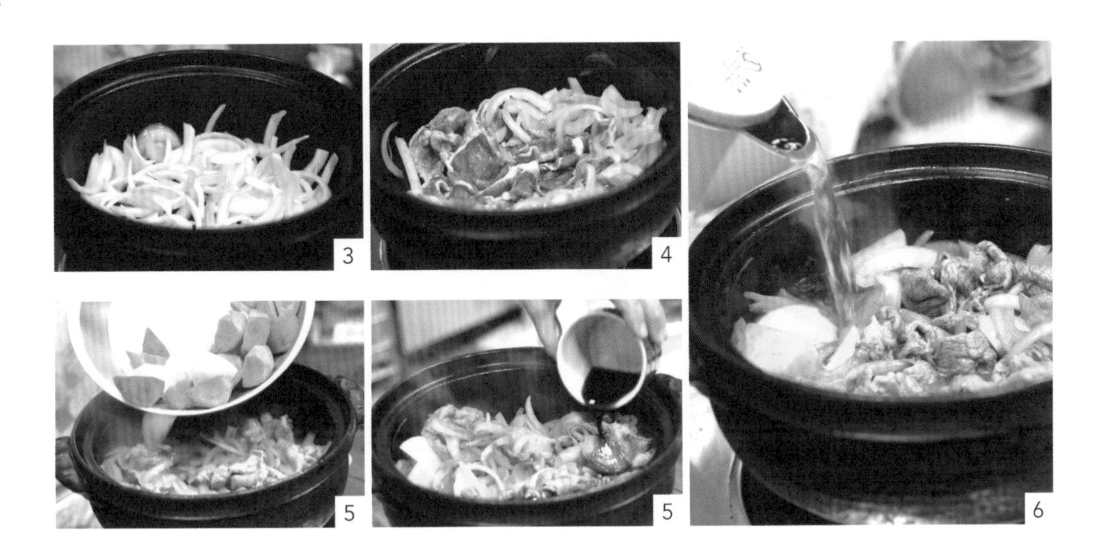

CHAPTER

7

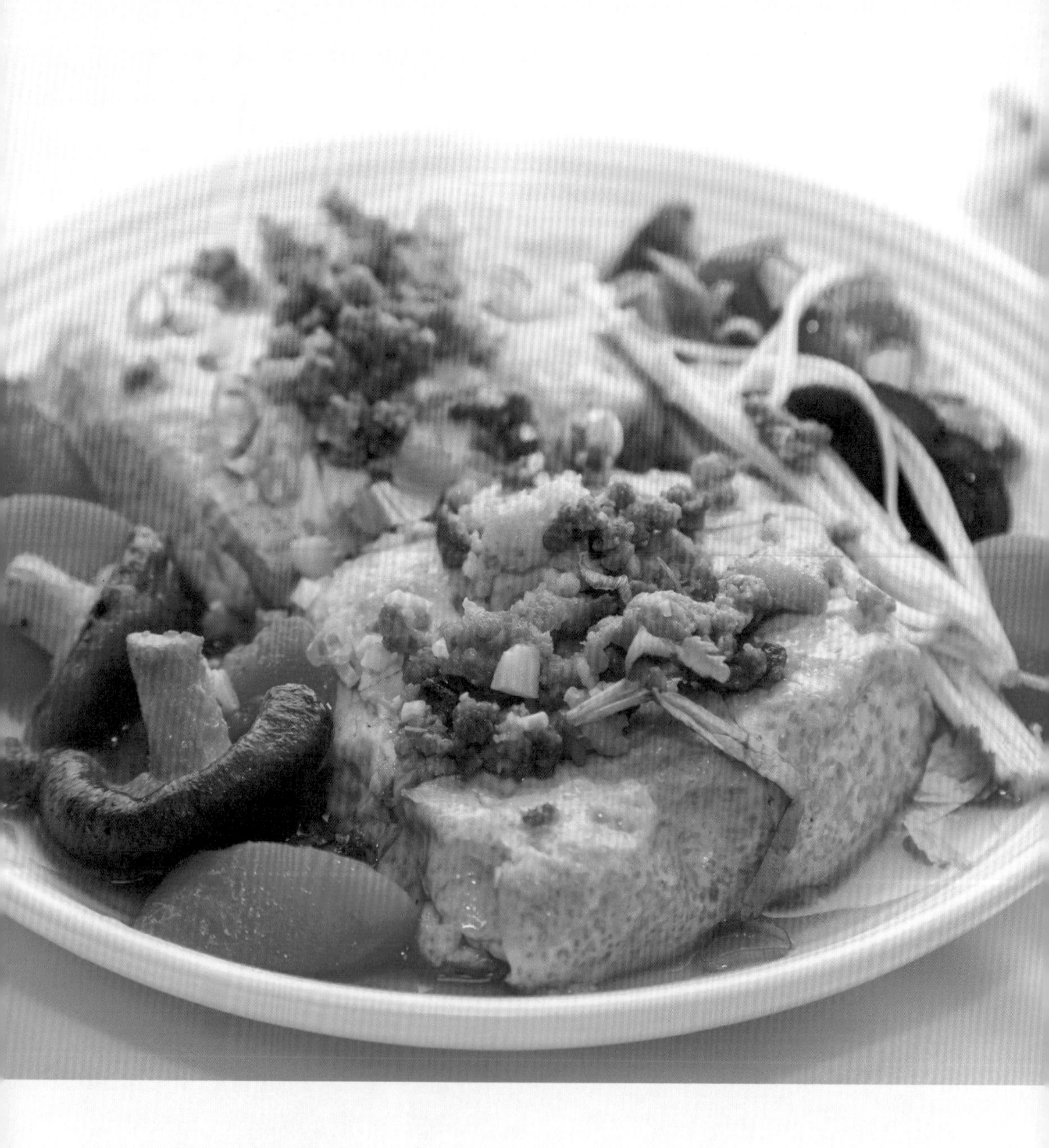

紅燒麻辣臭豆腐

對戒麩的人來說，很難在外面找得到無麩版本的麻辣臭豆腐，辣豆瓣醬、醬油都是禁區，其實改成無麩的椒麻醬（麻辣醬）和蔭油就可以了。

臭豆腐要趁湯汁還沒滾沸時加入，一起燉煮至沸騰，這樣煮出來的臭豆腐才會鮮嫩多汁，臭豆腐的醃汁先別倒，如果覺得煮好的臭豆腐味道不夠，可以用來調味。

材料｜2-3人份

- 食用油適量
- 絞肉150g
- 蒜末20g
- 水500g
- 臭豆腐4塊
- 金針菇1把
- 生香菇數朵
- 黑木耳2片
- 高麗菜150g
- 紅蘿蔔1條
- 牛番茄2顆
- 香菜末適量
- 蔥花適量
- 椒麻醬1大匙（視口味決定）
- 蔭油100g
- 鹽少許

做法

1. 拿一個大湯鍋，將高麗菜撕碎鋪底。
2. 將紅蘿蔔、番茄切塊，放在高麗菜上。
3. 將瀝乾的臭豆腐劃一個井字型的刀口，鋪在剛剛準備好的菜料上。
4. 將金針菇、香菇片鋪在臭豆腐上備用。
5. 另起一個炒鍋，放油將絞肉炒到變白收乾。
6. 加入蒜末、椒麻醬炒香，再加入蔭油拌炒。
7. 加入水燒開成醬汁，倒在備好的臭豆腐料上。
8. 開大火將湯汁燒開，轉小火蓋鍋蓋燜煮半小時，湯汁不夠的話再補些水。
9. 用臭豆腐湯汁和鹽調味，撒上香菜末和蔥花，起鍋。

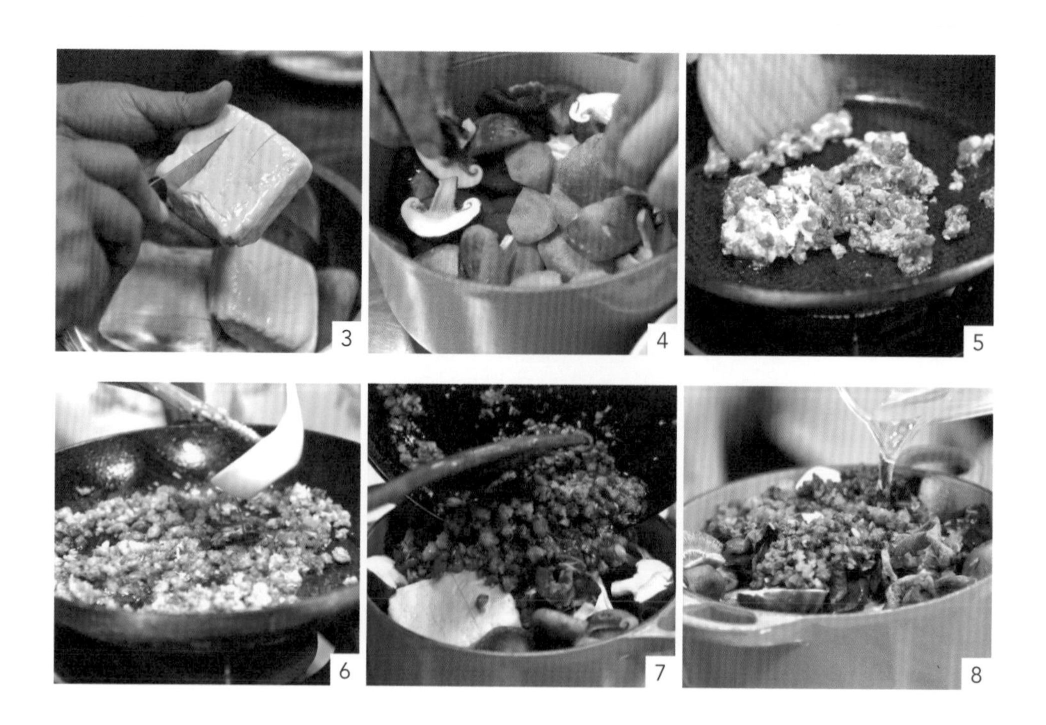

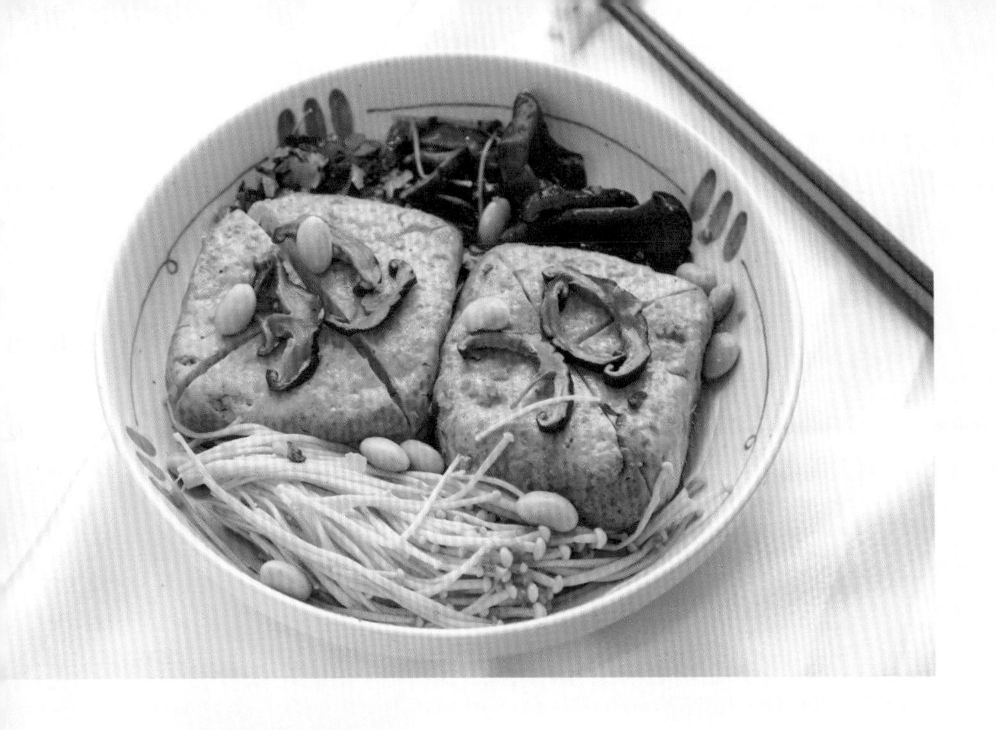

素食臭豆腐／變化版

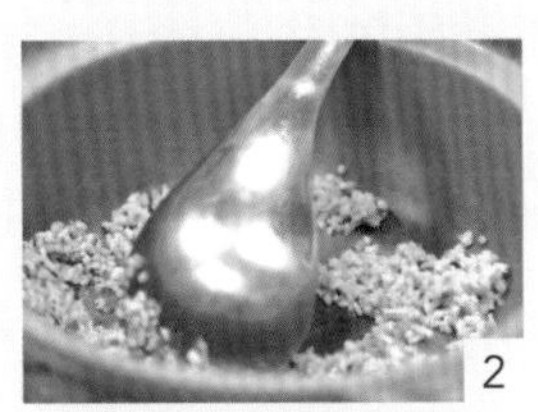
2

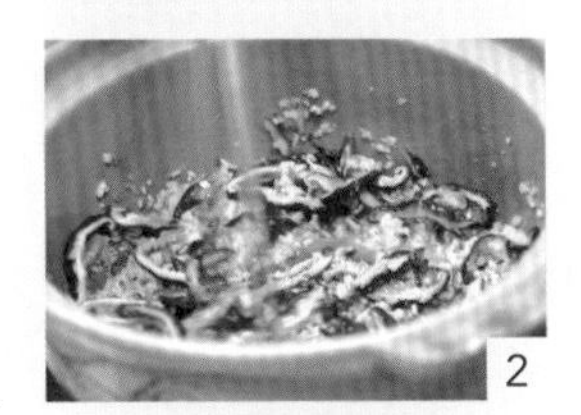
2

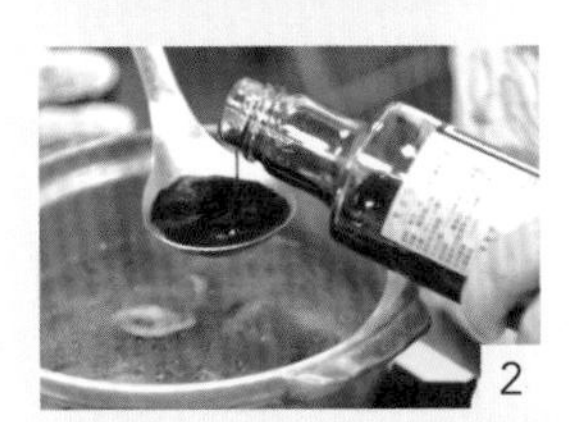
2

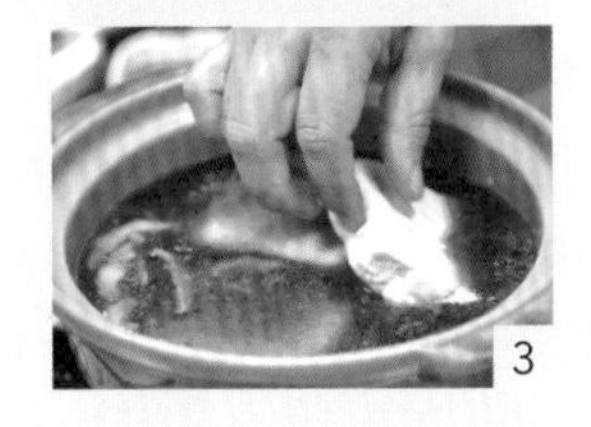
3

材料｜2-3人份

- 薑末30g
- 乾香菇3-5朵
- 麻油50g
- 雪裡紅1小把（可省略）
- 臭豆腐4塊
- 金針菇半把
- 熟毛豆少許（裝飾用）
- 香菜少許（裝飾用）
- 蔭油100g
- 香菇水+清水300g

做法

1. 將乾香菇泡水後擰乾切絲備用。
2. 用麻油炒香薑末及香菇絲，加入蔭油及水。
3. 將瀝乾的臭豆腐劃一個井字型的刀口，放入鍋裡，煮沸後再轉小火煮半小時。
4. 加入金針菇或其他菇類略煮。
5. 起鍋前加上洗淨切碎的雪裡紅。
6. 撒上熟毛豆跟香菜做裝飾。

清燉獅子頭

清燉獅子頭的配方裡沒有醬料，只有清湯，很適合無麩質飲食。我喜歡純肉口感的獅子頭，所以沒加荸薺（馬蹄），這道菜很適合帶便當。獅子頭炸好後冷凍起來，用來煮火鍋、燉湯都很方便。

若要做成紅燒獅子頭的話，將雞高湯加入蔭油膏、米酒後，不要放蛤蜊，其他作法一樣，起鍋前再撒點蔥花蒜苗即可。

材料｜4人份

獅子頭…………

- 五花或梅花粗粒絞肉600g
- 薑末10g
- 蔥花15g
- 鹽12g
- 糖6g
- 白胡椒粉1小匙

清燉獅子頭…………

- 獅子頭10顆
- 大白菜或娃娃菜200g
- 蛤蜊8-10顆
- 雞骨高湯適量
- 胡椒粉適量
- 鹽適量

CHAPTER

7

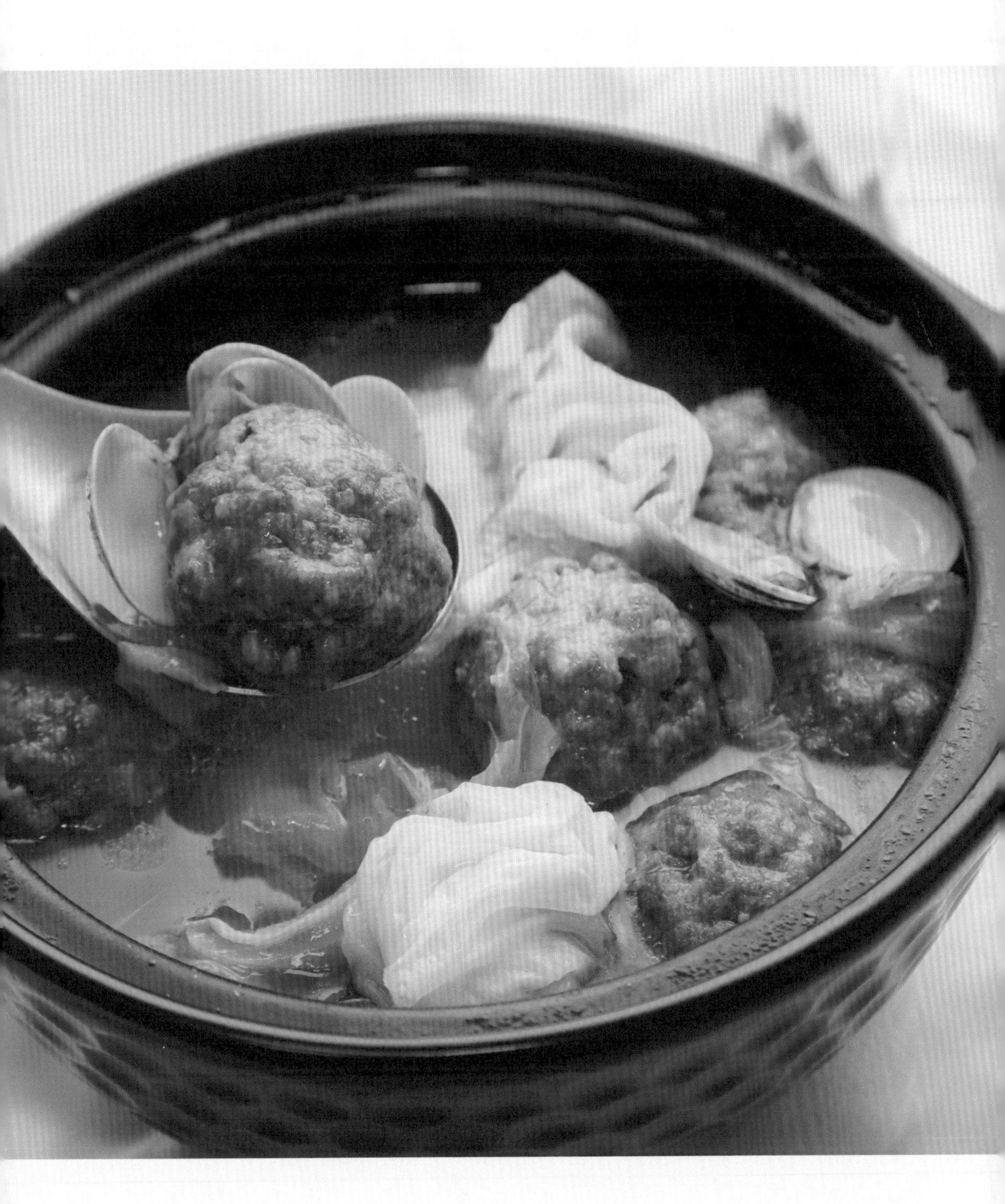

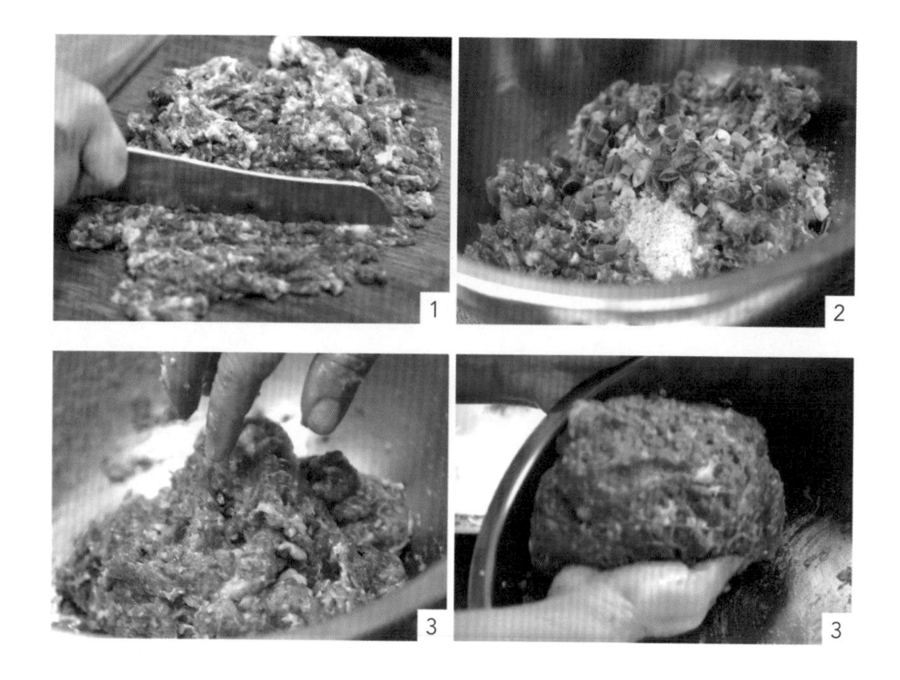

做法

1 粗粒絞肉冷凍半小時後，取出來放在砧板上，用刀將肉剁細小顆粒狀。
2 將剁好的豬肉跟材料表上所有材料放入大碗中，順向攪拌至肉漿產生。
3 將肉泥拿起來摔打幾次，將空氣排出，這會讓獅子頭口感更緊實。
4 將肉團分成10等分，搓圓成丸子狀，表面可沾點米穀粉防沾黏。
5 起油鍋，將肉丸子放入，以中小半煎炸至外表呈現金黃色即可。
6 將大白菜或娃娃菜洗淨切大塊鋪在砂鍋底部。
7 放上蛤蜊和獅子頭。
8 將雞高湯倒入，約莫一半的高度。
9 開中火沸騰後，轉小火蓋鍋蓋燉煮45分鐘。
10 起鍋前以鹽跟白胡椒粉調味。

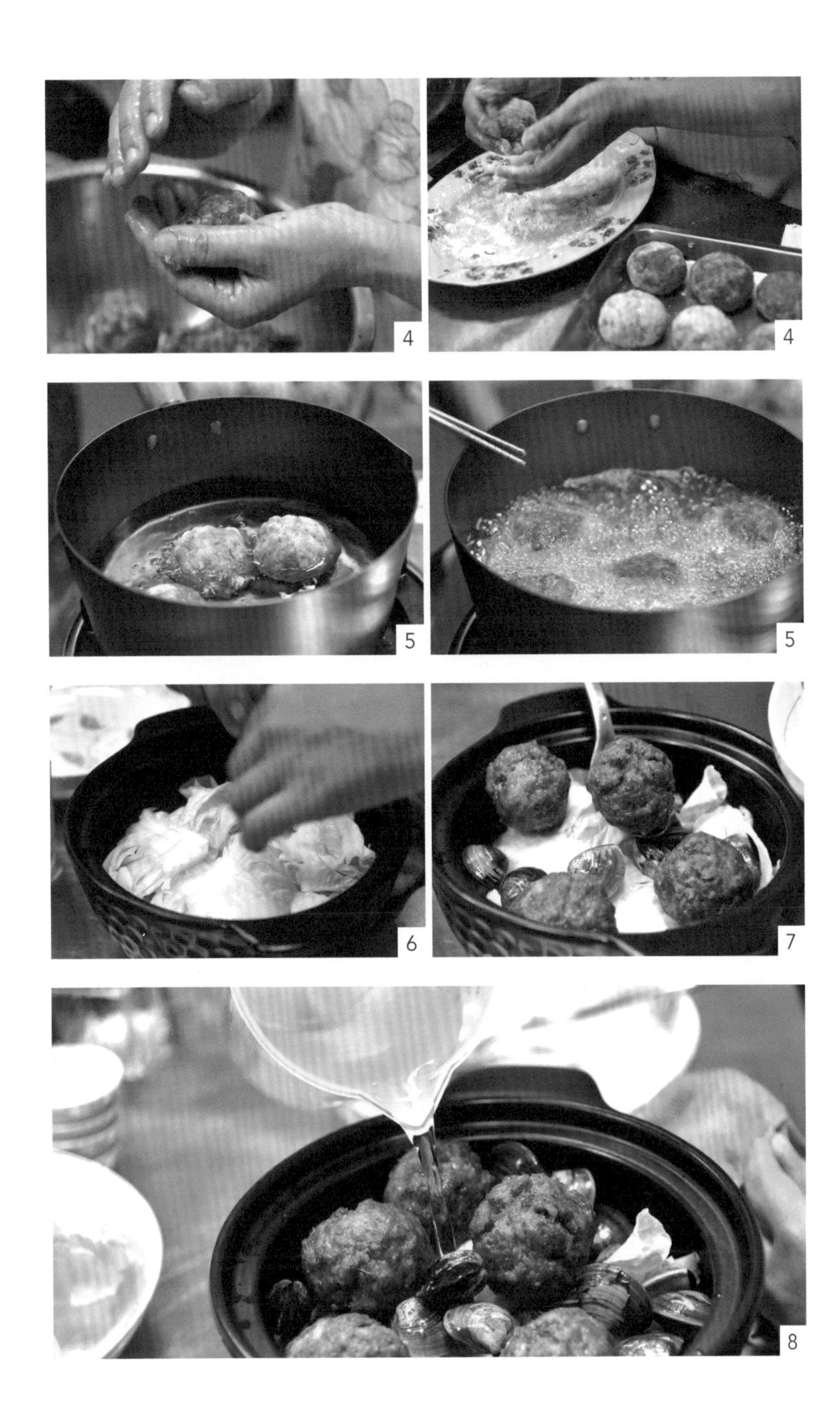
4
4
5
5
6
7
8

CHAPTER
7

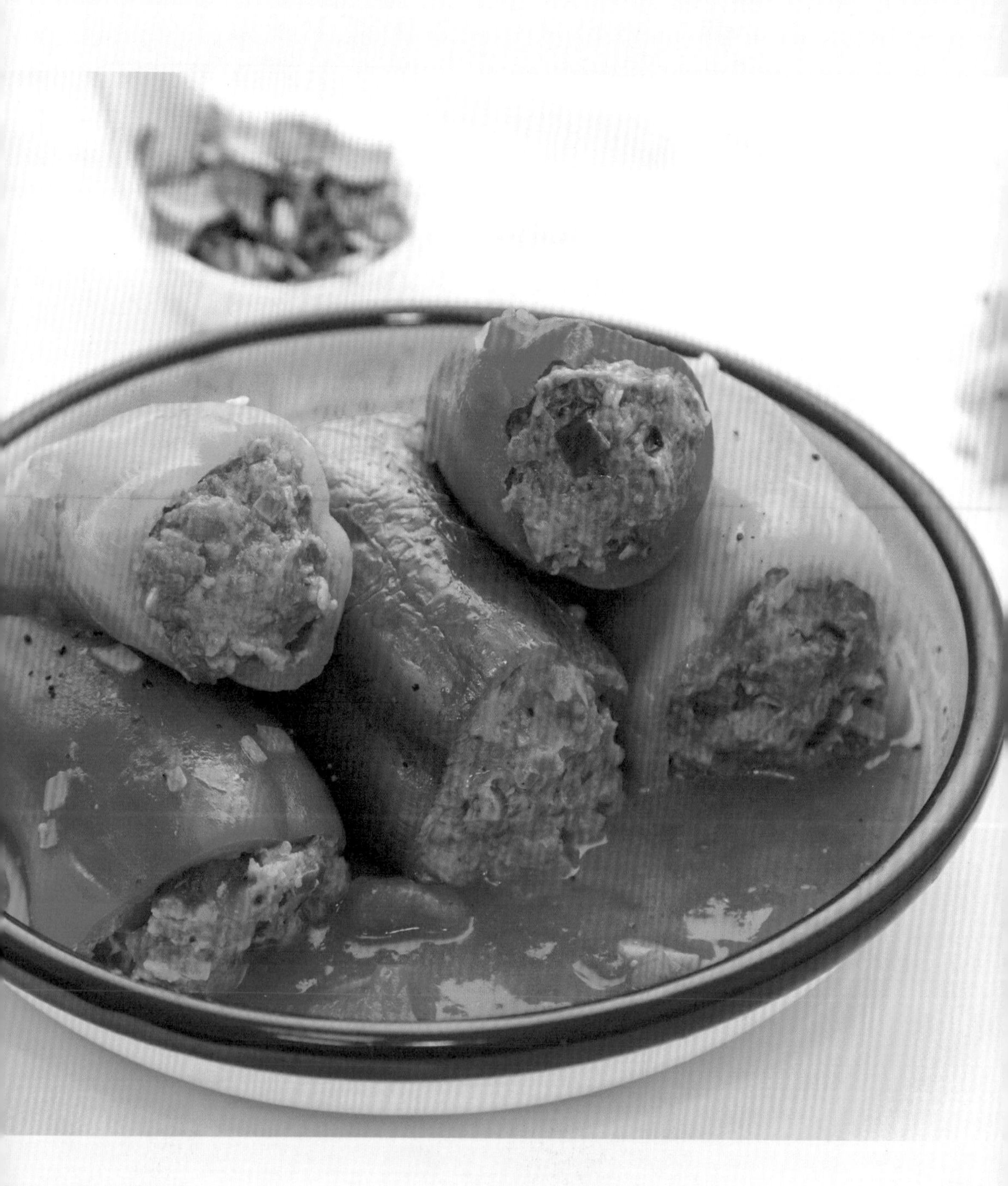

三色蔬菜釀肉

這是偏和洋式的菜色，燉煮後柔軟多汁的彩色甜椒加上噴香的肉餡，搭配米飯或淋在煮好的無麩質米麵條上都好吃。甜椒或青椒會建議大家買有機栽培的，口感會比較柔軟，沒有像塑膠片般的外皮，也不會有奇怪的苦味。

材料｜2-4人份

- 細豬（牛）絞肉600g
- 洋蔥末50g
- 蔥花15g
- 蒜末15g
- 雞蛋1個
- 小型彩色甜椒6-8個
- 番茄丁罐頭1罐
- 鹽12g
- 義大利香料10g
- 黑胡椒粉適量

做法

1. 將甜椒洗淨，切去蒂頭，挖去籽，使其成杯狀，再倒著瀝乾。
2. 將絞肉、洋蔥末、蔥末、雞蛋、鹽、黑胡椒粉等材料拌勻，順向攪拌2-3分鐘，直到出現肉漿。
3. 將拌好的絞肉塞入準備好的甜椒內，裝填至九分滿即可。
4. 湯鍋裡放入一點橄欖油，再額外補一點蒜末跟洋蔥末煎香，將釀好的甜椒排入鍋中略煎上色。
5. 倒入番茄丁罐頭，再加入一點水，使水面大約跟材料一樣的高度。
6. 用中火煮開後，轉小火蓋鍋蓋煮45分鐘，注意不要把湯汁燒乾了。
7. 起鍋前再用額外的黑胡椒、鹽、義大利香料調味。

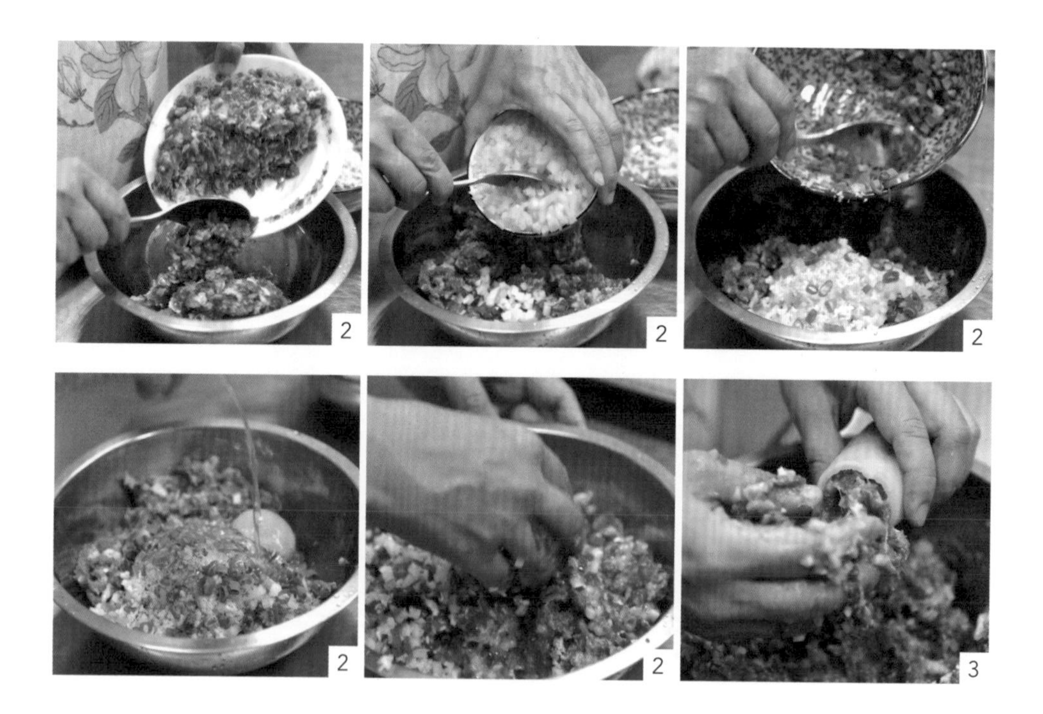

圓茄釀肉／變化版

做法

1 也可以把甜椒換成圓茄，將茄子中間劃一刀，不要切到底。

2 將水燒開，加點鹽，把茄子放入加蓋煮軟。

3 撈出茄子，瀝乾晾涼，把適量的調味絞肉塞入切口。

4 鍋裡放點油，將茄子排好，補點蒜末，放點蔭油膏跟水紅燒。

5 待肉煮熟，用鹽調味，起鍋前撒點蔥花即可。

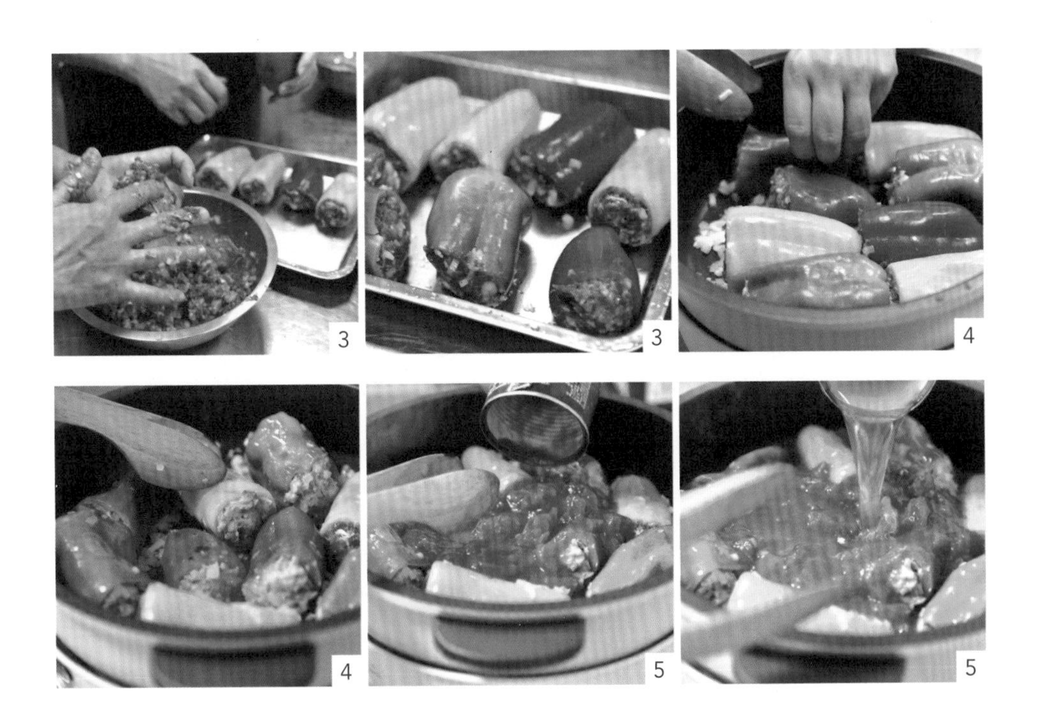

3 3 4

4 5 5

印度咖哩雞

日式咖哩是台灣人熱愛的異國美食，超市販售的調味咖哩塊方便又好用，口味繁多，但是為了增加濃稠的口感，一定會用麵粉當增稠劑，戒麩的人一般只能忍痛放棄。

印度香料咖哩跟日式咖哩截然不同，藉由蔬菜和香料層層堆疊，做出濃郁卻輕爽的口感，我剛開始學做的時候，還特地跑到印度食品店買了各種辛香料，按照書上配方調配，享受著香料的美味魔法，但畢竟我們不是咖哩民族，香料用得很慢，最後香料都以變質長蟲收場，實屬可惜，後來我就改用罐裝香料咖哩粉，味道雖然比較沒有個人特色，但是最終成品也是很不錯的。

材料｜2人份

- 去骨土雞腿一隻(約480g)
- 中型洋蔥2顆 • 蒜末15g • 薑末15g
- 中型牛番茄兩顆(或番茄丁罐頭一罐)
- 中型紅蘿蔔1條 • 中型馬鈴薯1顆
- 小型栗子南瓜1/4顆 • 咖哩粉15-30g
- 辣椒粉或紅椒粉適量(不吃辣可用紅椒粉)
- 鹽適量 • 黑胡椒粉適量

CHAPTER

7

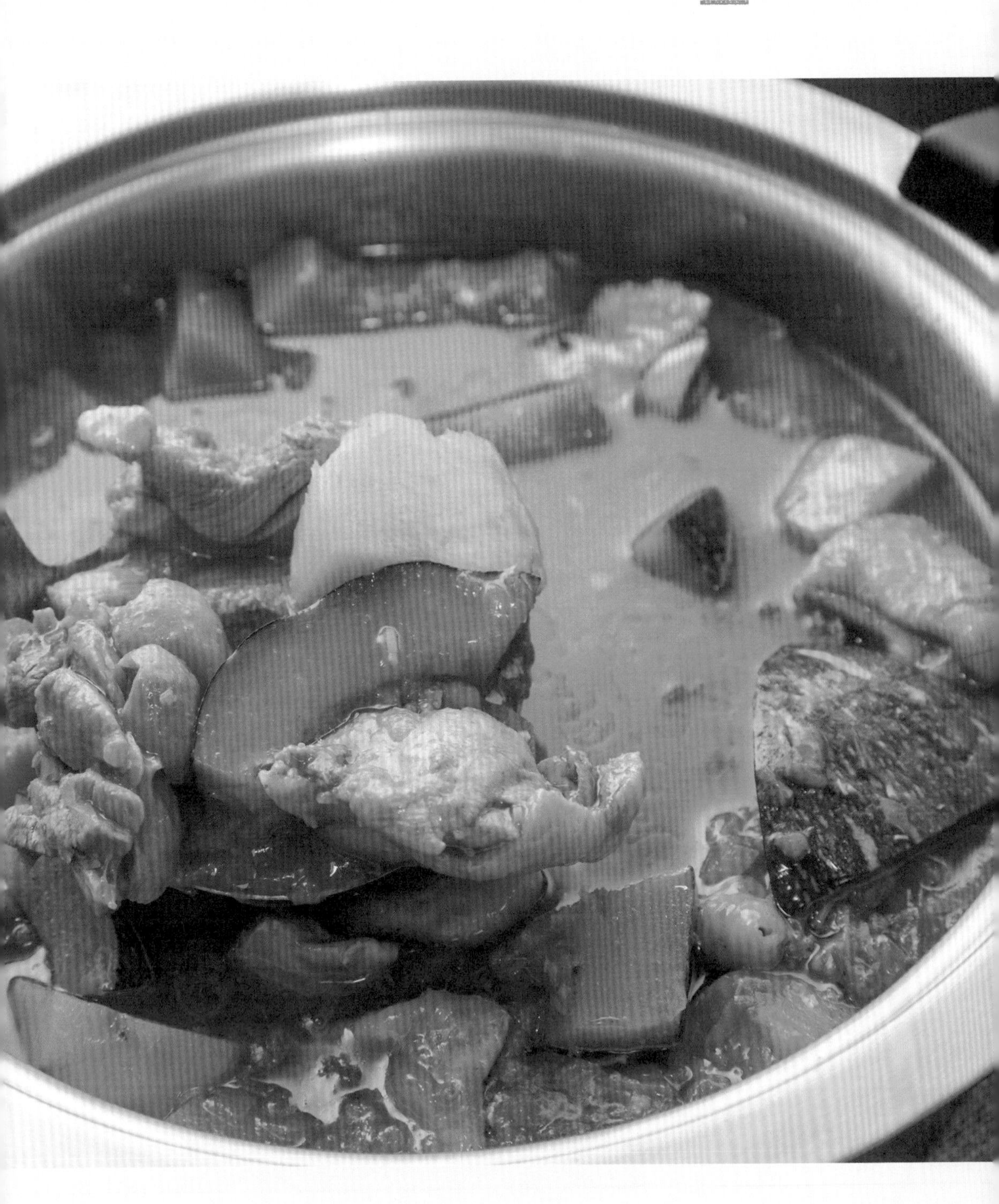

做法

1. 雞腿骨汆燙洗淨後，用2000g的水熬成高湯至1500g，若省略熬高湯的步驟，改用熱水即可。
2. 雞腿肉、洋蔥、番茄、馬鈴薯、紅蘿蔔、栗子南瓜都切成一口大小。
3. 鍋中放入50g椰子油或植物油，用中小火將洋蔥丁炒成黃褐色。加入蒜末和薑末，翻炒直至飄出香味。
4. 加入番茄丁（或罐頭番茄），繼續炒至水分收乾，要到用鍋鏟可以在鍋中劃出一條線。
5. 加入咖哩粉、辣椒粉、鹽，繼續炒出香味。
6. 倒入滾熱的雞高湯(熱水)，拌勻後再煮滾後，加入雞肉塊、蔬菜塊，用小火燉煮1小時，若湯汁不夠，可以補上熱水。
7. 最後用黑胡椒粉和鹽調味。
8. 可以配上喜歡的主食享用。

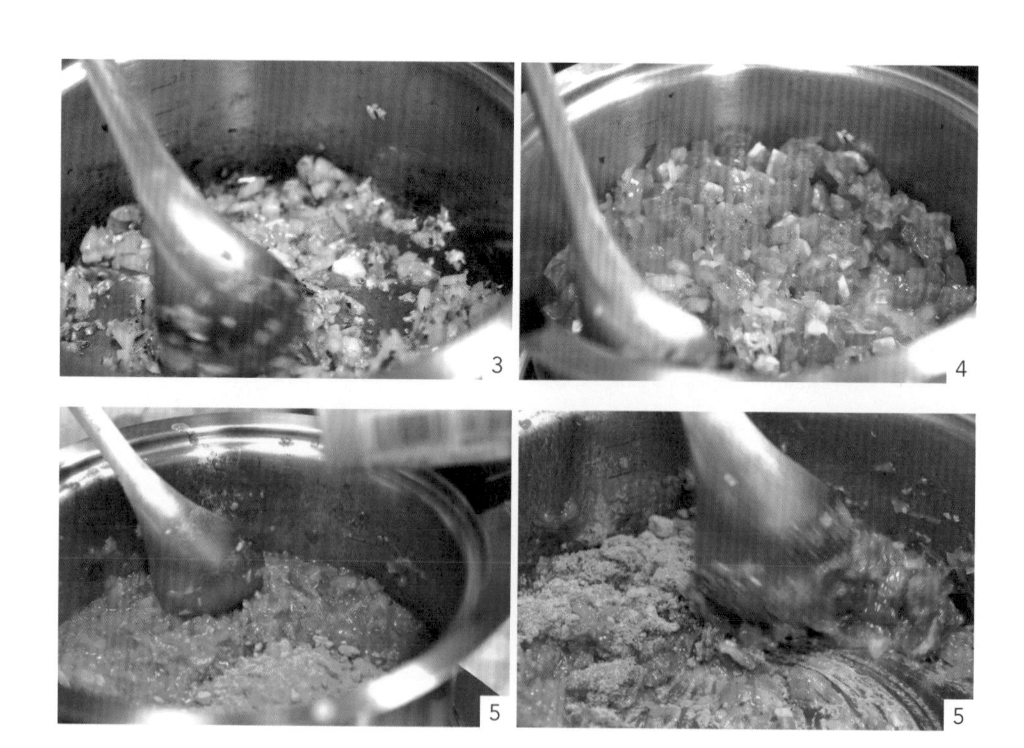
3 4 5 5

咖哩的絕配／孜然薑黃飯

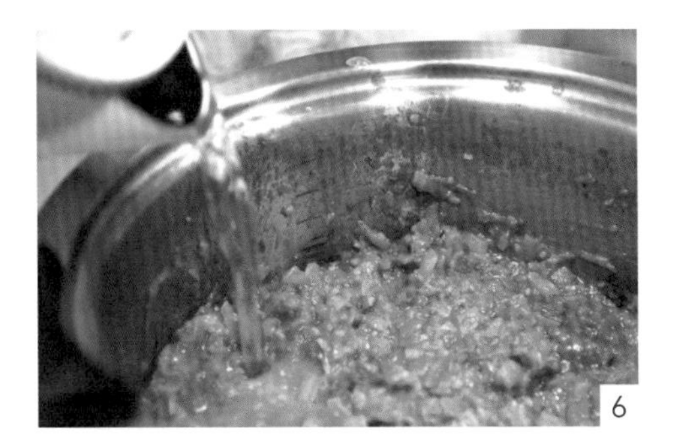

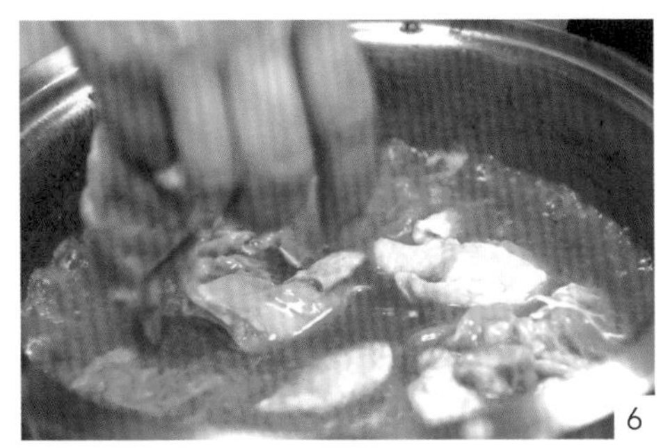

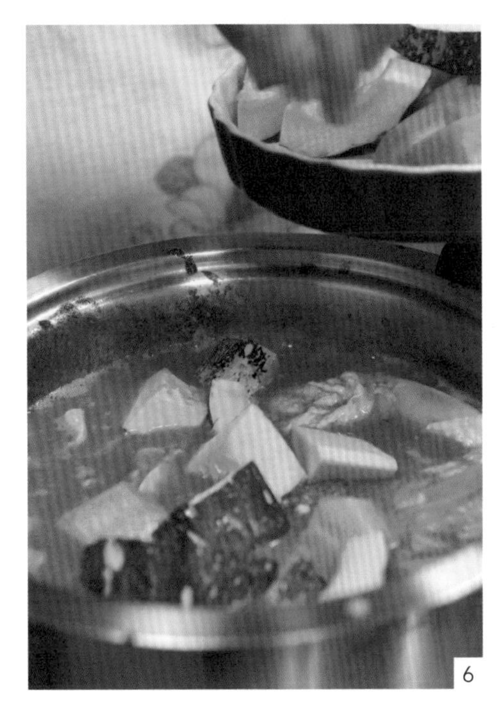

材料｜1人份

- 白米（長米為佳）2.2杯
- 水2杯
- 植物油30g
- 孜然5g
- 薑黃粉10g

做法

1. 白米洗淨後瀝乾水分，放入電鍋，再倒入材料表上的水。
2. 炒鍋開小火加熱，倒入油，再放入孜然和薑黃炒香。
3. 一有香味立刻熄火，倒入電鍋中，拌勻後煮熟即可。

日式筑前煮

筑前煮是日本九州的鄉土料理，主要是把根莖類蔬菜和肉類一起燉煮。我喜歡這道菜的原因是做法簡單又營養美味，帶便當也方便，而且越煮越入味、越好吃。肉類可用去骨雞腿肉或豬梅花肉，根莖類蔬菜的話，只要正值當季耐燉煮的都可以。

材料｜2人份

- 去骨土雞腿肉1隻約480g
- 蓮藕100g
- 熟綠竹筍100g
- 紅蘿蔔100g
- 牛蒡100g
- 芋頭100g（可用日本山藥代替）
- 中型生香菇4朵
- 蒟蒻100g
- 裝飾用的熟碗豆莢或毛豆仁適量
- 味醂30g
- 砂糖15g（可省略）
- 蔭油60g

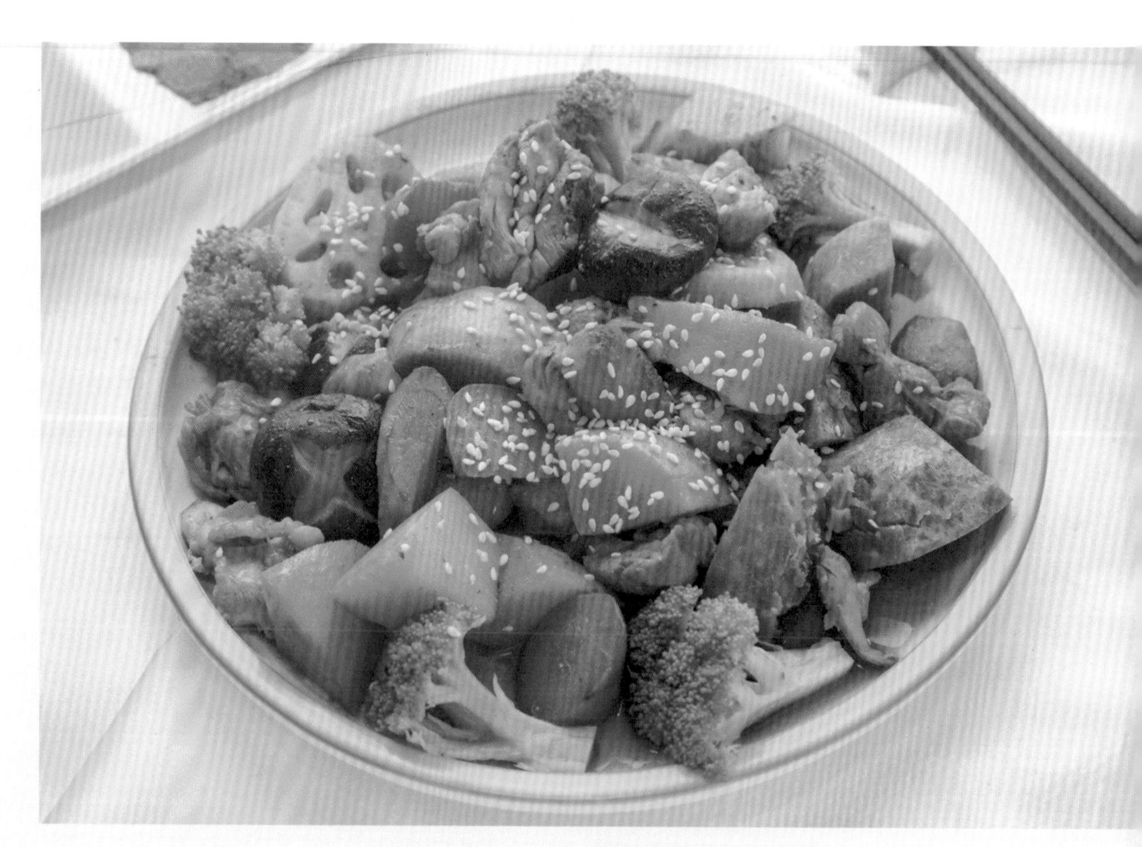

做法

1. 雞腿肉和根莖類的蔬菜都切成一口大小，牛蒡切好可泡鹽水，可避免變色。
2. 蒟蒻用湯匙刮成一口大小的塊狀，泡在冷水裡，換水三次，以去除鹼味。
3. 鍋子裡放少許油，將雞肉煎成兩面金黃色，取出備用。
4. 將蓮藕、竹筍、紅蘿蔔、牛蒡、芋頭放入剛剛的鍋中翻炒，將香味炒出來。
5. 把味醂、砂糖加入一起翻炒幾下，倒入水，約為材料一半的高度。
6. 不用蓋鍋蓋，用小火煮10分鐘後加入香菇一起煮。
7. 繼續燉煮至剩少量湯汁，再加入蔭油拌勻。
8. 再燉煮約5分鐘，湯汁別燒乾了。
9. 盛放在略深的盤中，加上裝飾的豌豆莢或毛豆即可。

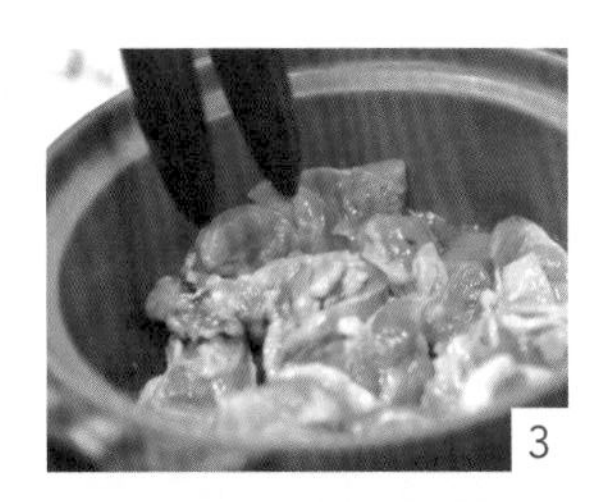
3

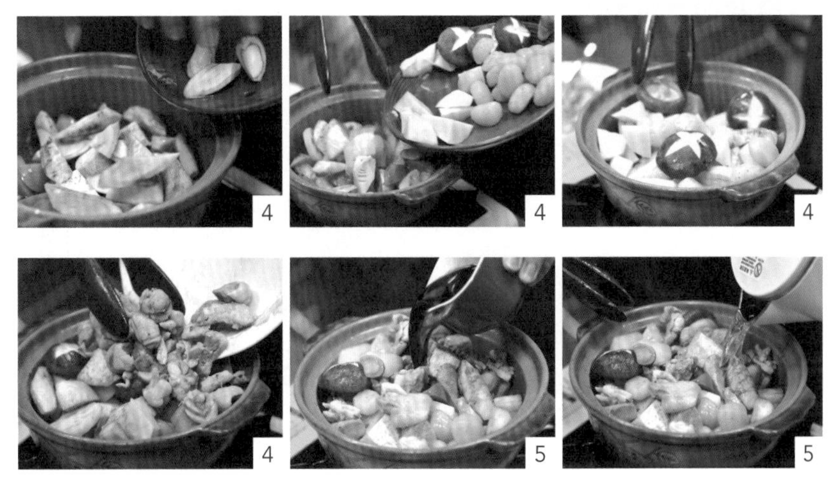
4 4 4
4 5 5

CHAPTER

7

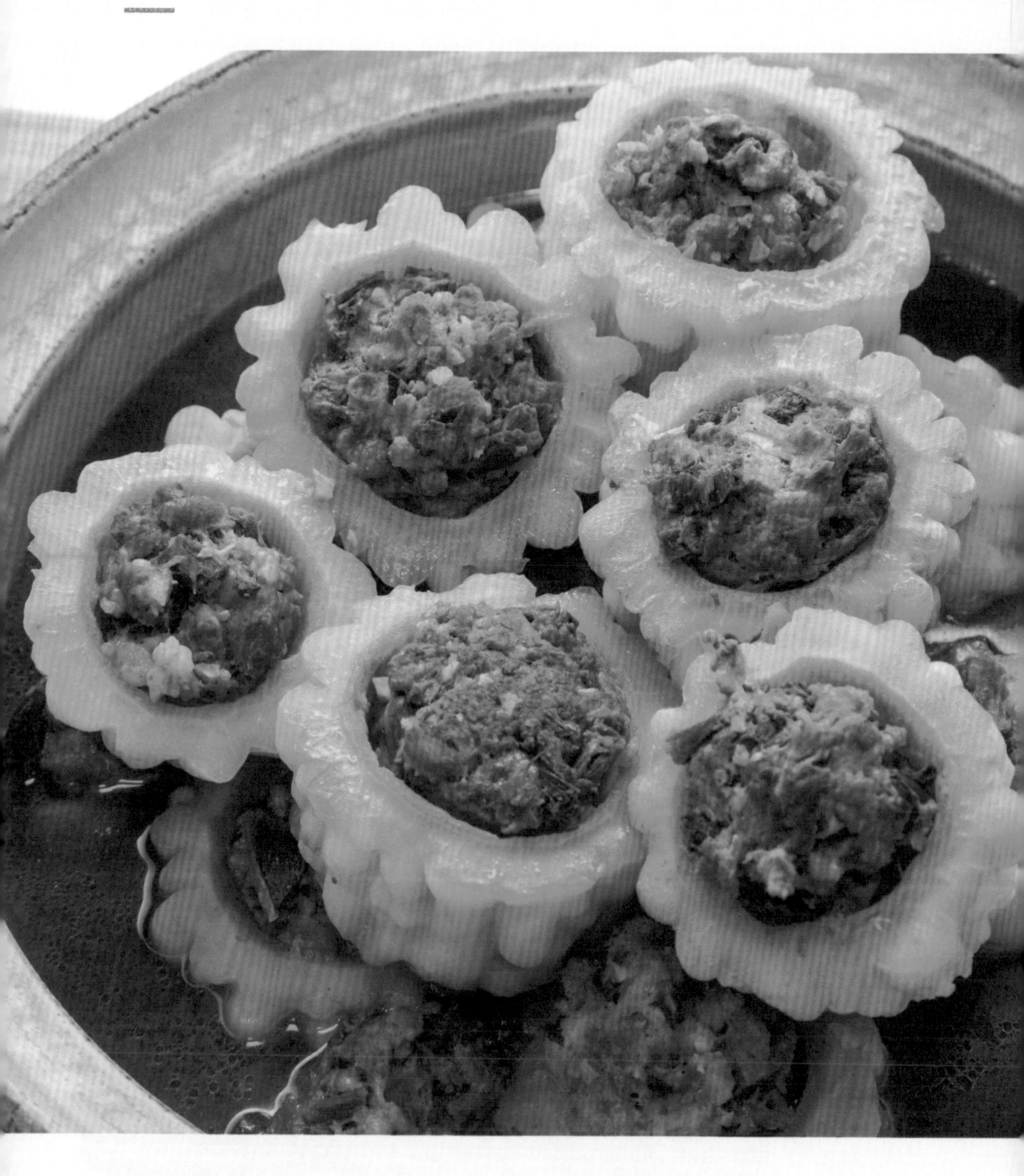

梅菜苦瓜封

客家菜講究的是鹹香及葷素搭配，客家人擅長用各種醃漬品入菜，其中我最喜歡的就是梅乾菜，正統的客家梅乾菜原料只有芥菜跟鹽，經由醃漬和日光曝曬後，捲成團放入甕中，藉由時間的魔法，讓它產生酸香的氣味。泡水軟化後洗淨，就能做出有濃濃客家風味的菜餚。

我偏愛向小農直購自製的梅乾菜，一次買個二、三十團，拆掉包裝袋，一顆顆排入玻璃罐裡，收在陰涼乾燥的地方，在陽光強烈的乾燥秋日，揭去蓋子，讓其曝曬終日，這樣可以讓梅乾菜顏色轉深，味道更濃郁更耐放，存放個幾年都不會壞。

在這裡用的食譜源自我的外婆秋妹女士，她別具匠心的將肉餡塞入苦瓜段中，經過燉煮，苦瓜會變得軟綿且吸滿肉餡的香味，令人食指大動。苦瓜釀吃完後，剩下的湯汁我會再拿來煨大塊苦瓜或綠竹筍，依然鮮香夠味。

材料 | 4人份

苦瓜封材料 …………

- 瘦長型小苦瓜約15cm長3條
- 三分肥豬絞肉600g（胛心、梅花 、五花皆可）
- 梅乾菜60g
- 蒜末20g
- 蔭油30g
- 白胡椒粉10g

滷汁材料 …………

- 蔭油100g
- 蒜頭20g
- 米酒50g
- 白胡椒粉適量
- 清水800g

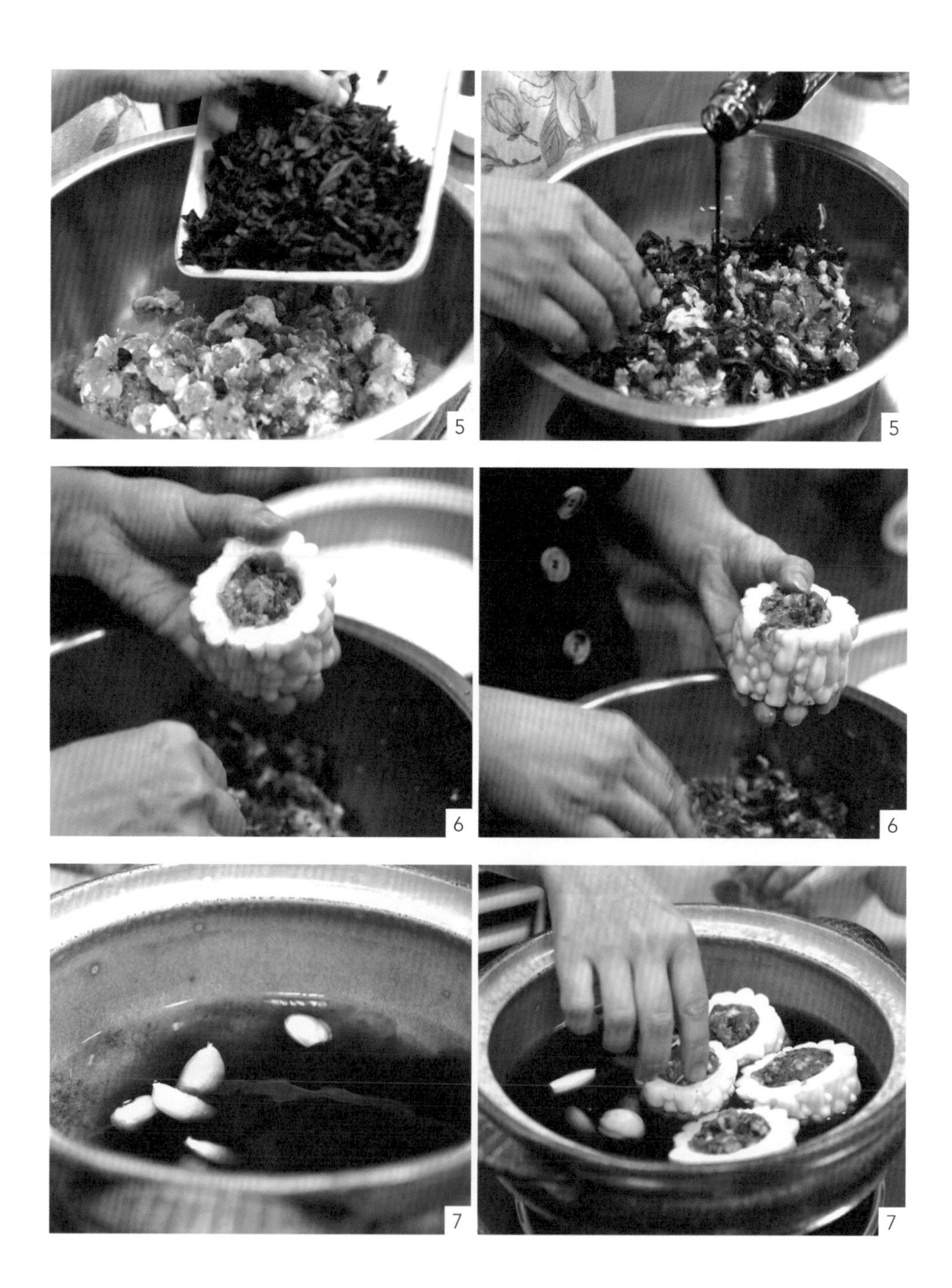
5
5
6
6
7
7

做法

1. 梅乾菜泡水15-20分鐘，直到恢復柔軟即可，泡太久會沒味道。
2. 把梅乾菜一片片撕開來洗，如果接近蒂頭的地方很老，要切掉。
3. 苦瓜去蒂頭，切成三段，挖去籽，洗乾淨後瀝乾水分。
4. 將洗好的梅乾菜擠乾水分，再切成0.5cm左右的細末。
5. 將絞肉、梅乾菜、蒜末、調味料等放入盆中，攪拌均勻。
6. 將肉餡塞入苦瓜段中，兩頭用手整平即可。
7. 把苦瓜封排入湯鍋中，加入材料表中滷汁的材料。
8. 把清水的量補到苦瓜封的2/3高度。
9. 開中大火將湯汁煮滾後，撇去浮沫，轉成小火，蓋鍋蓋燉煮60分鐘，至苦瓜軟爛入味為止。
10. 起鍋前可用蔭油跟白胡椒粉調味。

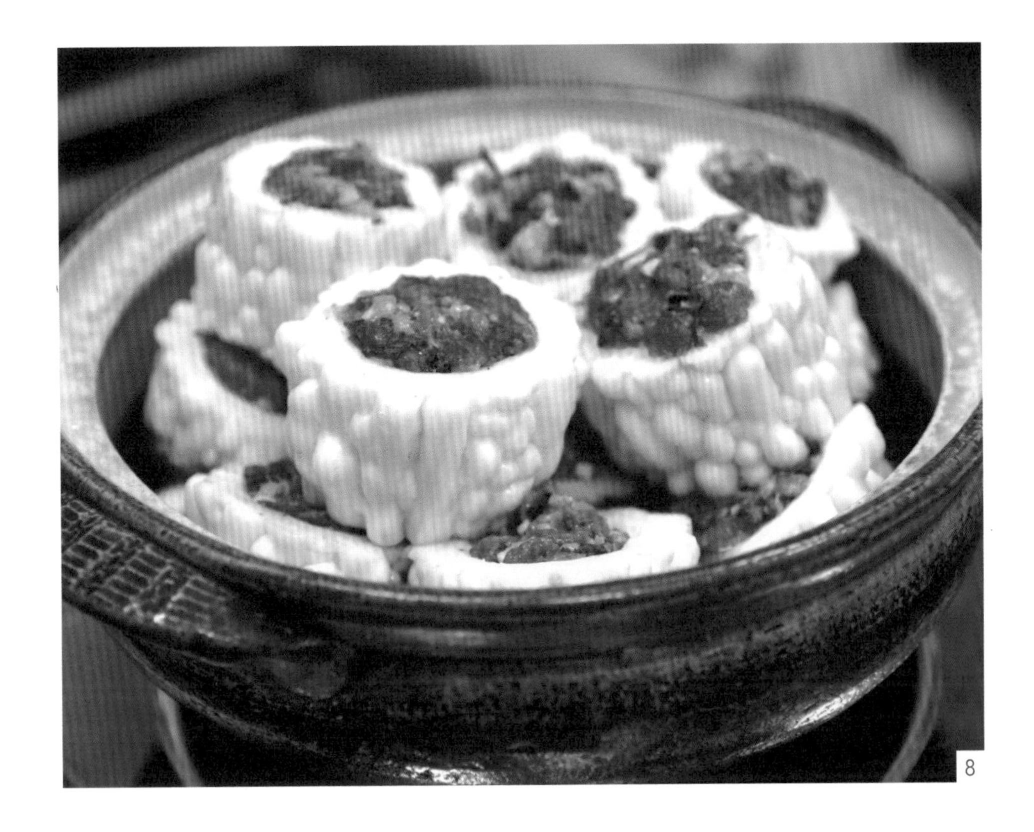

8

CHAPTER

8

點心

不用麵粉，簡單美味

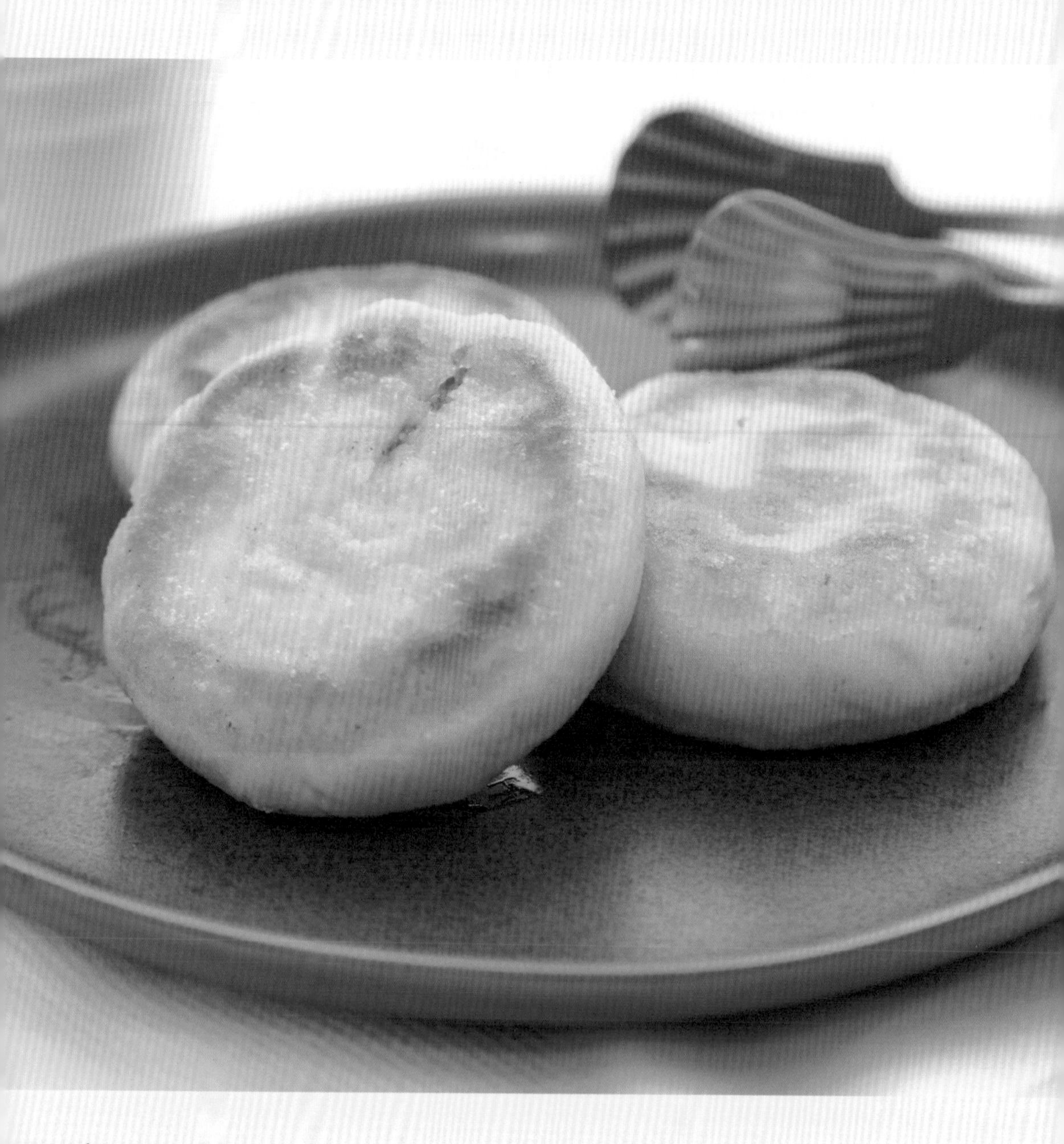

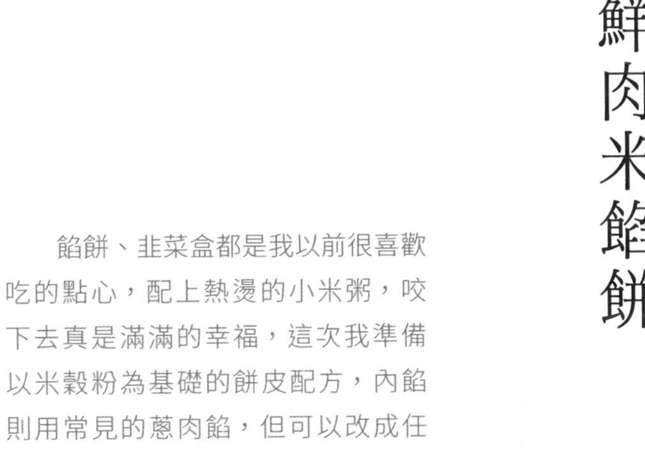

鮮肉米餡餅

餡餅、韭菜盒都是我以前很喜歡吃的點心，配上熱燙的小米粥，咬下去真是滿滿的幸福，這次我準備以米穀粉為基礎的餅皮配方，內餡則用常見的蔥肉餡，但可以改成任何喜歡的口味，但內餡不要太濕，會容易弄破餅皮。

餅皮材料｜3個

A

- 冷水75g
- 油5g
- 樹薯粉20g

B

- 糙米米穀粉65g
- 圓糯米米穀粉55g

內餡材料

- 冷藏隔夜的豬胛心絞肉200g
- 蔥末1大匙
- 韭菜末1大匙
- 鹽4g
- 胡椒粉適量
- 白芝麻油適量

做法

1. 冷藏隔夜的豬胛心絞肉、蔥末、韭菜末、鹽、胡椒粉拌勻，順同方向用力攪打到有肉漿產生，調整味道後，再加入白芝麻油攪勻，冷藏半小時以上備用。
2. 把材料A在小鍋中混勻。用小火邊煮邊攪拌，煮成半透明的糊狀，並且咕嚕咕嚕冒著氣泡，就可熄火備用。
3. 將材料B拌勻，並將煮好的材料A趁熱加入，慢慢揉成光滑柔軟的米糰。如果很乾不好操作，可以加少量冷水，使成耳垂般的軟硬度。
4. 將米糰切割成三等份，每顆大約60-70g，揉圓、壓平、把肉餡包入、收口。
5. 把米糰慢慢用手整型成太陽餅狀，手上可先塗少許油防沾，同時幫助餡餅保濕，避免表面乾裂。
6. 平底鍋用小火預熱1-2分鐘，不用加油，將餡餅放入，蓋上鍋蓋用小火煎5分鐘，時間到再翻面煎3-5分鐘，餅若有些微膨脹即表示內餡熟了。
7. 起鍋前可將火轉大些，幫助表皮上色。

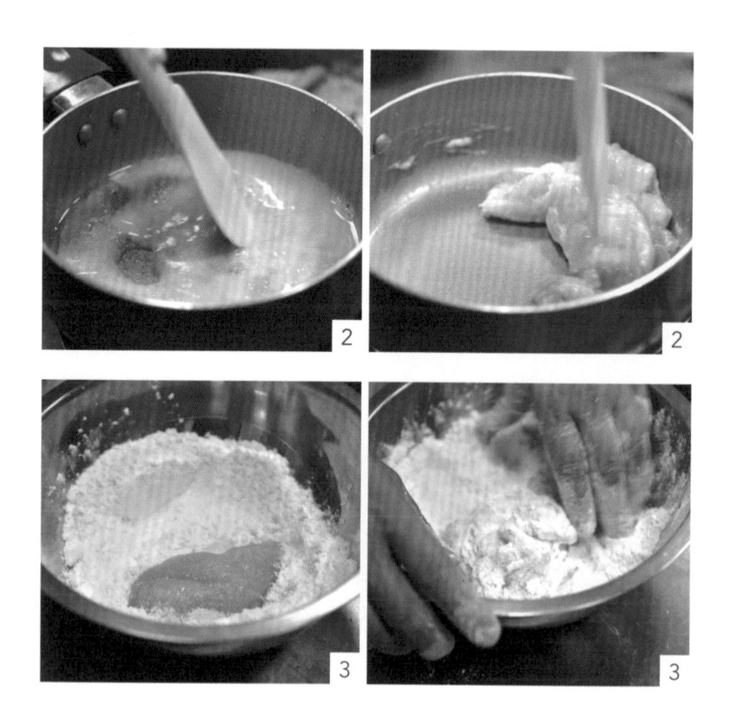

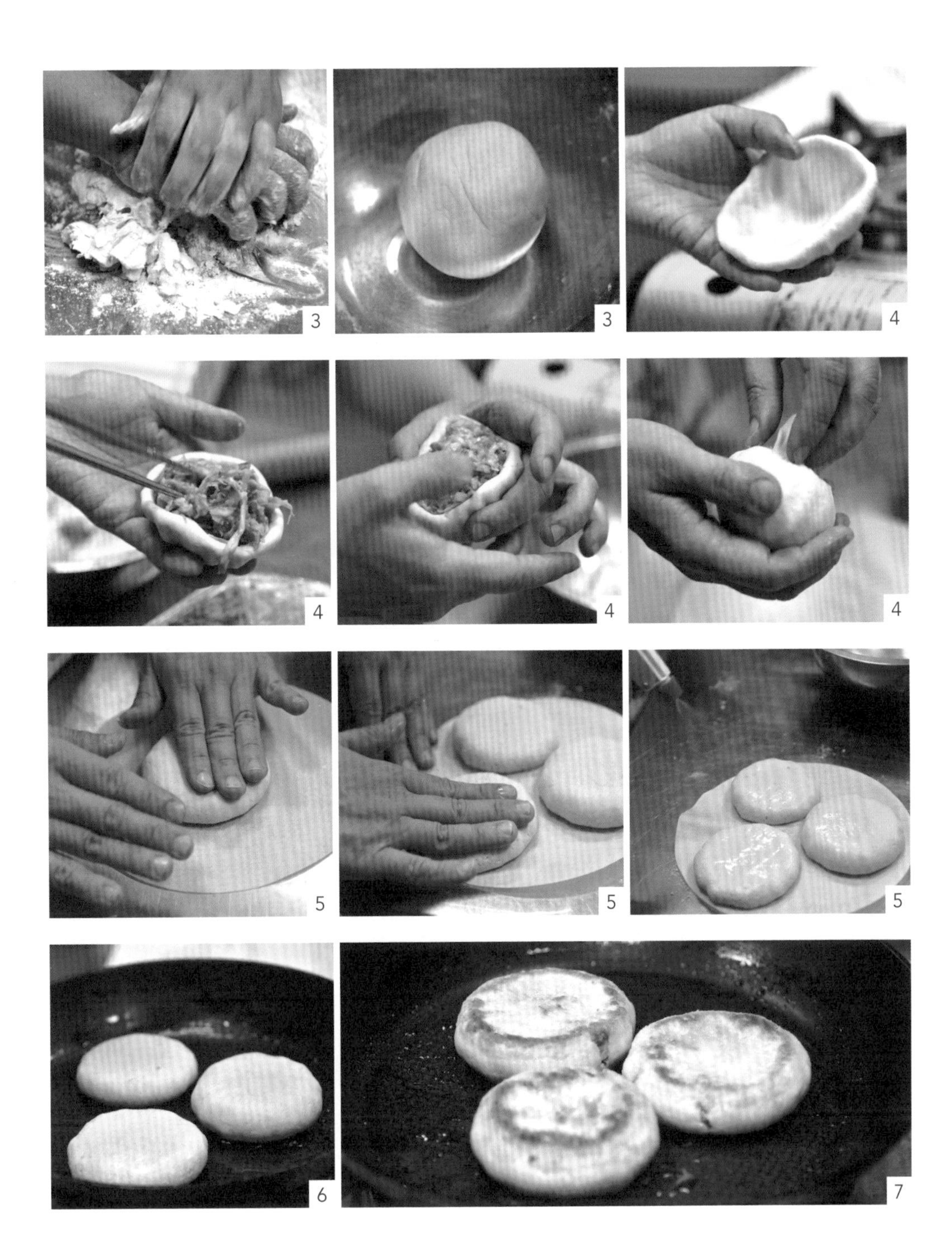
3
3
4
4
4
4
5
5
5
6
7

香辣鷹嘴豆餅／純素

鷹嘴豆含有豐富的營養素跟蛋白質，是我很喜歡的食材之一，煮咖哩或燉湯都可以放一些，在這裡我把它做成小小的煎餅，方便用手拿著吃。

鷹嘴豆我習慣用罐頭裝的，免去泡發燉煮的麻煩，將它倒在濾網去除湯汁後，用清水沖洗乾淨，用起來跟自己煮的一樣好吃。

材料｜7個

- 鷹嘴豆罐頭1罐（400g）
- 糙米米穀粉30g
- 香菜4-5棵
- 紅辣椒1根（可省略）
- 檸檬汁10g
- 煙燻紅椒粉5g
- 黑胡椒粉適量
- 鹽適量

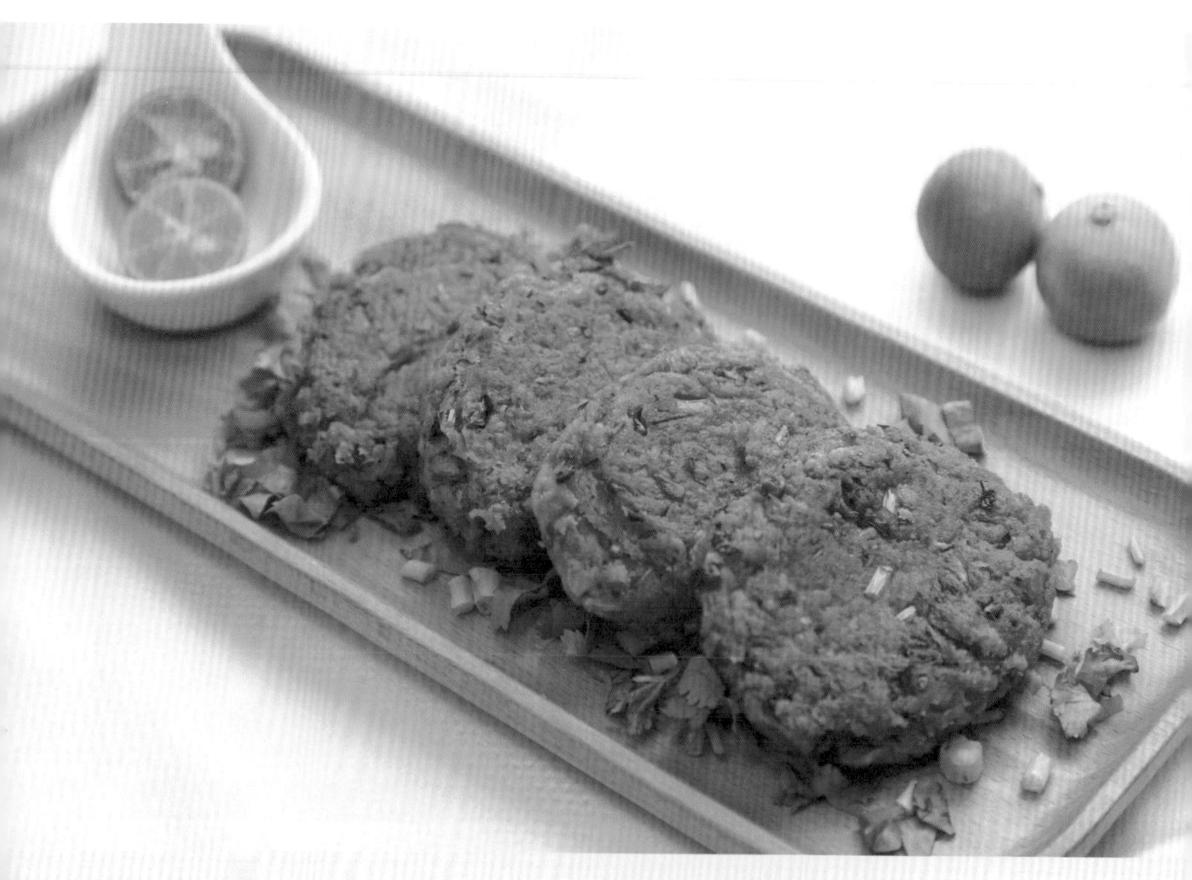

做法

1 鷹嘴豆罐頭打開倒掉湯汁，用清水將豆子洗乾淨，瀝乾水份，放在鍋內用湯匙壓成泥，保留些許顆粒口感較好。

2 辣椒去籽後，跟香菜一起切成細末備用。

3 把所有的材料混合均勻，此時混合物可捏成餅狀而不散開，如果太濕不好操作，可以再多加一點米穀粉。

4 平底鍋內放入適量橄欖油，將豆餅用小火半煎炸至兩面酥脆金黃即可。

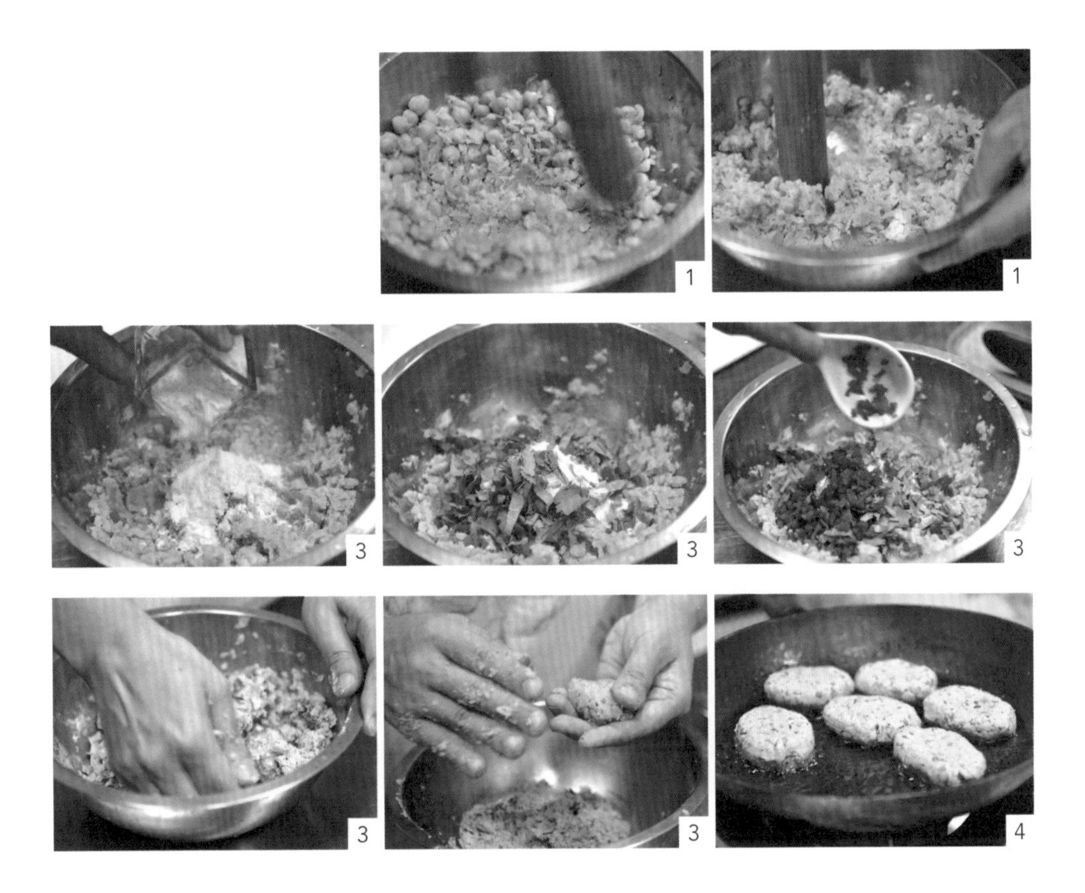
1 1 3 3 3 3 3 4

紅豆銅鑼燒

甜甜香香軟軟的銅鑼燒，是非常容易製作的家庭點心，用烘焙材料行裡買的無添加紅豆餡，讓這道點心製作起來更容易，如果買到的紅豆餡是顆粒狀的，可以用壓碎一些，比較容易操作，口感也會更豐富。

材料｜8個

- 雞蛋2顆（100g）
- 有機椰漿50g
- 細砂糖40g
- 蜂蜜15g
- 玄米油10g
- 白米米穀粉120g
- 無鋁泡打粉6g
- 市售無添加紅豆餡400g

CHAPTER

8

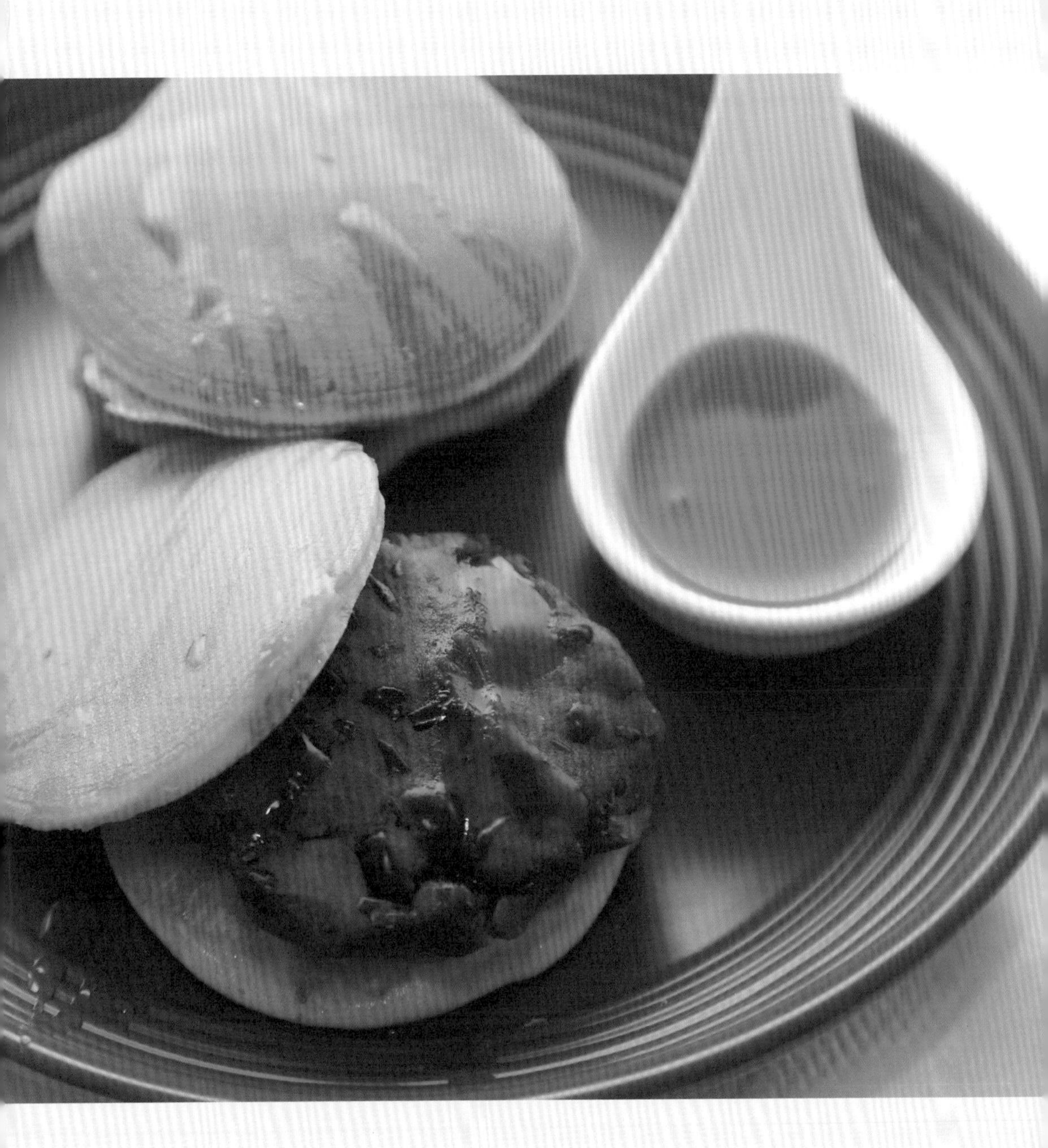

做法

1 將米穀粉及無鋁泡打粉拌勻後過篩，過篩可增加空氣感。
2 將雞蛋攪散後加入有機椰漿拌勻。
3 再加入細砂糖攪拌至融化無糖粒。
4 續加蜂蜜跟玄米油拌勻。
5 最後加入米穀粉及無鋁泡打粉，輕輕拌勻成濃稠的米糊。
6 將平底鍋預熱，將米糊分成16等份，煎成大小一致的餅皮。
7 放在網架上放涼，趁微溫時夾上紅豆餡即可。

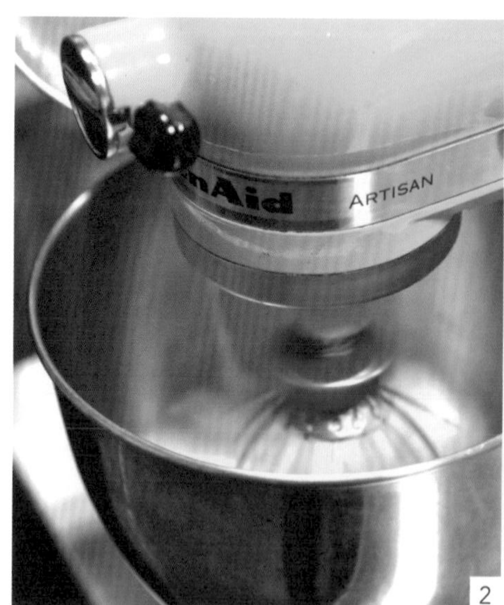

2

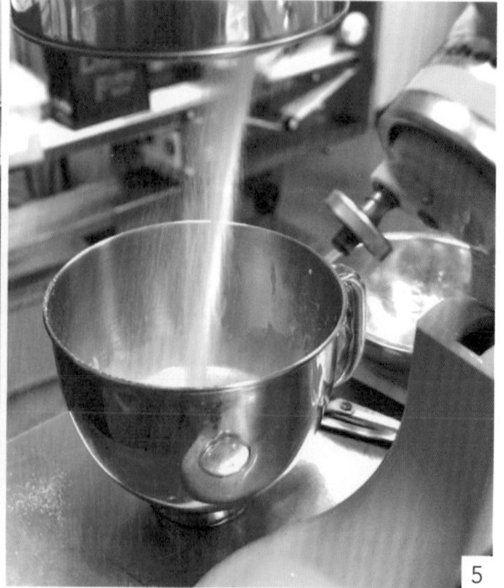
5

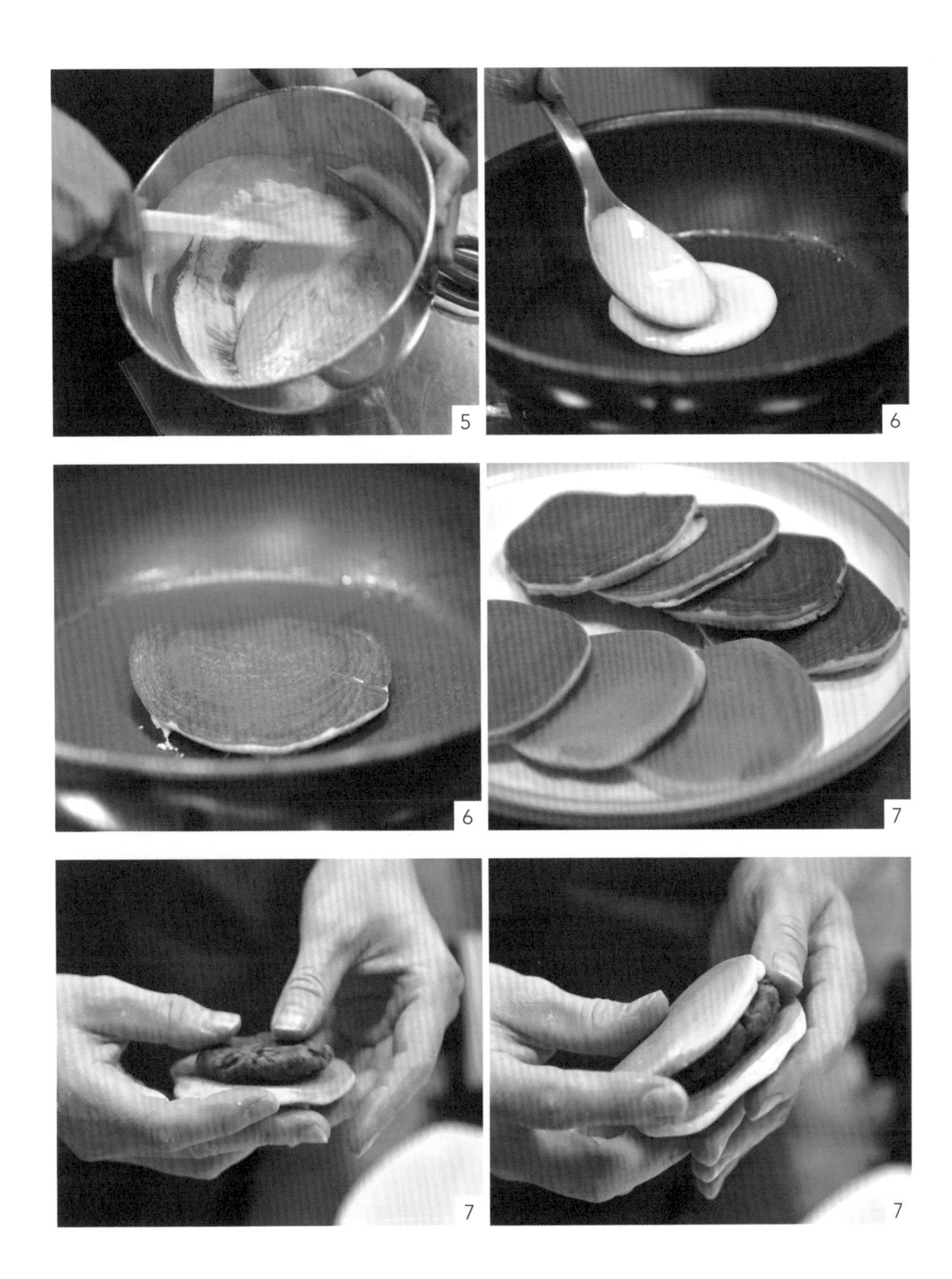
5
6
6
7
7
7

電子鍋米蛋糕

不用烤箱就能做出香噴噴的蛋糕是不是很棒呢 ?! 我們利用電子鍋，烤出紮實有濃濃米香的蛋糕，吃起來很順口。如果沒有電子鍋，也可以用電鍋蒸，用蒸的蛋糕口感比較溼軟，蒸的時候鍋蓋需用毛巾包起來，以防止水氣滴落。兩種電鍋蛋糕所需的加熱時間都需要 50 分鐘左右。

請務必試做這道食譜，家中飄著蒸蛋糕的香氣時，給人一種溫馨安詳的感覺，但蛋糕出爐後，就會以狂風驟雨般的速度消失了。

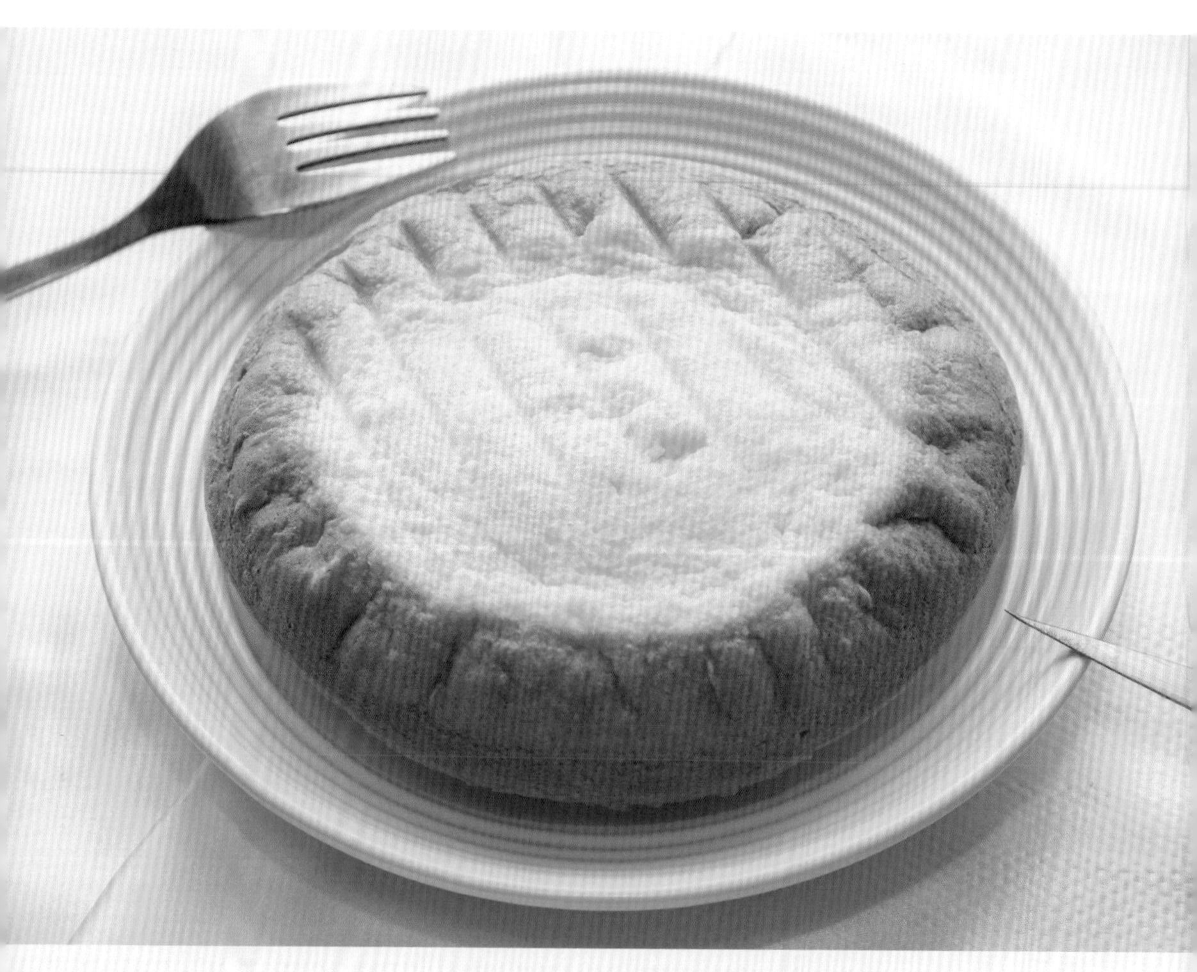

材料｜6人份內鍋一個

蛋黃糊 …………

- 蛋黃60g
- 細砂糖5g
- 玄米油18g
- 有機椰漿20g
- 白米米穀粉60g

蛋白霜 …………

- 蛋白120g
- 細砂糖60g

做法

1 先做蛋黃糊，蛋黃和糖先拌勻至溶解。再依序加入玄米油、椰漿（或豆漿）、米穀粉，每加入一種材料得要拌勻後才再加入下一種。

2 再做蛋白霜，蛋白和糖一起用攪拌器打發到呈彎鉤狀。

3 將1/3的蛋白霜舀入蛋黃糊內輕輕拌勻。

4 再將混合物倒回剩餘的蛋白霜內，輕巧快速的攪拌均勻。

5 將蛋糕糊倒入電子鍋的內鍋內，按快速煮飯的模式，約需36分。

6 不要開鍋蓋，按再加熱的按鍵，約5分鐘。

7 重複按再加熱的按鍵4-5次，直至蛋糕中心熟透為止。

8 燜3分鐘後再開鍋蓋，將蛋糕取出倒扣放涼。

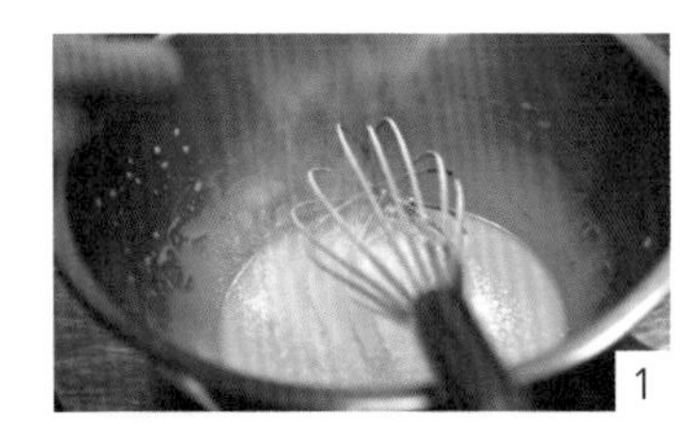
1

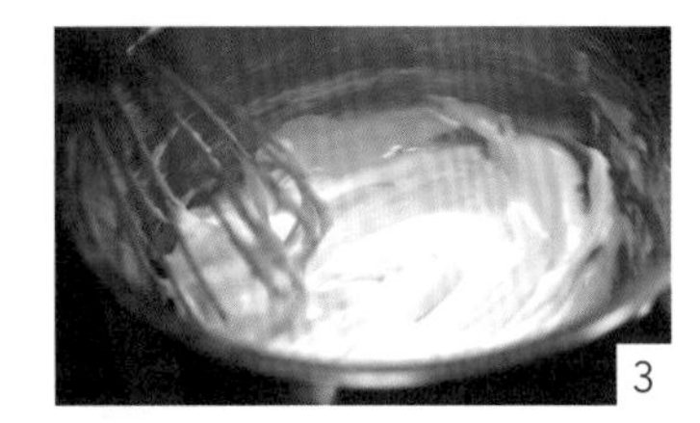
3

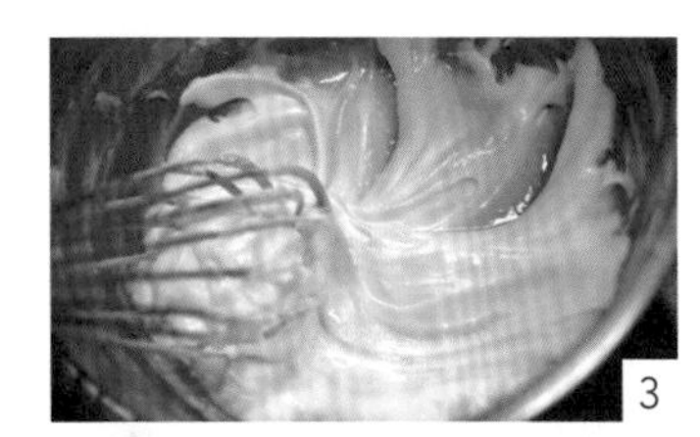
3

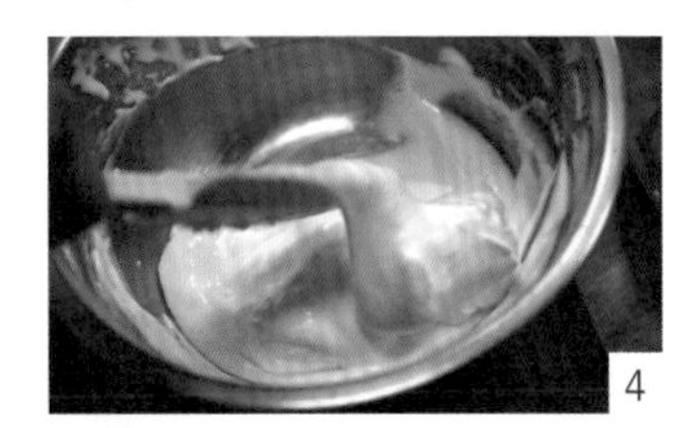
4

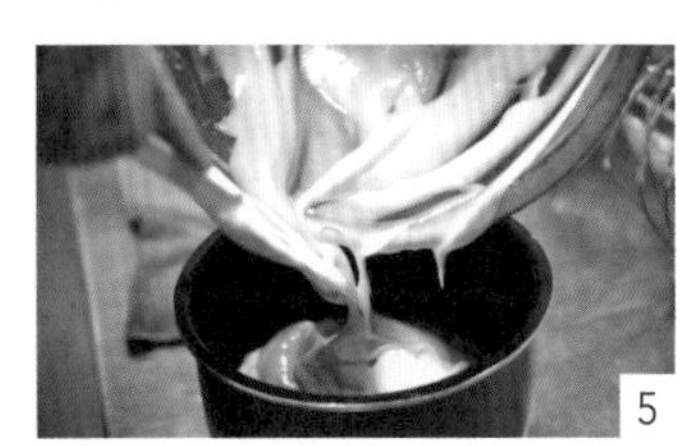
5

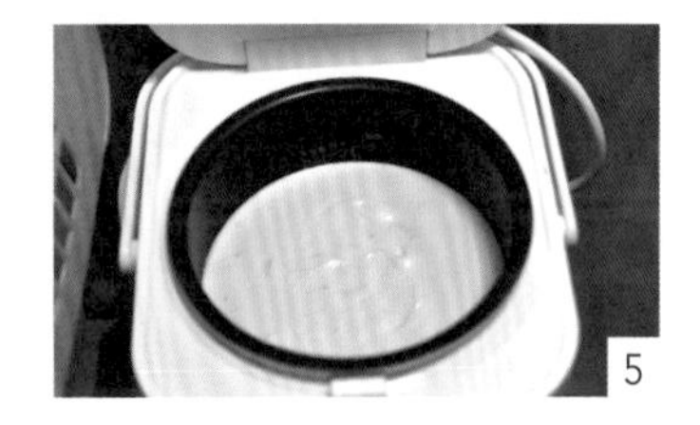
5

雙色九層炊

市場上常見的九層炊做起來一點都不難，唯一秘訣就是要有足夠的耐心，糖香跟米香交織的九層炊，蒸好放至室溫後，切成菱形塊品嘗，在炎熱的午後，就是涼爽宜人的放學點心。

減少配方內的糖量後，可以當成寶寶的無麩離乳食，記得要放一小撮鹽花，喚醒腸胃功能，讓米澱粉更容易消化吸收。

材料｜(12*18cm 玻璃保鮮盒一個)

原色粿漿

- 冷水 300g
- 白糖 15g
- 在來米粉 90g
- 鹽 1.5g

黑糖粿漿

- 滾水 100g
- 黑糖 70g
- 冷水約 130g
- 米粉 90g

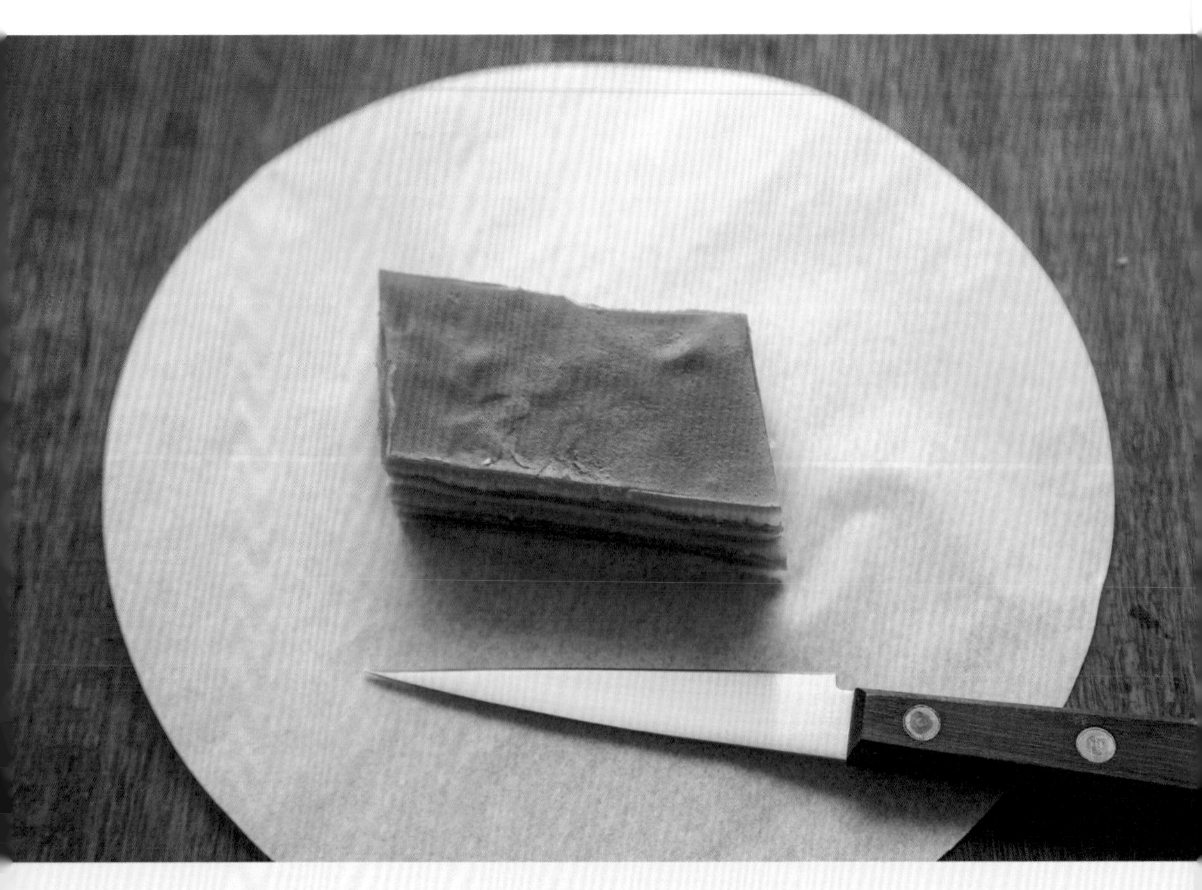

做法

1 將原色粿漿材料拌勻備用。
2 黑糖粿漿的部份，將滾水和黑糖拌至糖粒溶解，用冷水補足重量至300g，再加入在來米粉拌勻。
3 蒸鍋放入足量的水，燒開備用。
4 將保鮮盒放入，倒入一層原色粿漿，約0.5公分厚，蓋上鍋蓋，中火蒸約3-5分鐘，至米糊熟透。
5 掀開鍋蓋，換將黑糖粿漿淋在剛剛蒸好的原色粿漿料上，重覆作法4。
6 兩種顏色交錯操作，直至兩種材料用完為止。
7 蒸熟後熄火放涼切塊即可食用。

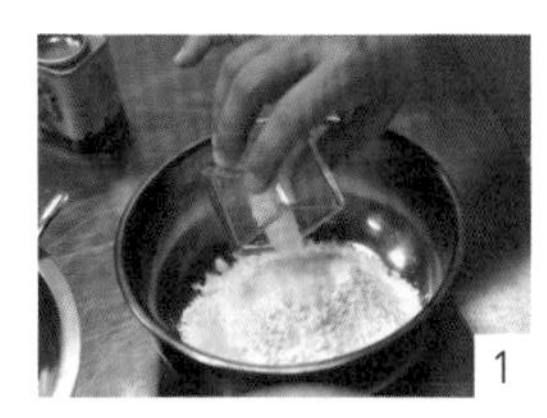
1

注意事項

- 米糊靜置後會水粉分離，所以每次使用前務必要先攪拌均勻。
- 若是使用電鍋或不銹鋼蒸籠，蓋子上可用乾淨毛巾包起來，避免水蒸氣凝結滴落，影響外觀及口感。
- 蒸熟的米糊會呈現略略透明狀，跟生米糊外觀上會有明顯不同。
- 蒸好的九層炊若是表面有水氣，要用乾淨的餐巾紙擦乾。

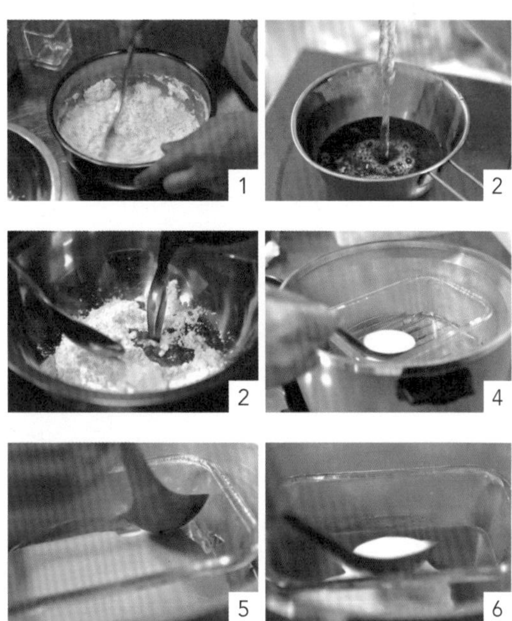
1 2 2 4 5 6

巧克力蛋糕

隨便拌拌就能烤的巧克力蛋糕，略帶一點點小蘇打特有的鹼味，這是屬於大人的口味，剛出爐時外脆內軟，像是布朗尼蛋糕，冷藏過後細緻濕潤，像莎莉雪藏蛋糕的口感。

如果不喜歡椰漿的味道，可以改成豆漿或牛奶。

拌點苦甜巧克力碎塊或堅果一起烤，更是令人愉悅的變化版。

材料｜6吋一個

- 雞蛋1顆
- 有機椰漿140g
- 細砂糖50g
- 鹽少許
- 醋或檸檬汁3g
- 白米米穀粉65g
- 杏仁粉30g
- 可可粉30g
- 烘焙用小蘇打粉1.5g

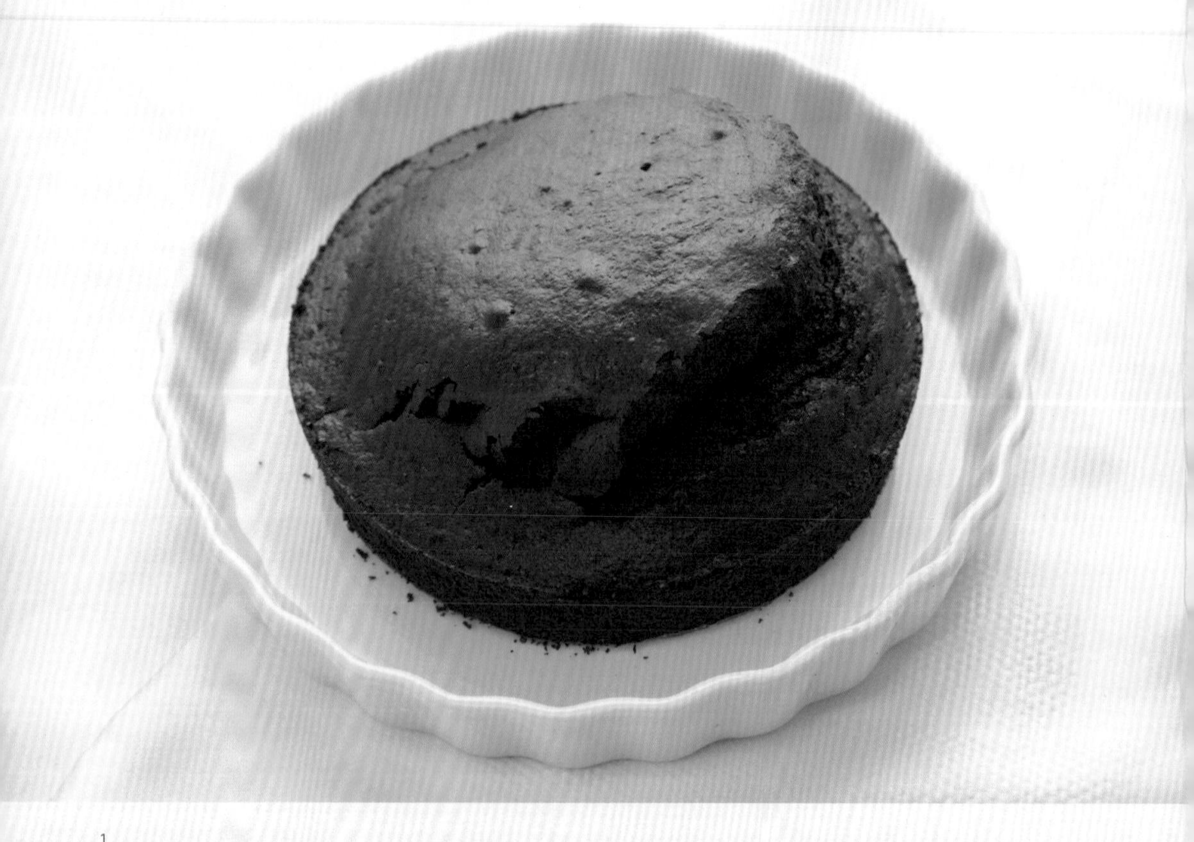

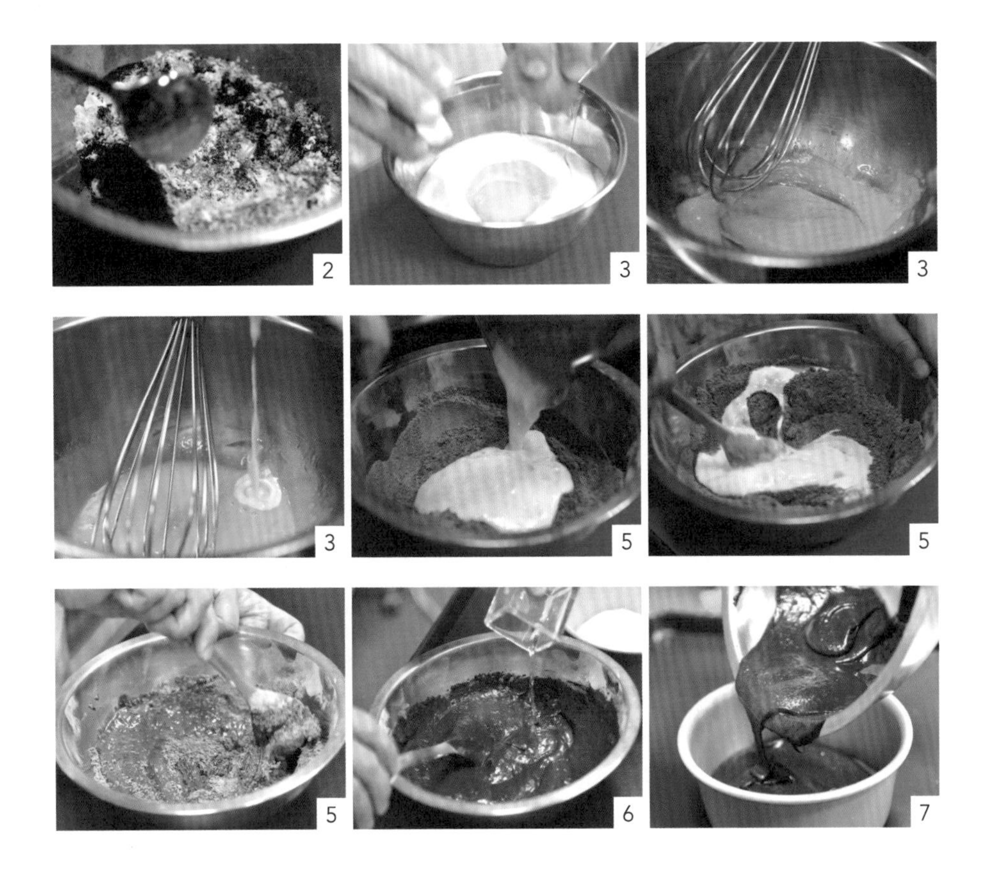

做法

1 烤箱預熱170°C。
2 將米穀粉、杏仁粉、可可粉、小蘇打粉拌勻備用。
3 取一攪拌盆，將雞蛋攪散後，再加入有機椰漿拌勻。
4 加入細砂糖及鹽拌勻。
5 加上乾粉類，輕輕地拌勻。
6 最後加入醋或檸檬汁快速拌勻。
7 馬上入模進烤箱，以170°C烤35-40分鐘至蛋糕全熟。

杏仁瓦片

口感輕薄酥脆的杏仁瓦片，用米穀粉作起來更香酥，只要確實將餅乾攤得厚薄一致，烤熟放涼後立刻裝盒，酥脆感能維持很長的時間。如果烤出來的瓦片餅乾軟軟的，表示烘烤的時間要再多一些些喔！

材料｜8片

- 蛋白1顆 / 33g
- 糖粉25g
- 鹽少許
- 玄米油18g
- 白米米穀粉25g
- 杏仁片50g

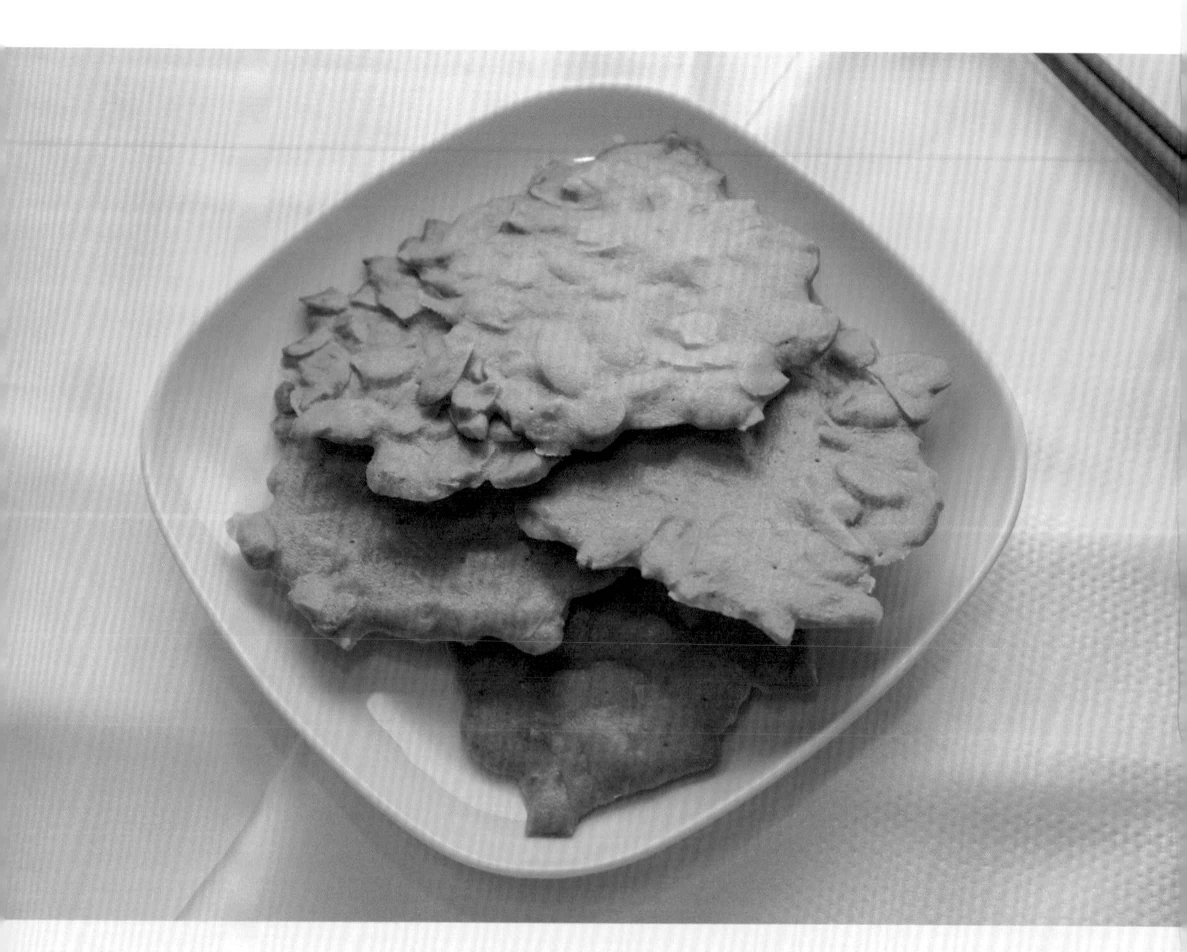

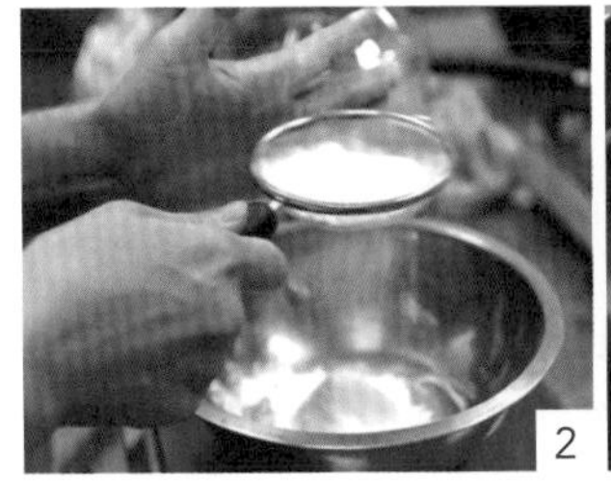
2

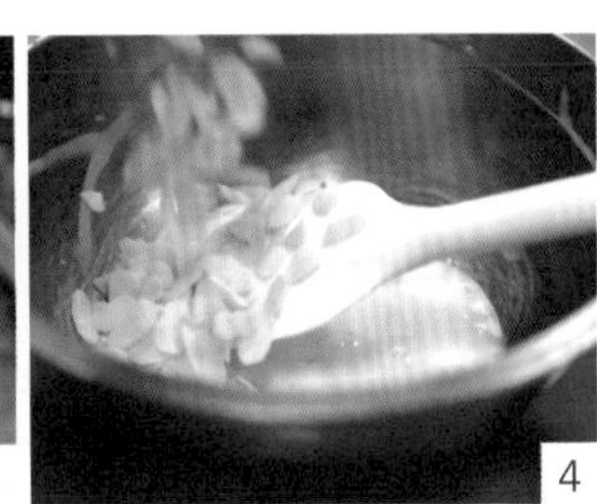
4

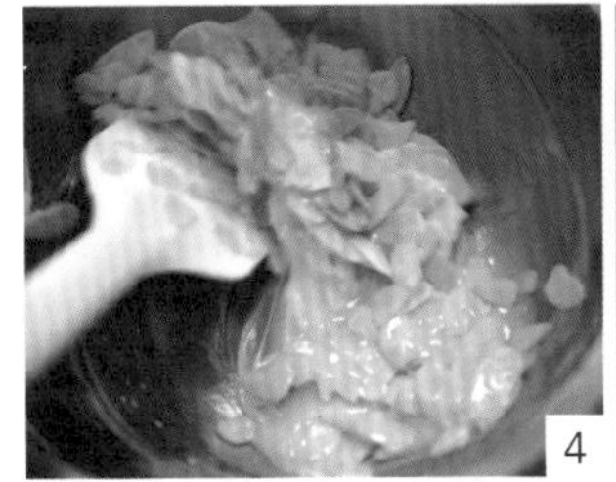
4

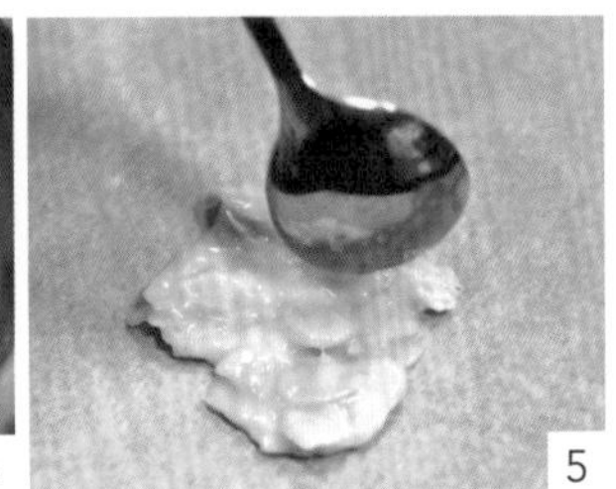
5

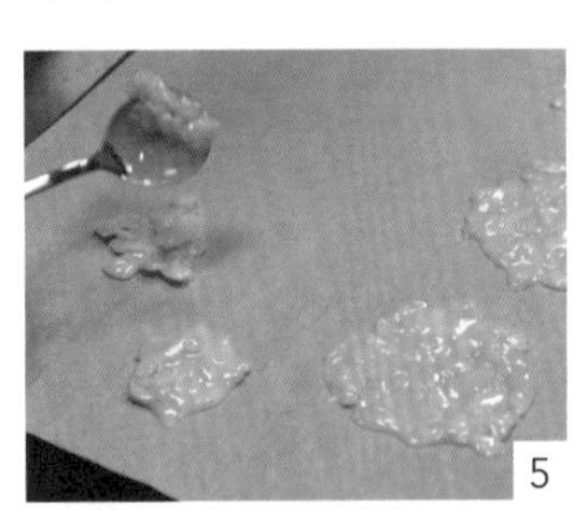
5

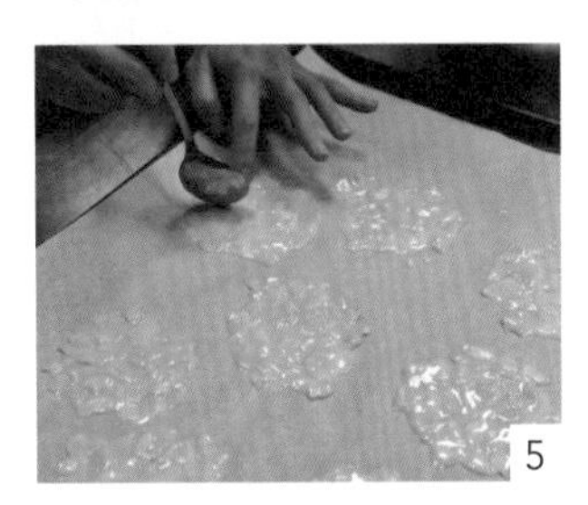
5

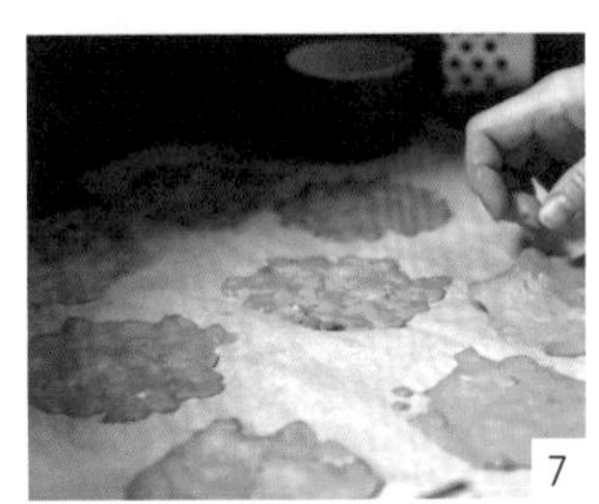
7

做法

1 烤箱以170°C預熱。
2 蛋白、糖粉、鹽、玄米油，依次加入拌勻。
3 加入米穀粉，拌勻。
4 加入杏仁片，拌勻。
5 將材料分成8等分，用手指慢慢將材料攤平成薄片狀，厚薄要一致。
6 以170°C烤10-12分鐘，烤出外圍有金黃的顏色。
7 再改成150°C烘乾6-8分鐘，到整體呈現金黃色。
8 取出放涼後，要馬上用盒子裝起來。
9 若瓦片餅乾仍有點軟，要再延長烘乾的時間。

CHAPTER

8

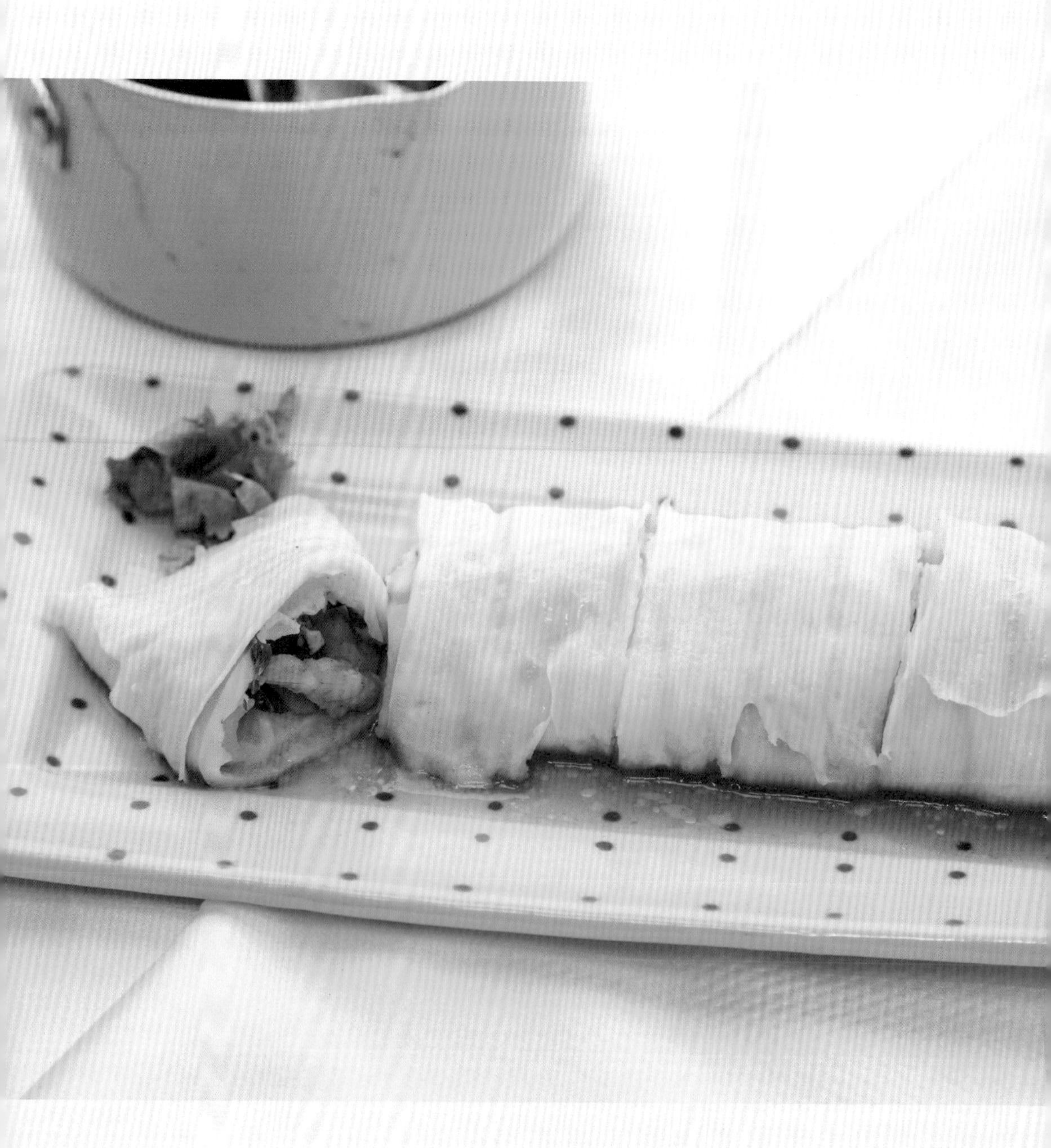

鮮蝦腸粉

市售腸粉的粉皮能光滑透明Q彈，多半是加了小麥澱粉。若再加上以醬油為基底的醬汁，麩質含量鐵定爆表。

這裡用純米調製的粉皮，口感比較軟綿，帶有濃濃米香，佐以蔭油為基底的樸素醬汁，有種復古懷舊的香氣，隨喜好包上特選食材的餡料，讓人吃得心滿意足。

材料｜3-4人份

粉皮…………

- 在來米粉150g
- 冷水500g
- 植物油15g

醬汁…………

- 蔥白5公分長5段
- 薑 拇指大小2片
- 蔭油80g
- 水160g
- 砂糖10g

蝦仁內餡…………

- 新鮮蝦仁150g
- 鹽3g
- 薑末少許
- 蔥花少許
- 胡椒粉少許
- 其他配料：雞蛋、小白菜、蔥花、香菜等，隨個人喜好準備

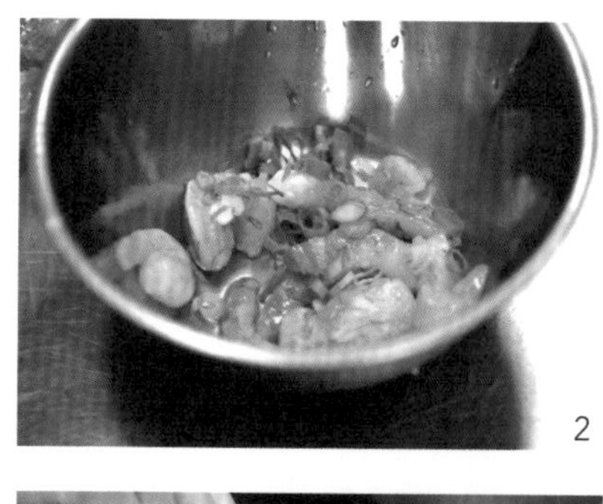

2

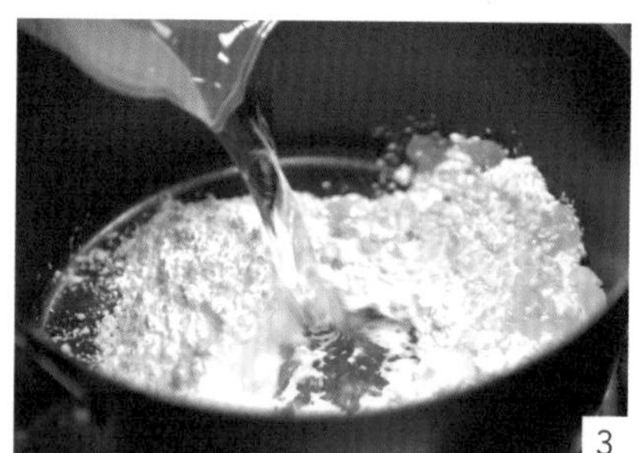

3

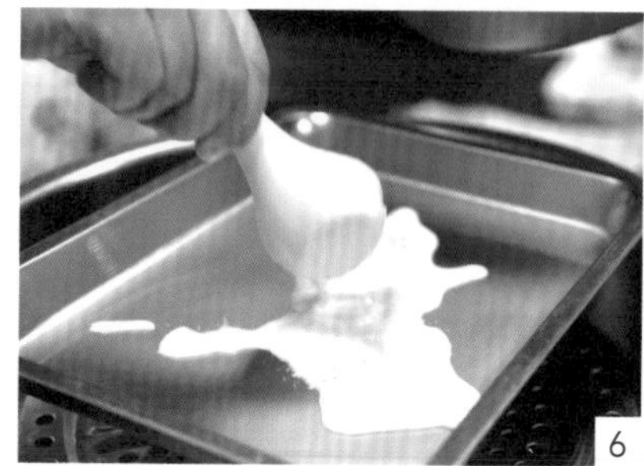

6

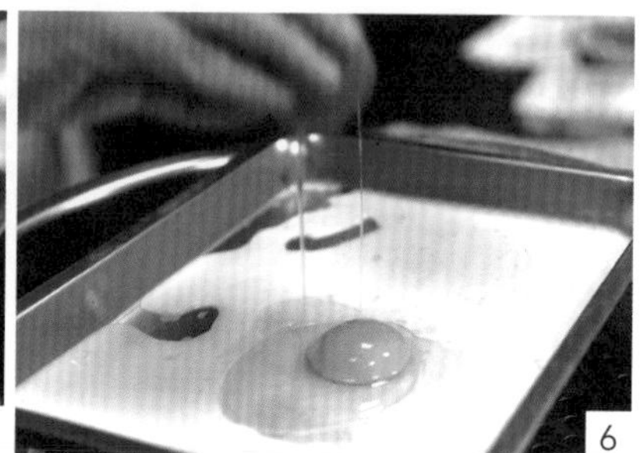

6

做法

1 先煮醬汁，鍋裡放少許油，煎香蔥段和薑片，加入水、蔭油、糖，煮滾熄火備用。

2 蝦仁去腸泥，洗淨擦乾後切成花生粒大小，跟其他材料混合均勻，做成內餡備用。

3 粉皮材料混勻備用，在舀入蒸盤前一定要先攪拌幾下。

4 取一蒸鍋或炒菜鍋，找兩個可以放入的不鏽鋼盤，鍋蓋得要蓋得上。

5 鍋子加入足量的水，燒開後保持中火，水要維持在沸騰狀態。

6 鋼盤刷上油，舀入米糊，薄薄的一層就可以了，在盤子的一側放上喜歡的餡料。

7 放入蒸鍋中，蒸2.5-3分鐘，材料熟了就可以。

8 從放餡料的另一側，用刮刀將粉皮鏟起，將內餡捲入，盛出在盤中。

9 淋上溫熱的醬汁就能享用了。

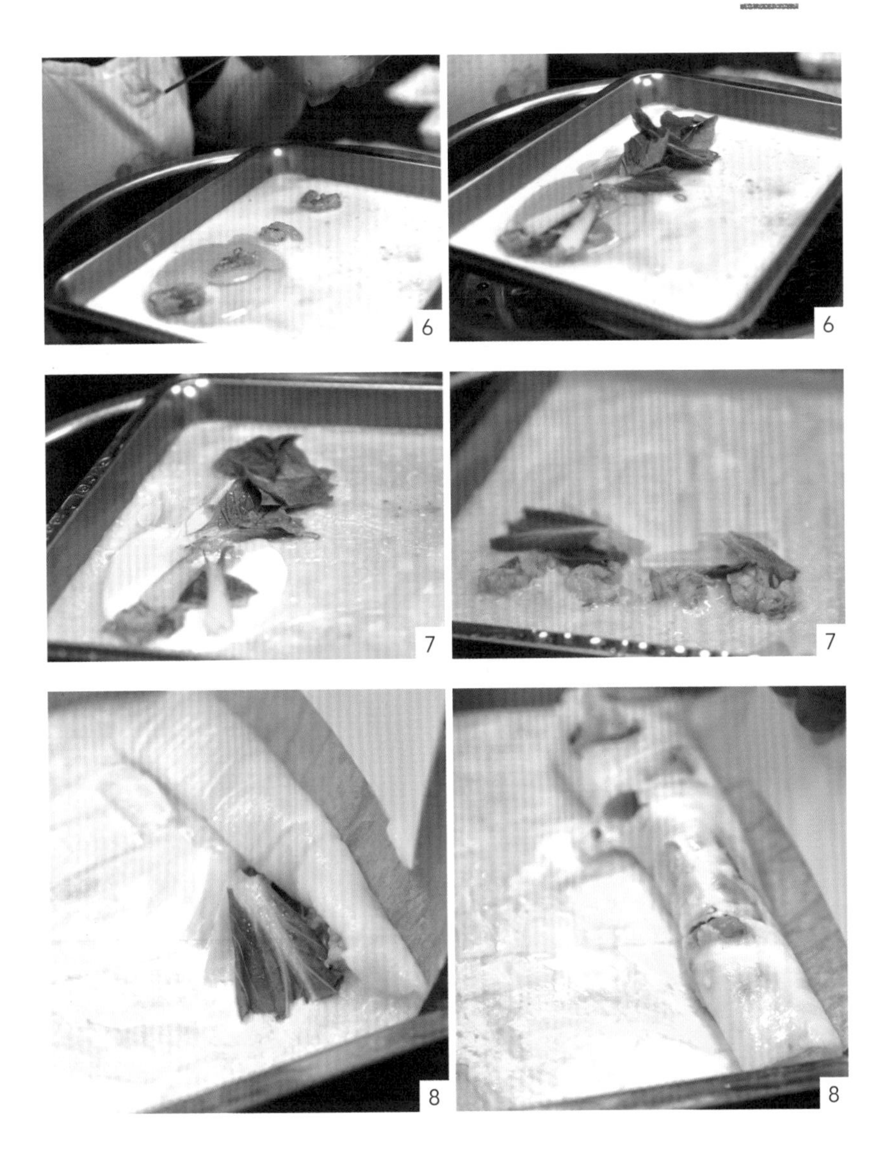
6
6
7
7
8
8

CHAPTER
8

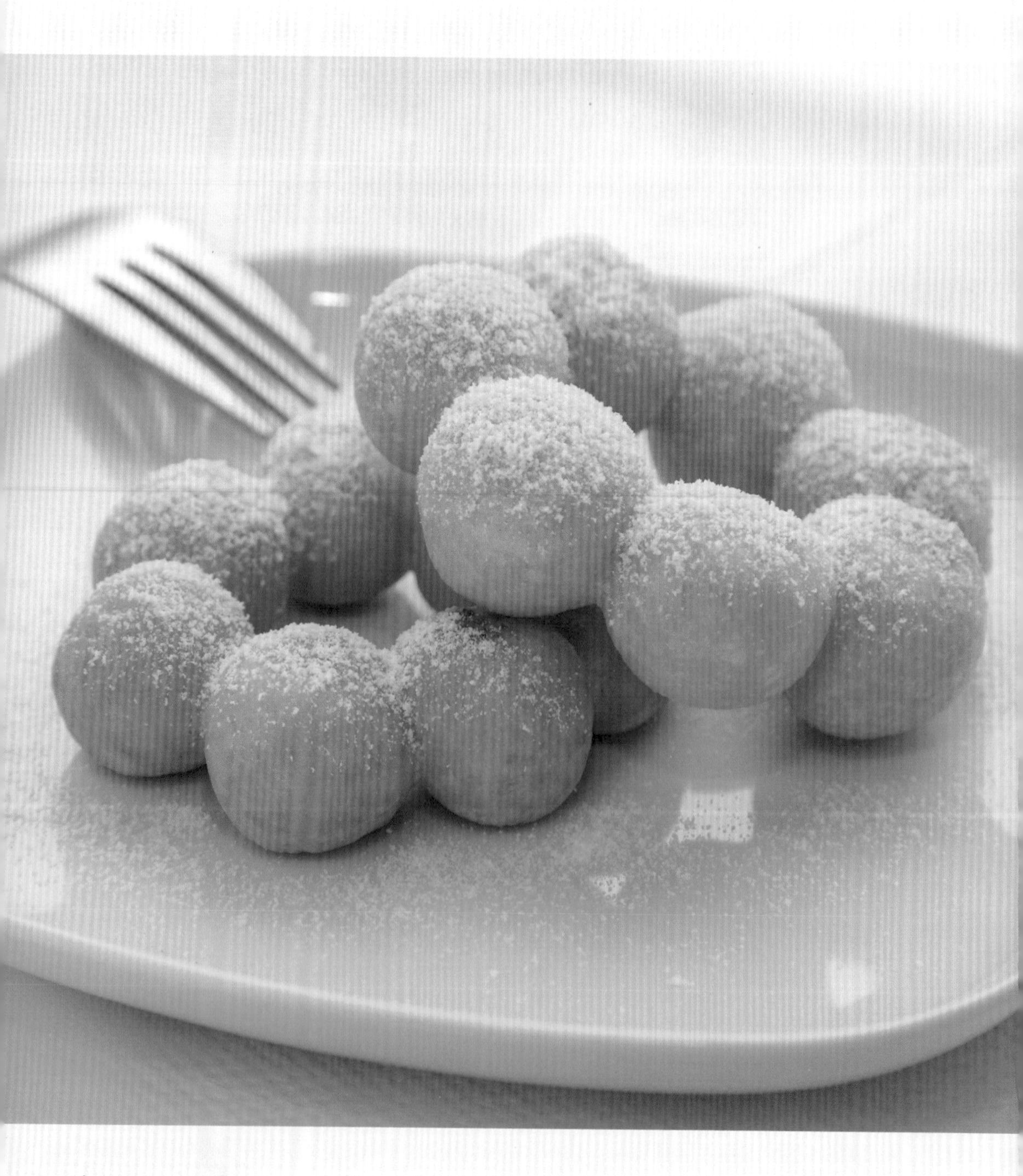

米波堤

吃起來像雙胞胎或是炸湯圓的米波堤，長得像朵小花，口感酥脆香甜，是非常討喜的點心！製作的過程需將米糰搓成小湯圓，再一顆一顆黏在一起，很適合帶著小朋友一起 DIY。

原味的已經很好吃了，灑點糖粉或沾上融化的巧克力，美味程度更是倍增。

材料｜4個

- 嫩豆腐100g
- 白米米穀粉60g
- 糯米米穀粉40g
- 砂糖25g
- 無鋁泡打粉5g
- 鹽少許
- 油15g
- 10x10cm的烘焙紙四張

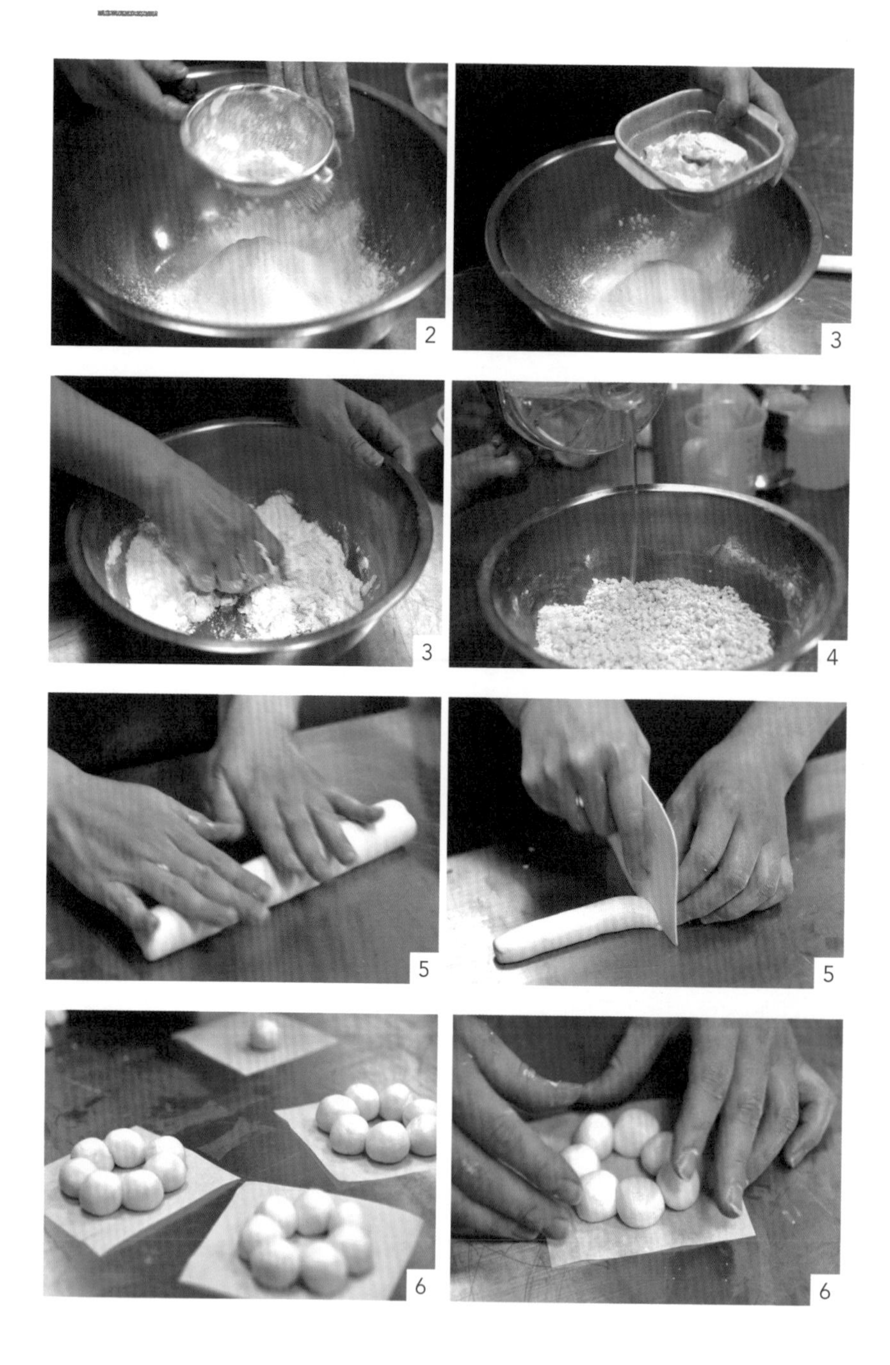
2
3
3
4
5
5
6
6

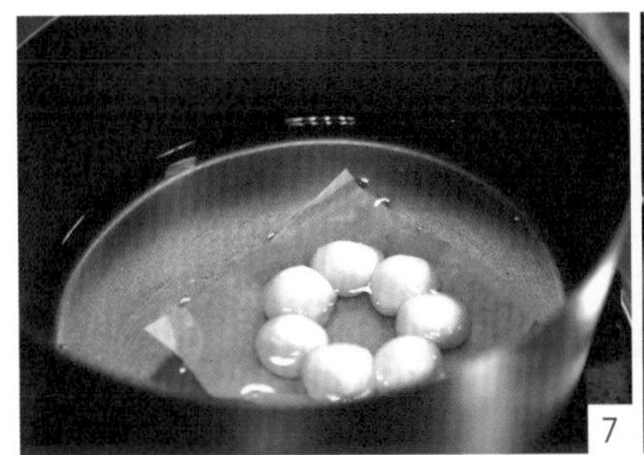

7

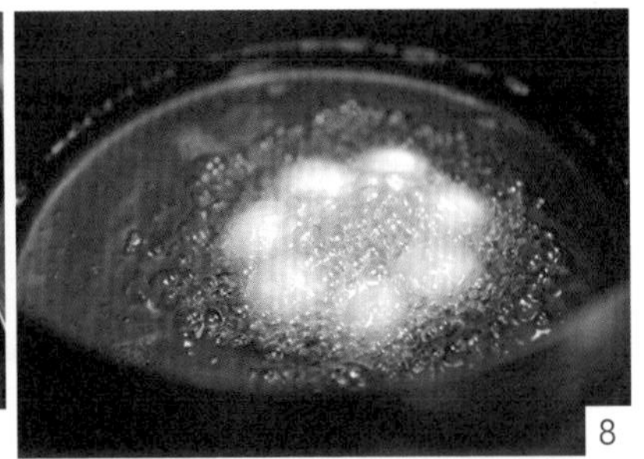

8

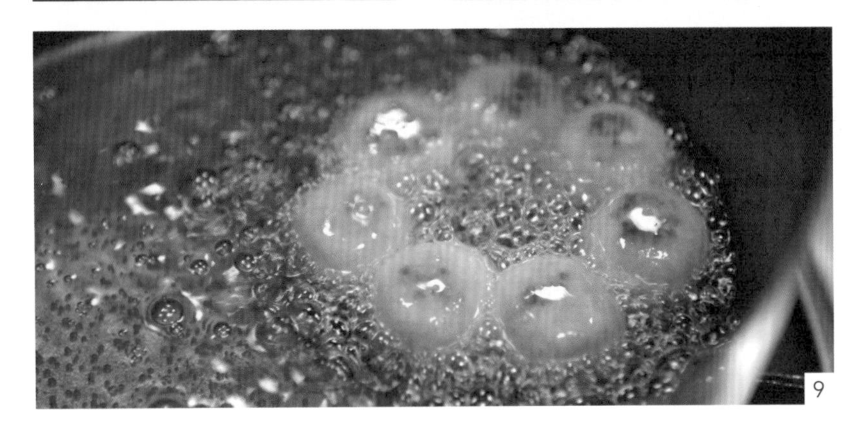

9

做法

1 將嫩豆腐放在盤中，靜置5分鐘後將水倒掉。
2 混合兩種米穀粉、糖、鹽、無鋁泡打粉備用。
3 將嫩豆腐捏碎，拌入米穀粉混合物中。
4 再加入油，揉成一個濕潤的米糰。
5 將米糰分成四等份後，再各分成7個小糰子。
6 把小糰子搓圓，將7個小糰子排在烘焙紙上圍成圓形花瓣狀。
7 鍋中放入適量炸油，加熱至約160°C左右，將烘焙紙及米糰子一起入鍋。
8 用中小火炸，烘焙紙會自然脫落，可夾起丟棄。
9 炸至兩面呈金黃色即可起鍋。
10 最後在上面撒上一些糖粉作裝飾。

逆轉慢性發炎 無麩質飲食

功能醫學權威醫師聯手無麩飲食達人＋47道食譜，
教你吃出抗炎免疫力

作者　林曉凌 · 鍾憶明
責任編輯　林志恒
封面設計　化外設計
內頁設計　化外設計
攝影　張宗淳
食譜示範　鍾憶明

發 行 人　許彩雪
總編輯　林志恒
出版者　常常生活文創股份有限公司
地址　台北市106大安區信義路二段130號

讀者服務專線　（02）2325-2332
讀者服務傳真　（02）2325-2252
讀者服務信箱　goodfood@taster.com.tw

法律顧問　浩宇法律事務所
總 經 銷　大和圖書有限公司
電話　（02）8990-2588（代表號）
傳真　（02）2290-1628

製版印刷　龍岡數位文化股份有限公司
初版一刷　2023年3月
定價　新台幣420元
ISBN　978-626-7286-04-3

國家圖書館出版品預行編目（CIP）資料

逆轉慢性發炎 無麩質飲食：功能醫學權威醫師聯手無麩飲食達人+47道食譜，教你吃出抗炎免疫力／林曉凌，鍾憶明作. -- 初版. -- 臺北市：常常生活文創股份有限公司, 2023.03
面；　公分
ISBN 978-626-7286-04-3（平裝）

1.CST：健康飲食　2.CST：健康法　3.CST：食譜

411.3　　112002994

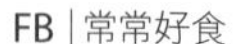

網站｜食醫行市集